全国中医药行业高等职业教育"十四五"规划教材

全国高等医药职业院校规划教材（第六版）

中医养生康复技术

（第二版）

（供高职康复治疗技术、针灸推拿等专业，中职中医康复技术、
中医康复保健、中医等专业用）

主　编　廖海清　艾　瑛

全国百佳图书出版单位

中国中医药出版社

·北 京·

图书在版编目（CIP）数据

中医养生康复技术 / 廖海清, 艾瑛主编. -- 2 版.
北京：中国中医药出版社，2024.12.（2025.8 重印）--（全国中医药
行业高等职业教育"十四五"规划教材）.
ISBN 978-7-5132-9204-7
Ⅰ. R247.9
中国国家版本馆 CIP 数据核字第 2024FC4973 号

融合教材服务说明

全国中医药行业职业教育"十四五"规划教材为新形态融合教材，各教材配套数字教材和相关数字化
教学资源（PPT 课件、视频、复习思考题答案等）仅在全国中医药行业教育云平台"医开讲"发布。

资源访问说明

到"医开讲"网站（jh.e-lesson.cn）或扫描教材内任意二维码注册登录后，输入封底"激活码"进行
账号绑定后即可访问相关数字化资源（注意：激活码只可绑定一个账号，为避免不必要的损失，请您
刮开序列号立即进行账号绑定激活）。

联系我们

如您在使用数字资源的过程中遇到问题，请扫描右侧二维码联系我们。

中国中医药出版社出版

北京经济技术开发区科创十三街 31 号院二区 8 号楼
邮政编码　100176
传真　010-64405721
廊坊市祥丰印刷有限公司印刷
各地新华书店经销

开本 850×1168　1/16　印张 14.5　字数 390 千字
2024 年 12 月第 2 版　2025 年 8 月第 2 次印刷
书号　ISBN 978-7-5132-9204-7

定价　59.00 元
网址　www.cptcm.com

服 务 热 线　010-64405510
购 书 热 线　010-89535836
维 权 打 假　010-64405753

微信服务号　**zgzyycbs**
微商城网址　**https://kdt.im/LIdUGr**
官 方 微 博　**http://e.weibo.com/cptcm**
天猫旗舰店网址　**https://zgzyycbs.tmall.com**

如有印装质量问题请与本社出版部联系（010-64405510）

全国中医药行业高等职业教育"十四五"规划教材
全国高等医药职业院校规划教材（第六版）

《中医养生康复技术》编委会

主　编

廖海清（成都中医药大学附属医院针灸学校）　艾　瑛（江西中医药高等专科学校）

副主编（以姓氏笔画为序）

闫玉慧（毕节医学高等专科学校）　　　　　孙晓虹（烟台卫生健康职业学院）

赵惠连（江西中医药高等专科学校）　　　　蒋维晟（广东江门中医药职业学院）

编　委（以姓氏笔画为序）

丁文超（山东中医药高等专科学校）　　　　卢俊燊（广西中医药大学附设中医学校）

朱丽丽（重庆医药高等专科学校）　　　　　刘洁芳（广东省新兴中药学校）

余雪琴（山西卫生健康职业学院）　　　　　张　琪（广东潮州卫生健康职业学院）

陈天昊（湖北中医药高等专科学校）　　　　袁忠亮（成都中医药大学附属医院针灸学校）

学术秘书

梅　迪（江西中医药高等专科学校）

全国中医药行业高等职业教育"十四五"规划教材
全国高等医药职业院校规划教材（第六版）

《中医养生康复技术》
融合出版数字化资源编创委员会

主　编

廖海清（成都中医药大学附属医院针灸学校）　艾　瑛（江西中医药高等专科学校）

副主编（以姓氏笔画为序）

闫玉慧（毕节医学高等专科学校）　　　　　孙晓虹（烟台卫生健康职业学院）

赵惠连（江西中医药高等专科学校）　　　　蒋维晟（广东江门中医药职业学院）

编　委（以姓氏笔画为序）

丁文超（山东中医药高等专科学校）　　　　卢俊燊（广西中医药大学附设中医学校）

朱丽丽（重庆医药高等专科学校）　　　　　刘洁芳（广东省新兴中药学校）

余雪琴（山西卫生健康职业学院）　　　　　张　琪（广东潮州卫生健康职业学院）

陈天昊（湖北中医药高等专科学校）　　　　袁忠亮（成都中医药大学附属医院针灸学校）

学术秘书

梅　迪（江西中医药高等专科学校）

前　言

　　"全国中医药行业高等职业教育'十四五'规划教材"是为贯彻党的二十大精神和习近平总书记关于职业教育工作和教材工作的重要指示批示精神，落实《中医药发展战略规划纲要（2016—2030年）》等文件精神，在国家中医药管理局领导和全国中医药职业教育教学指导委员会指导下统一规划建设的，旨在提升中医药职业教育对全民健康和地方经济的贡献度，提高职业技术院校学生的实践操作能力，实现职业教育与产业需求、岗位胜任能力严密对接，突出新时代中医药职业教育的特色。鉴于由中医药行业主管部门主持编写的"全国高等医药职业院校规划教材"（三版以前称"统编教材"）在2006年后已陆续出版第三版、第四版、第五版，故本套"十四五"行业规划教材为第六版。

　　中国中医药出版社是全国中医药行业规划教材唯一出版基地，为国家中医、中西医结合执业（助理）医师资格考试大纲和细则、实践技能指导用书，全国中医药专业技术资格考试大纲和细则唯一授权出版单位，与国家中医药管理局中医师资格认证中心建立了良好的战略伙伴关系。

　　本套教材由50余所开展中医药高等职业教育的院校及相关医院、医药企业等单位，按照教育部公布的《高等职业学校专业教学标准》内容，并结合全国中医药行业高等职业教育"十三五"规划教材建设实际联合组织编写。本套教材供中医学、中药学、针灸推拿、中医骨伤、中医康复技术、中医养生保健、护理、康复治疗技术8个专业使用。

　　本套教材具有以下特点：

　　1. 坚持立德树人，融入课程思政内容和党的二十大精神。把立德树人贯穿教材建设全过程、各方面，体现课程思政建设新要求，发挥中医药文化的育人优势，推进课程思政与中医药人文的融合，大力培育和践行社会主义核心价值观，健全德技并修、工学结合的育人机制，努力培养德智体美劳全面发展的社会主义建设者和接班人。

　　2. 加强教材编写顶层设计，科学构建教材的主体框架，打造职业行动能力导向明确的金教材。教材编写落实"三个面向"，始终围绕中医药职业教育技术技能型、应用型中医药人才培养目标，以学生为中心，以岗位胜任力、产业需求为导向，内容设计符合职业院校学生认知特点和职业教育教学实际，体现了先进的职业教育理念，贴近学生、贴近岗位、贴近社会，注重科学性、先进性、针对性、适用性、实用性。

　　3. 突出理论与实践相结合，强调动手能力、实践能力的培养。鼓励专业课程教材融入中医药特色产业发展的新技术、新工艺、新规范、新标准，满足学生适应项目学习、案例学习、模块化学习等不同学习方式的要求，注重以典型工作任务、案例等为载体组织教学单元，有效地激发学生的学习兴趣和创新潜能。同时，编写队伍积极吸纳了职业教育"双师型"教师。

4. 强调质量意识，打造精品示范教材。将质量意识、精品意识贯穿教材编写全过程。教材围绕"十三五"行业规划教材评价调查报告中指出的问题，以问题为导向，有针对性地对上一版教材内容进行修订完善，力求打造适应中医药职业教育人才培养需求的精品示范教材。

5. 加强教材数字化建设。适应新形态教材建设需求，打造精品融合教材，探索新型数字教材。将新技术融入教材建设，丰富数字化教学资源，满足中医药职业教育教学需求。

6. 与考试接轨。编写内容科学、规范，突出职业教育技术技能人才培养目标，与执业助理医师、药师、护士等执业资格考试大纲一致，与考试接轨，提高学生的执业考试通过率。

本套教材的建设，得到国家中医药管理局领导的指导与大力支持，凝聚了全国中医药行业职业教育工作者的集体智慧，体现了全国中医药行业齐心协力、求真务实的工作作风，代表了全国中医药行业为"十四五"期间中医药事业发展和人才培养所做的共同努力，谨此向有关单位和个人致以衷心的感谢。希望本套教材的出版，能够对全国中医药行业职业教育教学发展和中医药人才培养产生积极的推动作用。需要说明的是，尽管所有组织者与编写者竭尽心智，精益求精，本套教材仍有一定的提升空间，敬请各教学单位、教学人员及广大学生多提宝贵意见和建议，以便修订时进一步提高。

国家中医药管理局教材办公室

全国中医药职业教育教学指导委员会

2024 年 12 月

编写说明

　　《中医养生康复技术》是全国中医药行业高等职业教育"十四五"规划教材之一。本教材依据党的二十大精神，以及《中医药发展战略规划纲要（2016—2030年）》、全国职业教育大会（2021年）精神，为提升中医药职业教育对全民健康和地方经济的贡献度，提高中高等职业院校学生的实际操作能力，实现中高等职业技术教育与产业需求、岗位胜任能力充分对接而修订、编写。本教材可供高职康复治疗技术、针灸推拿等专业，中职中医康复技术、中医康复保健、中医等专业用。

　　本教材在全国中医药行业高等职业教育"十三五"规划教材《中医养生康复技术》的基础上进行修订并增加了五脏养生康复技术和产后康复技术内容，体现了职业教育的特点，在内容的深度和广度上遵循"基本""实用"的原则，兼顾中医养生康复理论体系的系统性和内容先进性等。在满足中高等职业教育教学目标的前提下，考虑广大养生爱好者的需求，内容尽可能精炼，提纲挈领。为方便学生或爱好者自学、拓宽知识面和训练思维，在各项目前以提炼关键词的方式呈现"学习目标"；在正文适当位置添加"知识链接"，以增加教材的可读性和趣味性；在模块一至模块十六，以及模块十七各项目后均有"复习思考题"，以帮助学习者复习掌握本模块或项目的基本知识和技能。此外，本教材还融入了课程思政与数字化内容。

　　本教材的分工如下：模块一概述、模块二基础理论和模块三基本原则由廖海清修订；模块四情志养生康复技术由张琪修订；模块五雅趣养生康复技术和模块十一生活养生康复技术由孙晓虹修订；模块六沐浴养生康复技术由丁文超修订；模块七运动养生康复技术和模块九针灸养生康复技术由赵惠连修订；模块八食药养生康复技术由艾瑛修订；模块十按摩养生康复技术由袁忠亮修订；模块十二时节养生康复技术和模块十七下面项目六慢性阻塞性肺疾病由闫玉慧修订；模块十三两性养生保健技术由朱丽丽修订；模块十四不同体质养生康复技术由蒋维晟修订；模块十五不同年龄养生康复技术由余雪琴修订；模块十六五脏养生康复技术由刘洁芳首次编写，模块十七下面项目八亚健康状态由刘洁芳修订；在模块十七常见病症养生康复技术中，项目一脑卒中、项目二颈椎病、项目三腰椎间盘突出症和项目七骨性关节炎由陈天昊修订，项目四糖尿病和项目五高脂血症由卢俊燊修订，项目九产后康复技术由朱丽丽和袁忠亮首次编写。全书由廖海清、艾瑛统稿，梅迪、闫玉慧、孙晓虹、赵惠连、蒋维晟协助。

　　本教材在修订过程中，参考了许多同行的研究资料，并参阅了多版《中医养生学》《中医养生康复学》和《中医养生康复技术》等教材，各参编院校给予了大力支持，在此一并致以衷心感谢！

　　限于编者水平，本教材可能还存在不足与疏漏，再加上中医养生和中医康复的内涵在中医学发展史上互涵互用，混合交叉，还需进一步厘清。敬请广大师生及中医养生爱好者在使用过程中提出宝贵意见，以便进一步修订提高。

《中医养生康复技术》编委会

2024 年 11 月

目　录

模块一　概述 …………………………… **1**

项目一　中医养生康复技术的概念 ………… 1

项目二　中医养生康复技术的发展简史 …… 2

　　一、远古起源时期 ………………… 2

　　二、先秦奠基时期 ………………… 2

　　三、秦汉成形时期 ………………… 3

　　四、魏晋隋唐充实时期 …………… 3

　　五、宋金元发展时期 ……………… 4

　　六、明清鼎盛时期 ………………… 4

　　七、近现代弘扬时期 ……………… 5

项目三　中医养生康复技术的学习方法 …… 5

　　一、以教材为纲，构建学科知识框架 … 6

　　二、前后联系，牢固掌握教材内容 … 6

　　三、刻苦自学，不断充实学科知识 … 6

　　四、学以致用，提高技术实践能力 … 6

　　五、树立文化自信，医德与医术并进 … 6

模块二　基础理论 ………………… **7**

项目一　生命与健康 ………………………… 7

　　一、生命观 ………………………… 7

　　二、健康观 ………………………… 9

项目二　寿夭衰老 …………………………… 10

　　一、先天禀赋 ……………………… 10

　　二、后天因素 ……………………… 11

项目三　预防与治未病 ……………………… 11

　　一、疾病可知，则可防治 ………… 11

　　二、预防为上，重治未病 ………… 11

　　三、综合预防，内调为主 ………… 12

项目四　疾病与损伤 ………………………… 12

模块三　基本原则 ………………… **13**

项目一　天人相应 …………………………… 13

　　一、积极主动，顺应自然 ………… 13

　　二、协调内外，调内为主 ………… 13

　　三、因时之序，顺应天时 ………… 14

项目二　形神共调 …………………………… 14

项目三　动静结合 …………………………… 15

项目四　协调平衡 …………………………… 15

项目五　综合调摄 …………………………… 16

模块四　情志养生康复技术 ……… **18**

项目一　养神技术 …………………………… 19

　　一、清静养神 ……………………… 19

　　二、动静结合，适度用神 ………… 21

项目二　养德技术 …………………………… 22

　　一、修身养德 ……………………… 22

　　二、怡情易性 ……………………… 23

项目三　养心技术 …………………………… 24

　　一、愉悦养心 ……………………… 25

　　二、疏泄养心 ……………………… 26

　　三、节制养心 ……………………… 27

　　四、移情养心 ……………………… 27

　　五、情志制约养心 ………………… 28

模块五　雅趣养生康复技术 ……… **30**

项目一　音乐康养 …………………………… 30

　　一、康养机制 ……………………… 31

　　二、康养技术 ……………………… 32

　　三、康养注意事项 ………………… 33

项目二　弈棋康养 ············· 33
　　一、康养机制 ············· 33
　　二、康养注意事项 ············· 34
项目三　书画康养 ············· 34
　　一、康养机制 ············· 34
　　二、康养技术 ············· 35
　　三、康养注意事项 ············· 35
项目四　其他雅趣康养技术 ············· 36
　　一、旅游康养 ············· 36
　　二、品茗康养 ············· 37
　　三、花鸟康养 ············· 38
　　四、垂钓康养 ············· 38

模块六　沐浴养生康复技术 ········· 40
项目一　水　浴 ············· 40
　　一、热水浴 ············· 40
　　二、温泉浴 ············· 41
项目二　药　浴 ············· 42
　　一、药浴的发展历史 ············· 42
　　二、药浴的特点及优势 ············· 43
　　三、药浴的应用及注意事项 ············· 43
项目三　沙　浴 ············· 44
　　一、康养机制 ············· 45
　　二、康养适应证 ············· 45
　　三、康养注意事项 ············· 45
项目四　香　熏 ············· 45
　　一、康养机制 ············· 45
　　二、康养技术 ············· 46
　　三、康养注意事项 ············· 47

模块七　运动养生康复技术 ········· 48
项目一　传统运动康复技术 ············· 48
　　一、太极拳 ············· 48
　　二、八段锦 ············· 51
　　三、易筋经 ············· 52
　　四、五禽戏 ············· 53
　　五、气功 ············· 55
项目二　现代运动康复技术 ············· 57

　　一、慢跑 ············· 57
　　二、徒步 ············· 58
　　三、游泳 ············· 59
　　四、现代康复训练技术 ············· 60

模块八　食药养生康复技术 ········· 64
项目一　饮食康养 ············· 64
　　一、饮食规律 ············· 64
　　二、饮食卫生 ············· 65
　　三、饮食保健 ············· 66
　　四、食后养生 ············· 66
　　五、膳食举例 ············· 67
项目二　药物康养 ············· 74
　　一、常用康养中药 ············· 74
　　二、常用康养方剂 ············· 78

模块九　针灸养生康复技术 ········· 83
项目一　针刺养生康复技术 ············· 83
　　一、概念 ············· 83
　　二、针刺的作用 ············· 84
　　三、针刺的方法 ············· 84
　　四、针刺养生康复常用穴位 ············· 85
　　五、常见病的针刺康复方法 ············· 89
　　六、针刺注意事项 ············· 89
项目二　灸法养生康复技术 ············· 90
　　一、概念 ············· 90
　　二、灸法的作用 ············· 90
　　三、艾灸的方法 ············· 91
　　四、常用穴位灸法康养应用 ············· 91
　　五、灸法的注意事项 ············· 91
项目三　火罐养生康复技术 ············· 92
　　一、适用范围 ············· 92
　　二、罐的种类 ············· 92
　　三、操作方法 ············· 93
　　四、方法运用 ············· 94
　　五、注意事项 ············· 95
　　六、康养应用 ············· 95
项目四　刮痧养生康复技术 ············· 95

一、概念 …………………………… 95

二、操作方法 ……………………… 96

三、保健刮痧的部位、方向 …… 96

四、注意事项 ……………………… 97

项目五　敷贴养生康复技术 ……… 97

一、适用范围 ……………………… 98

二、康养机制 ……………………… 98

三、敷贴药的剂型 ………………… 98

四、注意事项 ……………………… 99

模块十　按摩养生康复技术…… 101

项目一　保健按摩技术 …………… 101

一、概述 …………………………… 101

二、常用保健按摩手法 ………… 101

三、常用保健按摩康养方法 …… 103

四、康养应用 …………………… 106

项目二　足部按摩技术 …………… 106

一、概述 …………………………… 106

二、足部常用的反射区位置及应用 … 107

三、足部特殊反射区的定位及操作手法 111

四、足部按摩常用下肢经络及腧穴 …… 111

五、常用手法 …………………… 113

六、准备工作、禁忌证及注意事项 … 114

七、基本操作 …………………… 114

八、康养应用 …………………… 116

模块十一　生活养生康复技术… 118

项目一　起居康养 ………………… 118

一、起居有常 …………………… 118

二、劳逸适度 …………………… 119

项目二　睡眠康养 ………………… 120

一、睡前调摄 …………………… 120

二、睡眠时的调摄 ……………… 121

项目三　环境康养 ………………… 122

一、自然环境与养生 …………… 122

二、社会环境与养生 …………… 124

模块十二　时节养生康复技术… 126

项目一　四时康养 ………………… 126

一、春季康养 …………………… 126

二、夏季康养 …………………… 128

三、秋季康养 …………………… 130

四、冬季康养 …………………… 131

项目二　节气康养 ………………… 133

一、"四立"康养 ………………… 133

二、"二至"康养 ………………… 135

三、"二分"康养 ………………… 136

模块十三　两性养生保健技术… 139

项目一　男性养生保健技术 ……… 139

项目二　女性养生保健技术 ……… 141

项目三　性生活养生保健技术 …… 142

一、性生活的原则 ……………… 142

二、性生活技巧 ………………… 143

三、性生活禁忌 ………………… 143

模块十四　不同体质养生康复技术 …………… 145

项目一　体质分型 ………………… 145

一、体质的基本概念 …………… 145

二、体质差异形成的原因 ……… 145

三、体质的分型 ………………… 146

项目二　辨体康养 ………………… 146

一、阴虚体质 …………………… 146

二、阳虚体质 …………………… 147

三、气虚体质 …………………… 148

四、痰湿体质 …………………… 149

五、湿热体质 …………………… 149

六、血瘀体质 …………………… 150

七、气郁体质 …………………… 150

八、特禀体质 …………………… 151

模块十五　不同年龄养生康复
　　　　　技术…………… 152

项目一　胎孕康养………… 152
　一、择优受孕 ………… 152
　二、养胎和胎教 ……… 153
项目二　青少年康养……… 155
　一、生理和心理特点 … 155
　二、康养要点 ………… 155
项目三　中年康养………… 157
　一、生理和心理特点 … 157
　二、康养要点 ………… 158
项目四　老年康养………… 158
　一、生理和心理特点 … 158
　二、康养要点 ………… 158

模块十六　五脏养生康复技术… 161

项目一　心………………… 161
　一、康养机制 ………… 161
　二、康养技术 ………… 162
　三、康养注意事项 …… 163
项目二　肝………………… 163
　一、康养机制 ………… 163
　二、康养技术 ………… 164
　三、康养注意事项 …… 165
项目三　脾………………… 165
　一、康养机制 ………… 165
　二、康养技术 ………… 165
　三、康养注意事项 …… 166
项目四　肺………………… 167
　一、康养机制 ………… 167
　二、康养技术 ………… 167
　三、康养注意事项 …… 168
项目五　肾………………… 169
　一、康养机制 ………… 169
　二、康养技术 ………… 169
　三、康养注意事项 …… 171

模块十七　常见病症养生康复
　　　　　技术…………… 173

项目一　脑卒中…………… 173
　一、概述 ……………… 173
　二、病因病机 ………… 173
　三、辨证分型 ………… 173
　四、康养技术 ………… 174
项目二　颈椎病…………… 177
　一、概述 ……………… 177
　二、病因病机 ………… 177
　三、辨证分型 ………… 177
　四、康养技术 ………… 177
项目三　腰椎间盘突出症… 180
　一、概述 ……………… 180
　二、病因病机 ………… 180
　三、辨证分型 ………… 181
　四、康养技术 ………… 181
项目四　糖尿病…………… 183
　一、概述 ……………… 183
　二、病因病机 ………… 184
　三、辨证分型 ………… 184
　四、康养技术 ………… 185
项目五　高脂血症………… 189
　一、概述 ……………… 189
　二、病因病机 ………… 189
　三、辨证分型 ………… 190
　四、康养技术 ………… 190
项目六　慢性阻塞性肺疾病 194
　一、概述 ……………… 194
　二、病因病机 ………… 194
　三、辨证分型 ………… 195
　四、康养技术 ………… 195
项目七　骨性关节炎……… 198
　一、概述 ……………… 198
　二、病因病机 ………… 198
　三、辨证分型 ………… 198

四、康养技术 …………………… 199
项目八　亚健康状态 …………… 201
　一、概述 ……………………… 201
　二、病因病机 ………………… 201
　三、辨证分型 ………………… 202
　四、康养机制 ………………… 202
　五、康养技术 ………………… 202
　六、康养注意事项 …………… 206
项目九　产后康复技术 ………… 206
　【盆底康复】 ………………… 206
　一、概述 ……………………… 206
　二、盆底的组成 ……………… 206
　三、盆底的功能 ……………… 207
　四、盆底功能自我检测 ……… 207

五、盆底康复训练方法 ………… 208
六、产后女性日常养护 ………… 208
【产后腰痛】 …………………… 209
　一、概述 ……………………… 209
　二、病因病机 ………………… 209
　三、辨证分型 ………………… 209
　四、康养技术 ………………… 209
　五、预防调护 ………………… 211
【产后腹直肌分离】 …………… 211
　一、概述 ……………………… 211
　二、发生原因及相关知识 …… 211
　三、检查及诊断 ……………… 211
　四、修复康养技术 …………… 212
　五、注意事项 ………………… 212

模块一　概述

扫一扫，查阅本模块PPT、视频等数字资源

> 【学习目标】
> 1. 掌握养生、康复、中医养生技术、中医康复技术、中医养生康复技术的概念。
> 2. 熟悉养生与康复的关系；课程学习方法。
> 3. 了解养生康复发展的历史脉络；历史上的养生名家和名著；《黄帝内经》的养生认识和成就。

中医养生康复技术是以中医理论为基础，集各地、各族人民养生康复智慧为一体，融会道、儒、释及历代养生家、医学家的养生康复体验和研究成果而形成的博大精深的体系。中医养生康复历经数千年的发展，积累了丰富的实践经验，衍生出了丰富多彩而又行之有效的养生康复技术，一直沿用至今。近年来，随着时代发展的需要和"健康中国"的实施，以及学科的发展趋势和医疗卫生工作重心的前移，中医养生康复技术的价值更加凸显，具有重要的理论和现实意义。

项目一　中医养生康复技术的概念

养生，古人也称之为摄生、道生、卫生、保生等。养生之"养"，含有保养、修养、培养、调养、补养、护养等意；"生"，就是指人的生命。概言之，养生就是保养人的生命。具体而言，养生是人类为了自身良好的生存与发展，有意识地根据人体生长衰老不可逆的量、质变化规律所进行的一切物质和精神的身心养护活动。这种行为活动应贯穿出生前和出生后，病前、病中和病后的全过程。

康复，意为重新获得某种能力、资格或重新适应正常社会生活的过程。1993年，世界卫生组织（WHO）对"康复"定义为："康复是一个帮助病员或残疾人在其生理或解剖缺陷的限度内和环境条件许可的范围内，根据其愿望和生活计划，促进其在身体上、心理上、社会生活上、职业上、业余消遣上和教育上的潜能得到最充分发展的过程。"

中医养生技术，是在中医理论指导下，根据人体生命活动变化规律，研究调摄身心、养护生命、祛病延年方法的中医应用技术。

中医康复技术，是以中医基础理论为指导，运用中医情志、中药、针灸、推拿、传统体育、气功、饮食、自然、传统物理、娱乐等多种方法，针对病残、伤残诸症和老年、慢性病证等的病理特点进行辨证康复的综合应用技术。

从技术层面而言，中医养生技术与中医康复技术均为中医应用技术，只是各有侧重，合称为中医养生康复技术。

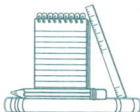

中医养生学与中医康复学的关系

养生与康复，均是提升和恢复健康、祛除疾病的必要手段，所以中医养生学与中医康复学均是中医学的重要学科。而且在病患及残障康复期间，养生与康复手段常并举，二者很难截然分开，因而在学科发展的早期，二者常并称为"中医养生康复学"。但是，养生、治疗、康复的交叉与融合，是中医学完整的生命干预过程，因此，养生与康复是不同的中医学范畴。首先，二者手段不同，中医养生手段丰富，包括医疗和非医疗手段，中医康复则主要采用医疗器械及药物、手法等进行病后恢复；其次，二者针对人群不同，养生广泛涉及所有人群，主要针对的是健康及病前状态人群，而康复主要针对的是残障人群及病后恢复期的患者。

项目二　中医养生康复技术的发展简史

中医养生康复技术的形成与积累经历了漫长的岁月，具有悠久的历史和极其丰富的内涵。其发展源流大致可分为以下几个历史阶段。

一、远古起源时期

原始社会，生产力极为低下，人类生活条件艰苦，此时，生存是最迫切的需要，这促使人们积极探求祛病延年、快速恢复的方法，原始的养生康复技术就融合在人类最初为生存而斗争的实践探索中，体现于衣、食、住、狩、祭祀等活动中。

原始人类在寻找食物的过程中，发现某些食物食后可增强体质，减少疾病，遂由偶然获得变为主动摄取，食养起源便由此而来。旧石器时期，火的发明和利用改变了先民的食性，成为食养、食治的伊始，且利用火来进行医疗活动，逐渐总结发明了灸焫、热熨之术。到了新石器时代，随着石器、骨器的出现，而有了砭石、石针的应用。

古人在日常作息时发现，当疲劳体乏时，只要宁神静息片刻、伸展活动肢体或捶击捏拿身体局部，就能恢复体力，于是有了吐纳、导引、按摩之术的出现。

原始时期，先民长期采集、狩猎于森林之间，听百鸟之鸣，闻山间松涛之声，观飞禽走兽之姿，随而模仿之，便是音乐、歌、舞、体育养生的发端，如《吕氏春秋·仲夏纪·古乐》记载："筋骨瑟缩不达，故作为舞以宣导之。"

二、先秦奠基时期

先秦时期，中医养生康复理论和技术得以进一步积累。在个人卫生方面，夏商时期，人们已养成洗脸、洗手、洗脚等习惯；到了周代，定期洗浴已成为人们的生活习惯。在环境卫生方面，清洁扫除在当时成为每个家庭及个人的日常卫生习惯。这个时期，在甲骨文上即有关于个

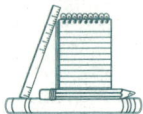

人卫生方面的记载，如"沫"表示洗脸，"浴"表示洗澡，并有关于集体卫生"寇帚"（大扫除）的记载。在道德行为方面，对敬老养老已经有了丰富经验，对婚姻生育的问题也有不少合理的认识。在食养方面，商朝伊尹颇谙养生之道，《吕氏春秋·孝行览》记载了他的食养食调之论："时疾时徐，灭腥去臊除膻，必以其胜，无失其理。调和之事，必以甘酸苦辛咸。"其作品《汤液论》，是一部食疗专著。到了周代，宫廷中已有专门的食医，掌管周王与贵族阶层的饮食，负责"六饮、六膳、百馐、百酱"等饮食问题。人们对一些食物的养生作用已观察得比较细致，例如《山海经》记载的药品中有不少就具有食疗作用。导引行气术，则在《庄子》之前就已成为颇受人们喜爱的养生手段，在战国初期就广为流传。同时，随着社会生产力的提高、科学文化的进步，诸子百家总结诸多养生康复经验并将其上升为理论，使养生康复走向了系统化。其中不少理论为中医学吸收借鉴，对中医养生康复的形成发挥了重要作用。

> **知识链接**
>
> 　　道家思想直接为中医养生理论的创立奠定了基础。首先，道家基于对道的认识，从哲学上阐述了养生的意义和根本原则。其次，道家提出了精、气、神的基本概念。最后，道家倡导以静为主的养生思想，强调人的思想要安静、清闲，不要有过多的欲望，这样才能使神志健全、精气内守、益寿延年。

三、秦汉成形时期

秦汉时期，诸多帝王君主都是养生长寿的热烈追求者，在此社会背景下，中医养生发展较快，涌现出一大批著名的养生家以及养生专论、专著。此时道教盛行，道家学说作为维护统治的思想武器，黄老学说得以进一步继承发展；西汉之际，汉武帝"罢黜百家，独尊儒术"，使儒家思想得以大力发挥；东汉时期，佛教传入中国并迅速成长起来。道、儒、佛三教思想都对当时的养生思想产生了巨大影响。

这一时期，《黄帝内经》的成书是中医养生康复史上的一块里程碑。《黄帝内经》构建了中医养生的理论体系，包括基本观点、基本法则和诸多养生康复方法。《黄帝内经》指出，养生康复不仅是一个用治疗方法来解决的医学问题，也是一个如何正确处理生活方式的问题，更重要的还是一个社会问题。自此以后，中医养生康复在中医理论的指导下蓬勃发展起来。

东汉时期，医圣张仲景进一步深化《黄帝内经》"治未病"的学术思想，强调防患于未然的重要性。其内养正气、外避邪气的"养慎"学说更加丰富和发展了中医养生康复理论。著名医家华佗在实践中创立了五禽戏法，这一技法一直沿用至今。

> **知识链接**
>
> 　　我国最早的药物学专著《神农本草经》，把药物分为上、中、下三品。经统计，"上品"所载药物120种，其中注明久服之后可以达到"耐老""增年""长年""不老"等效果者颇多，如人参、地黄、枸杞子、女贞子、杜仲等。

四、魏晋隋唐充实时期

魏晋时期，服食丹石药饵的风气盛行，客观上促进了药物养生及道家养生流派的兴起；导

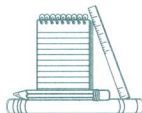

引吐纳学术迅速发展，出现了以葛洪、陶弘景为代表的许多倡导导引吐纳的养生家，促进了功法养生康复的发展，大大充实了中医养生康复技术的内容。

佛教自东汉开始传入中国后，迅速发展壮大，6世纪末至9世纪中叶的隋唐时期是中国佛教的极盛时期。隋代王通提出道、儒、佛"三教归一"的纲领后，三家之说成为官方正统思想推行于世，并相互渗透融合。这其中最具代表性的人物就是唐代的孙思邈。孙思邈融道、儒、佛、医诸家学说于一体，广泛搜集、整理、推广养生康复方法，不但丰富了养生康复技术内容，也使得诸家传统养生法得以流传于世，在养生学发展史上具有承前启后的作用。

知识链接

佛教与养生康复技术发展有关系吗？其实，不仅有关系，而且关系还很密切。虽然佛教看起来重修来生，但历史上可考证的高寿者中，僧人所占比例较高。其理论上以"见性"为主，方法上以"静养"为长，注重"禅定""顿悟"，修禅的形式和基础是调身、调气、息心静坐，并将此融入吐纳导引术之中，形成了以静坐为特点的功法技术。

五、宋金元发展时期

宋金元时期，卫生事业的发展受到了特别重视，活字印刷术的出现使当时社会形成了新的全面开展医学研究和普及的高潮。一方面对以往的养生康复经验、成就进行整理、总结，使其更加系统化；另一方面在大量的实践中积累了新经验、新知识、新技术，使养生康复技术不断地丰富和发展。

随着本草学的蓬勃发展，宋元时期，从官方到民间都很注重方药的搜集和研究。金元医家和养生家根据阴阳五行等理论，对于药物的性味功用多有发明，使其既适用于疾病辨治，又有利于养生康复。

宋金元时期，养老学术成为研究的重点而兴盛起来，基本形成了以精神调摄、饮食调养、顺时奉养、起居护养、药物补养为主的老年养生康复体系。宋代陈直撰著的《养老奉亲书》是我国现存最早的一部老年保健学著作，忽思慧的《饮膳正要》、贾铭的《饮食须知》也都有较丰富的老年饮食调养内容。

知识链接

陈直是宋代对食养食治贡献最大者，他在《养老奉亲书》中介绍了大量的食养食治内容，并从理论上阐明了食养的根本机制。元代饮膳太医忽思慧撰写的《饮膳正要》具体阐发了饮食卫生、营养疗法乃至食物中毒的防治，是我国现存的第一部完整的食养食疗专著。

六、明清鼎盛时期

明清时期，养生康复从宫廷走向民间，从僧道普及到平民，形成了全民养生文化热潮。很多士大夫和知识分子弃仕为医、转儒从医，大部分医家非常重视实践并勇于创新，名家辈出，名著纷呈，使中医养生康复得到了更大范围的发展和推广。

这一时期的养生康复学术日益切合实际，多具有抵制唯心养生观的特点。其一是重视老年

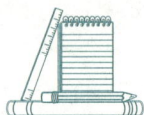

颐养，此期的养生康复专著大都述及老年人的养生和长寿问题；其二是强调动静结合。

对于养生理论的认识，明清时期的养生家虽然在精、气、神的保养上各有侧重，但都强调杂合以养。在这一观点的指导下，调养五脏法、药饵饮食保健法、导引武术健身法等多种养生康复方法出现了。

知识链接

明清时期，是撰辑、出版中医养生专著的鼎盛时期。此时期所出版和刊行的养生类著作比明清以前 2200 多年间所发行的总量还要多。值得一提的是，从 14 世纪末到 19 世纪上半叶，随着中外交流的加深，不少养生专著被译成外文出版发行，中医养生得到了极大的弘扬。

七、近现代弘扬时期

近代，在学术发掘整理方面，校勘注释了大批古代文献，总结了大量现代临床经验和学术成果，出版了很多现代养生康复专著。养生康复学界积极开展学术交流活动，对养生康复理论和技术的发展起到了较大的推动作用。

在科学研究上，近几十年来，我国各地在探索衰老与长寿的奥秘、老年病学基础和临床研究等方面都取得了新进展，并借助现代研究手段，对传统养生康复理论和方法进行了大量的研究，相继成立了一些老年病防治研究所（室）、中医养生康复研究所（室）等，全面研究养生康复的理论与技术，有效地指导了人们的养生康复活动。

在人才培养方面，从 1987 年开始，国家教育委员会决定在中医院校开设中医养生康复专业，并把"中医养生学"和"中医养生康复学概论"列为中医高校的课程之一；自 2005 年开始，又相继出版了新世纪全国高等中医药院校护理专业本科规划教材《养生康复学》、新世纪全国高等中医药院校七年制规划教材《中医养生康复学》和供来华留学生使用的全国高等中医药院校汉英双语教材《中医养生学》。部分高校已开设中国养生康复研究生课程，高职院校开设了中医养生康复技术课程。除此之外，各地还开办了多种培训班，如养生康复班、老年养生保健班等，传授传统养生保健理论和技术。总之，我国从多层次、多渠道、多形式来培养人才，建立了中医养生康复体系。

纵观古今，中医养生康复技术源远流长，绵亘数千年，内容丰富，代有发展，为中华民族的繁衍昌盛和健康事业做出了不朽的贡献。

项目三　中医养生康复技术的学习方法

学习中医养生康复技术需要深入了解本课程的基本理论、基本知识，本着理论联系实际、循序渐进的原则，将课堂理论学习与社会实践相结合，熟练掌握各种养生康复技术的适用范围、操作技术、注意事项，提高养生康复技术的实践能力。为达到以上要求，在学习方法上应特别注意以下几点。

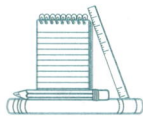

一、以教材为纲，构建学科知识框架

中医养生康复技术内容十分丰富，学习时应以教材为纲，构建起清晰的学科知识结构框架。这样接受知识才不至于杂乱无章，为今后不断提高自己的养生康复实践能力打下坚实的基础。

二、前后联系，牢固掌握教材内容

养生康复理论是从实践中总结、提炼得来，技术的实践又要依靠养生康复理论进行具体分析并确立方法，因此养生康复理论、养生康复技术和养生康复实践环环相扣、相互依存、相互促进，是一个有机的整体。因此，学习时应前后联系，全面理解，牢固掌握教材的内容。

三、刻苦自学，不断充实学科知识

教材的内容毕竟是有限的，在掌握教材内容的同时应适当参阅相关知识，不断丰富自己的养生康复理论知识，努力成为优秀的养生康复专业技能人才。同时还应根据中医养生康复技术的发展简史，查阅相关文献，深入了解古今养生康复技术，继承精华，弃除糟粕。此外，还应经常关注本学科动态，通过学术期刊、网络等搜集资料，不断充实更新养生康复知识，与时代同步发展。

四、学以致用，提高技术实践能力

要密切联系实际，从自己做起，将所学技术运用于日常养生康复实践。充分利用见习、实习的机会，将所学应用于临床实践。通过实践、认识、再实践、再认识的过程，将中医养生、康复技术和中医基础知识有机结合，彻底消化和掌握，并不断提高自己的技术能力。特别是临床上在运用康复技术治疗疾病的同时不忘养生技术的运用，康养技术结合，以提高疗效。

五、树立文化自信，医德与医术并进

《大医精诚》（孙思邈《备急千金要方》）道："凡大医治病，必当安神定志，无欲无求，先发大慈恻隐之心，誓愿普救含灵之苦。若有疾厄来求救者，不得问其贵贱贫富，长幼妍媸，怨亲善友，华夷愚智，普同一等，皆如至亲之想……"《大医精诚》是论述医德的一篇极重要的文献，为习医者所必读。中医药文化上下五千年，医者不仅要有精湛的技术，还要有高尚的品德修养和仁爱之心。

复习思考题：

1. 什么是养生？什么是中医养生技术？
2. 什么是中医康复技术？什么是中医养生康复技术？
3. 试述你对中医养生康复技术这门课程是如何理解的。

扫一扫，查阅
复习思考题
答案

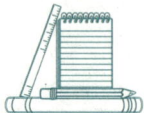

模块二　基础理论

扫一扫，查阅本模块 PPT、视频等数字资源

【学习目标】

　　1. 掌握生命观、健康观、寿夭、天年、治未病的概念；生命与健康、寿夭衰老规律认识。

　　2. 熟悉健康的外在表现；预防与治未病。

　　3. 了解疾病与损伤。

　　养生康复技术的开展，必须以一定的理论为指导，才能达到预期的效果。中医养生康复技术就是在中医理论的指导下发展起来的，而人们在漫长的养生康复实践过程中，总结和发现某些中医理论对养生康复具有相对重要的指导意义，因而逐渐形成了中医养生康复的基础理论。

项目一　生命与健康

　　中医养生康复技术的关注点主要在于生命健康，根本目标是提升或恢复人的生命健康水平。那么，中医如何认识生命健康就成为中医养生康复必须探讨的理论。

一、生命观

　　生命观是人类对生命现象长期观察、思考所形成的观点。中医养生康复的生命观是对生命存在性质、生命活动特点的基本认识和看法。

　　中医学认为，生命存在的性质是物质性的，生命由物质化生，生命活动的本质就是物质的运动。精、气、神是生命的三大要素，精是生命的物质基础，气是生命的动力，神是生命的主宰。精、气、神三者密不可分，三者协调统一，共同维持"形与神俱"的健康生命状态。

（一）生命的物质基础——精

　　精，是构成生命个体的最基本物质，是人体生长发育及各种功能活动的物质基础。正如《素问·金匮真言论》所说："夫精者，身之本也。"这里的"本"就是根本、基础的意思。

　　精根据来源分为先天之精和后天之精。先天之精，与生俱来，禀受于父母，是生命形成的原始物质。后天之精是在人出生后才逐渐产生的，其来源于饮食物中的精微物质、从外界吸入的清气，以及脏腑组织代谢所化生的精微物质，是生命持续的基础物质。

知识链接

　　父母的生殖之精相搏是人体先天之精的最初来源，先天之精化生胎元在母体内发育而逐渐化生成人体。人体生命形成之后，在先天之精所提供的生命活力的推动下，后天之精得以不断化生，同时在后天之精的滋养下，先天之精得以不断充盈，后天之精

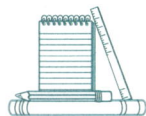

和先天之精相互依存、融为一体，共同为人体脏腑组织功能的正常发挥提供物质基础。精除在功能活动中部分被消耗外，其余的精成为脏腑之精，如果脏腑之精充盈，盈余的精就下藏于肾去滋养封藏之精和化生生殖之精，人体随着肾精的盛衰变化而产生了生、长、壮、老、已的各种生命变化。

（二）生命活动的动力——气

气，既是构成人体的基本物质，又是人体生命活动的动力，是形成生命活动的根本保证。人禀天地的正常之气而生成，人在母腹之时，通过母体与天地之气相关联；出生之后，内外环境直接通应，此时生命的延续既要依赖体内气的生成、运行的正常，又在很大程度上依赖天地之气对人体之气的补充和调整。

天地之气对人体生命的产生及延续的作用重点不同，"天"主要赋予人们呼吸的清气，称为呼吸之气；"地"孕育万物，不仅直接承载、孕育着人的生命，而且孕育了无数可供人食用的动植物等，供给人们水谷精气。

"气"具有无限的活力。人之所以有生命，就是人体之"气"活力的表现，（现代医学主要是功能表现）。《黄帝内经》认为人体生命力的强弱、生命的寿夭、元气的盛衰存亡、新陈代谢的气化过程、生命的现象等均源于气机的升降出入，说明气既是构成人体的基本物质，又是人体生命活动的动力。

知识链接

《素问·六节藏象论》记载："天食人以五气，地食人以五味。五气入鼻，藏于心肺，上使五色修明，音声能彰；五味入口，藏于肠胃，味有所藏，以养五气，气和而生，津液相成，神乃自生。"

（三）生命的主宰——神

神，是生命的主宰，所以《黄帝内经》一再强调人们须"积精全神"，才能达到"精神内守，病安从来"。

神，主宰人的精神意识思维活动，具体内容包括了神、魂、魄、意、志、思、虑、智等。神的产生和发挥其主宰作用的物质基础是精、气、血，而气血又归属于广义之精的内涵；反过来，人体脏腑组织、气血运行等功能活动，又必受神的主宰和指挥。

知识链接

精、气、神三者，虽然概念不同，但在人的生命过程中，三者是相互密切联系、不可分割的。就精和神的关系来说，神来源于先天之精，又依赖后天之精的滋养，精能生神，神能御精，精足则形健，形健则神旺；反之，精衰则形弱，形弱则神疲。气与神的关系也是密不可分的，气是生命的动力，气能生神，神能御气。精为气的物质基础，气为精的生命力表现，二者密不可分，故习惯"精气"并称。所以精、气、神三者既是生命组成的三种基本物质，也是密切联系、不可分割的统一整体，精充、气足、神旺是生命充满活力的根本保证。

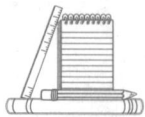

（四）生命的运动变化

生命是天地运动的产物，生命体是不断运动变化着的个体，生命永恒地运动变化着，直至终结。

生命的运动有一定的时序性。人外应天时，人之生命活动也随着天时的变化而有相应的节律变化。由于人之生命活动根源于精，受气推动，反映于神，故人体生命活动的节律也反映了精、气、神的运动规律，具体有日节律、月节律、季节律、年节律等。

生命的运动变化是永恒的，唯有无限期地运动变化，才能生化不息；如果运动变化停止，生化就停止，生命也就随之而消亡。因此，生命是一个运动变化着的过程。

知识链接

生命的运动形式

气的升降出入运动是人体气化功能的基本形式，也是脏腑经络、阴阳气血运动的基本过程。因此，在生理上，人体脏腑经络的功能活动无不依赖气机的升降出入，如肺的宣发与肃降、脾的升清与胃的降浊、心肾的水火相济，都是气机升降出入运动的具体体现。在预防疾病方面，只有保持人体气机升降正常，才能抗御邪气侵犯，免生疾病。

二、健康观

养生以保持健康、延年益寿为目的，因此正确的健康观是从事一切养生活动的基础。健康观就是人们对健康状态的认识。

（一）中医的四维健康观

中医养生对健康状态的认识概括为"形与神俱"，具体则有四个维度，即形体、心理、道德、社会的四维健康。

形体健康（身体健康）是健康的基础。人体是一个复杂的阴阳结构体，健康的人应该是"阴阳匀平，以充其形，九候若一"（《素问·调经论》），即阴阳和调，阴平阳秘，机体功能保持正常且稳定、有序、协调。具体而言，形体健康就是人体各脏腑、经络、官窍等各组织器官都发育良好，功能正常；体质健壮，精力充沛，具有良好劳动效能的状态。形体健康是健康系统的底层维度，是大多数人可以达到的。

健康的第二个维度是心理健康。作为较高层次的要求，心理健康并不是每个人都能达到的。中医养生历来重视心理健康，强调"志意和"（《灵枢·本脏》），认为精神心理应保持整体和谐的健康状态；七情应"以恬愉为务"（《素问·上古天真论》），各种情绪皆要适度，任何过激或不及的情绪都会导致疾病的发生；嗜求欲望应该适度而不应当为物欲所累，保持"恬惔虚无"则能使体内气机和调畅达而保持健康。

社会适应性良好则是更高一层的健康维度要求。中医养生非常重视个体在适应社会环境过程中，充分发展身心的潜能，发挥其最高的能力，并获得满足感，保持情绪稳定、感觉愉快的良好状态。《素问·上古天真论》指出应"美其食，任其服，乐其俗"，即保持精神行为与社会环境的和谐愉悦。社会适应性良好作为人类群体的高级状态，更少有人能够完美地达到，但却是人类较为理想的健康目标。

道德健康是中医养生很早就认识到的另一个高层次健康维度。早在先秦的孔子就提出了"仁者寿""大德……必得其寿"的论点，认为道德高尚的人自然能保持正常的心理，促进健康长寿。个体处于社会之中，能自觉自愿地按社会道德准则来规范自身，也就能自然而然地在日

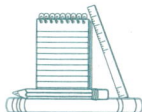

常衣、食、住、行及精神方面调整自己，从而达到养生的目的。

知识链接

关于现代医学对健康的认识，1947年世界卫生组织（WHO）指出："健康乃是一种生理、心理和社会适应都臻于完满的状态，而不仅仅是没有疾病和虚弱的状态。"直至1999年，WHO才将道德健康纳入健康概念之中，形成了现代的"四维健康"概念："健康不仅是没有疾病，而且包括躯体健康、心理健康、社会适应良好和道德健康。"

（二）形与神俱的健康标准

健康的人自然拥有健康状态的表现，因此，了解健康表现，就可以将其作为标准而判断一个人是否健康。健康标准的出发点和总原则是"形与神俱"。

形体健康的标准包括眼睛有神，呼吸微徐，二便正常，脉象缓匀，形体壮实，面色红润，牙齿坚固，双耳聪敏，腰腿灵便，声音洪亮，须发润泽，食欲正常等。

精神心理健康的标准包括精神愉快，记忆良好，心态平和，适应良好，道德高尚等。

知识链接

疾病与健康是共存的，患者含有健康的成分，健康人也含有疾病的因素；绝对的健康是不存在的；绝对的疾病就意味着死亡，人一旦死亡就失去了疾病与健康赖以存在的客体，疾病与健康都将不复存在。绝大多数情况下，人的生命状态波动于完全健康与绝对疾病之间，疾病与健康处在一个动态的消长过程中，当疾病成为主要矛盾时为疾病状态，当健康居主导地位时则为健康状态。

项目二   寿夭衰老

养生的宗旨，不是追求"长生不老""返老还童"，而是"却病益寿""尽享天年"。所谓"天年"，即自然寿数。古人认为"上寿百二十年，中寿百岁，下寿八十"，也就是说，人的寿限可以活到120岁。能享尽"天年"，自然衰老而死者称为"寿"；不及"天年"，早衰而死者称为"夭"。但现实中能享受"天年"的毕竟是少数，年寿的个体差异也很大。因此，探索寿夭衰老的原因、过程与机制，历来就是养生家的主要研究课题。

一、先天禀赋

人自身是一个主观能动的复杂系统，因此，寿命的长短和生命发展的质量与自身因素密切相关。人一切的体魄、智力等方面的素质统称为禀赋。中医养生学认为先天禀赋的强弱是人体寿夭衰老的决定性因素，现代则多从体质说研究。

体质说认为，由先天禀赋因素所形成的体质特点决定了人体的寿夭。因为人体寿命之长短依存于形体之强弱，只有五脏坚固，形气协调，血脉和畅，各部器官及功能协调，体质壮实坚强，才能长寿，反之则夭亡。而形体之强弱坚脆又取决于禀气之厚薄。所谓"禀气"，即来自父母之精所化生的先天元气。此"气"的强弱优劣，对后代身体的发育成长及其性格的气质类型，

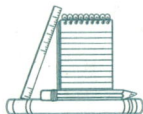

都将影响终身。而由于"禀气"所产生的某些特殊体质或生理解剖学上的缺陷，往往直接影响人的寿命长短。

二、后天因素

人自出生以后，就要时时刻刻受到外在环境的影响，因此后天因素是决定人体寿夭与衰老到来早晚的重要因素。其中包括地理环境、社会因素、行为因素、疾病损伤等。

地理环境的影响长期作用于人体，形成不同的体质差异，是影响寿夭的因素之一。古人认为，我国西北高原地带气候寒冷，元气不易耗散，所以多寿；东南地区气候炎热，元气容易发泄，所以多夭。由于现代人改造环境的能力远远大于古人，所以事实上我国东南地区也不乏高寿者。但是不同的地理环境有不同的多发病、地方病，这是公认的事实。现代研究也认为，自然环境对人体健康影响很大。当有害的环境因素长期作用于人体，或者超过一定限度就要危害健康，促使衰老。

社会环境对人体疾病寿夭的影响已是公认的事实。早在《素问·移精变气论》中就有"往古人"和"当今之世"所以寿夭不同的对比分析，指出不同的社会环境所形成不同的生活方式和人际关系，以及不同的欲望追求和心态环境，是产生众多疾病与寿夭不同的直接原因。事实上，不仅战争、饥荒、秩序混乱等社会因素可引起疾病与短寿，而且社会生活水平和文化知识水平不同，其寿夭的差别也是很大的。

行为因素包括个人在饮食、起居、劳逸、嗜好、欲望等各方面的行为方式，适度则有利于健康，过度则有损于健康，甚至导致夭亡。例如饮食过饱易伤肠胃，过饥则使后天供给不足；偏食肥甘则生湿热，嗜咸则伤心，嗜酸则伤肝等；过劳有损形气，过逸则气血凝滞；过分贪名逐利耗散心神，无节制的性行为直接损伤精气等。总之，不合理的生活方式是影响寿夭的重要因素。

疾病损伤与寿夭之间的关系非常密切，疾病促进衰老，衰老诱发疾病。事实上，享尽天年、无疾而终的人是极少的。不过，不同的时代引起夭亡的主要疾病是不同的，古代以伤寒、瘟疫为主，而现代则以一些传染病和慢性疾病为主。此外，古籍中还记载过服金石峻猛药损伤精气造成短寿者，可称为医源性因素。因此，中医养生十分强调"治未病"的重要性，防微杜渐，减少患病次数，控制疾病恶化，从而防止因疾病而发生早衰、减损寿命。

项目三　预防与治未病

中医养生强调"治未病"，防止机体或局部出现疾病是保持健康、延年益寿至关重要的环节，因此形成了针对疾病的预防指导观。

一、疾病可知，则可防治

任何疾病的产生均与内外因素有关，因而总有病因可寻；疾病的发生、发展虽然复杂，但总有规律可循，如"见肝之病，知肝传脾"（《金匮要略·脏腑经络先后病脉证》）；病变虽然种类繁多，但总有征兆可见。总之，病因可知、病势可测、病兆可察，因而疾病可以防治。

二、预防为上，重治未病

人生天地间，时刻都有疾患发生的危险，与其病后治疗不如提前预防，因而《素问·四气

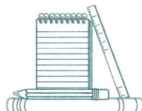

调神大论》提出："不治已病治未病，不治已乱治未乱。"所谓"治未病"，就是采取一定的措施，防止疾病的发生、发展和复发，与现代医学的"预防"有一定的相似性。一般认为，治未病主要包括未病先防、既病防变、瘥后防复三个方面。在整个医疗过程中，应该始终重视治未病，积极采取措施防范疾病发生和传变。中医养生康复技术在实施过程中，更要将治未病作为最高目标，从维护健康出发，预防疾病，消除致病危险因素。

三、综合预防，内调为主

疾病的发生和反复是内外病因综合所致的结果，养生康复也应内外并重，运用各种技术手段综合预防。所以明清医家提出，健康之时宜养生防病，杂合以养；疾病后期，应综合康复。疾病的发生，以内因为主，外因为辅，防治疾病也应以调理内部功能，提高抗御疾病能力为主。

项目四　疾病与损伤

疾病与健康相对，因而要求医疗工作者须对疾病与健康均有深刻的认识。当前的医学模式由单纯的生物医学已经转变成生物医学 – 心理医学 – 社会医学的模式，反映了人类对健康和疾病认识的深化。另外，强调一点，人的一生中，时时都会受到各种伤损因素的威胁，从而影响健康和寿命。就疾病本身，对人体而言也是一大损伤因素。因此，中医养生康复技术的实施也必须建立在对疾病和损伤客观认识的基础上。

疾病，就是在致病因素的作用下，机体发生的具有一定发生发展规律的异常生命活动过程。这一过程既可以表现为机体全身的整体反应，也可以表现为脏腑、经络、气血、精神等机体某一部分或某些功能的改变。

疾病的发生离不开邪气（损伤）和人体正气，正邪之间的斗争结果决定了疾病的发生与否。邪气强于人体正气，则邪胜正却，产生疾病表现；人体正气强于邪气，从而将邪气驱除，则正胜邪去，不发生疾病。不论是养生康复还是治疗疾病，都需要抓住这两大方面，趋利避害，祛邪扶正。

但一定要注意的是，邪气与正气的斗争场所主要在人体，因此在斗争过程中，始终存在着对斗争场所的破坏及对正气的不断消耗。前者促成康复学的产生，后者促使中医始终将"扶助正气"作为中医养生康复的一贯原则。

损伤不仅会消耗正气、影响健康、导致疾病，还会影响寿命。损伤与寿命之间存在相关性，损伤会减损寿命，加快机体衰老。这一认识，对常处于正气不足状态的虚弱者、老年人、病患者等有重要意义。因此，从维护健康、祛病延年的目标出发，中医养生康复技术的实施应当综合考虑正气与邪气、疾病与损伤，从而促进人体生命延续长度和提高质量。

扫一扫，查阅
复习思考题
答案

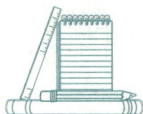

复习思考题：

1. 简述中医养生康复技术之生命观包含哪些内容。
2. 简述中医养生康复技术之健康观的内容。
3. 什么叫寿夭？什么叫天年？
4. 影响寿夭的因素有哪些？
5. 如何看待健康与疾病的关系？

模块三　基本原则

> 【学习目标】
>
> 1. 掌握天人相应、协调平衡原则。
> 2. 熟悉形神共调、动静结合原则。
> 3. 了解综合调摄原则。

中医养生康复在长期的发展过程中，在中医基础理论的指导下，衍生、提炼出贯穿养生始终，有效指导技术应用的基本原则。遵循这些基本原则来开展养生康复技术，即可达到祛病延年、健康长寿的目的。

项目一　天人相应

天人相应是贯穿整个中医学的根本原则，在中医养生康复技术的实施中也必须遵循。天人相应原则就是强调养生康复应顺从人与自然界息息相关的规律，维系人体内外关系的协调。

一、积极主动，顺应自然

《吕氏春秋·尽数》说："圣人察阴阳之宜，辨万物之利以便生。"指出人应该主动调摄，趋利避害，以达到祛病长寿的目的。天地之间，人命至重，人为万物之灵，只有人类能主动适应和改造自然。所以生命之存亡、年寿之长短，主要取决于人体自身。古代养生家在这种充分发挥人的主观能动性、把握自身生命，以主动进取的精神去实施养生康复思想的指导下，创造了许多康养技术，如调气、导引、存想、咽津、食养、药养、针灸、推拿等。

二、协调内外，调内为主

协调内外可以从两方面进行：一是主动调控自身因素来顺应外环境的变化，二是改造外界环境来满足人的生存需要。二者缺一不可，是由于在内外关系中，内因是主导，外因是条件，外因通过内因而发生作用。对人体而言，正气是根本，邪气是外在因素，邪气通过消耗、损伤正气而导致疾病，若正气这一内因正常而充盛，邪气往往就不会产生作用，即"正气存内，邪不可干"。因此，养生康复技术的实施，必须以内因为主导，优先顾护和调养正气。

但在养内的同时，不能完全轻忽调外，而应坚持内外相养的原则。对自然环境、社会环境充分重视，于外采用各种适合自身的养生方法，于内对脏腑经络、气血精神善加调摄，使人体内外通达协调，才能保持健康，防病延寿。

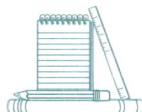

三、因时之序，顺应天时

中医强调，人通过适时的调摄，保持自身的生命节律与自然界阴阳消长的规律相协调，才能精神调和、形体坚实，不受外界邪气的侵害。自然时序，主要包括四季节律、月节律和昼夜节律等。

一年四季，自然界有着春温、夏热、秋凉、冬寒的气候变化规律，生物体受其影响而产生春生、夏长、秋收、冬藏等相应的生命变化，人体也不例外。四时变化对人体的影响存在着多元性，应通过主动调摄，从精神情志、脏腑功能等全面顺应四时变化，并注意规避四时常见病和多发病，才能达到天人相应的目的。

月亮的盈亏也可影响人体的生物节律。人体生理功能、气血盛衰与月亮盈亏直接相关，在月球引力的长期作用下，人类顺之而形成了生物潮现象。一般而言，新月时，人体的气血偏弱，而在满月时，人体头部气血最充实，容易激动。此外，妇女的月经周期变化、体温高低、激素分泌、性器官状态、免疫功能和心理状态等都以一月为周期。因此，自古医家就很重视联系月相进行养生康复活动，或在不同月相采用不同的养生方法，或利用月亮盈缺的自然变化而进行康复锻炼。

一日之内随昼夜阴阳进退消长，人体的新陈代谢也会发生相应的改变。人体阳气白天多趋向于表，夜晚多趋向于里。由于人体阳气具有昼夜周期变化规律，故对人体病理变化也有相应影响，《灵枢·顺气一日分为四时》将其规律总结为"旦慧、昼安、夕加、夜甚"。因此，应根据昼夜晨昏对人体生理的影响，利用阳气的日节律进行养生保健，妥善安排工作、学习和休息，发挥人类的智慧和潜能，提高人体适应自然环境的能力。

项目二   形神共调

形与神是既对立又统一的概念。形在人体即肌肉、血脉、筋骨、脏腑等组织器官，也包括精、气、津、液等生命物质；神在人体即情志、意识、思维等心理活动现象，有时也指生命活动的全部外在表现。形与神之间相互依存、相互影响、密不可分，是协调统一的整体。

就人而言，形体健壮，则往往精神饱满，生理功能正常；精神旺盛，又能促进形体健康。为了保持思想活动的健康和防止内在情志刺激因素的产生，必须培养乐观的精神、开阔的胸怀，保持恬静的情绪。神由精气化生，反过来又支配着精气的活动。

人神与形体之间是相互依存、相互影响、密不可分的整体辩证关系。张景岳在《类经》中指出："形者神之体，神者形之用……无形则神无以生，无神则形不可活。"神不能脱离形体，但形体若无神，生命即终结。所以中医养生康复强调形神共调的法则，认为只有做到"形与神俱"才能保持生命的健康长寿。

养形和养神密不可分，相辅相成，相得益彰。但在形神关系中，神起着主导作用，脏腑的功能活动、气血津液的运行和分布受神的主宰。因此，中医养生康复要求形神共调，而以养神为先，以养神为第一要义，在养神的前提下，进而养好形。中医养生康复技术的实施，也要以养神为重点。

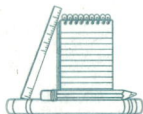

知识链接

养神可以从多方面入手，如清静养神，保持精神情志淡泊宁静的状态，减少名利和物质欲望，和情畅志，协调七情活动，使之平和无过极；四气调神，顺应一年四季阴阳之变化而调节精神，使精神活动与五脏四时阴阳关系相协调；气功练神，通过调身、调心、调息三个主要环节，对神志、脏腑进行自我锻炼；节欲养神，性欲过度伤精耗神，节欲即可保精全神；修性怡神，通过多种有意义的活动，如绘画、书法、音乐、下棋、雕刻、种花、集邮、垂钓、旅游等，培养自己的兴趣爱好，使精神有所寄托，并能陶冶情感，从而起到怡情养性、调神健身的作用。

项目三 动静结合

动与静，不可分割，动是绝对的，静则是相对的，在绝对的运动中包含相对的静止，在相对的静止中又蕴伏着绝对的运动，并以此形成动态平衡。中医吸收了古代哲学对动静的认识，赋予其在生命科学中具体的内涵。

动静是生命变化的依据。任何生命变化都是在动静的动态平衡中产生的，绝对的动使生命活力持续，绝对的静则生命终止，人体生命活动也正是始终处于动静互涵的发展变化之中。相对的动静是人体生理表现的两种形式。人体的生理概括而言就是阴精与阳气的功能表现，是相对的动静。例如，睡为静，醒则为动；坐卧为静，走跳为动。

中医养生康复基于这种对生命动静相依的深刻认识，提出了动静互涵的养生法则。动静相依，形宜静养，反对形体过劳；神宜静养，强调"静则神藏，躁则消亡"。总之，动与静，必须结合，二者必须适度，不能出现单方面的太过或不及，只有动静结合，才能达到维护健康、祛病延年的养生康复目的。

"动"包括劳动和运动，主要指形体的运动。形体的运动可使精气流通，气血畅达，增强抗御病邪能力，提高生命活力。中医养生主张"动以养形"，并创造了许多行之有效的动形养生方法，如劳动、舞蹈、散步、导引、按摩等，通过活动形体来调和气血、疏通经络、通利九窍、防病健身等。

"静"是相对"动"而言，包括精神上的清静和形体上的相对安静状态。由于"神"要接受和处理人体感受到的各种外界刺激，常处于易动难静的状态，故中医养生康复提出"静以养神"的原则，指出人之心神总宜静，清静养神至关重要。心神之静，不是提倡无所用心，而是指精神专一、摒除杂念、心无妄用。大脑用进废退，正常用心，对强神健脑大有益处。中医养生康复反对的是心动太过，否则劳神思虑过度，精血俱耗，使神气失养而不内守。

项目四 协调平衡

自然和生命在正常情况下，各种运动变化相互影响、制约，形成复杂的调控系统，使运动变化在一定时空范围内有序进行，整体上则保持稳定平衡的状态。人体在正常情况下，总是处

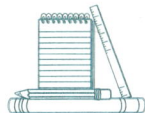

于协调平衡的状态，从而维持着生命的稳定和持续。一旦这种协调平衡状态被打破，则会损害健康，导致疾病的发生。

养生康复，就是通过调节、恢复人体平衡状态而达到保养生命的目的。一方面因势利导，维持协调平衡而保持生命的常态；另一方面通过补弊纠偏，以恢复生命的常态。正常情况下人体可顺应天地阴阳的变化，主动调节以维持正常的生命节律。根据脏腑的功能特点，顺应气血的运行规律，主动调节以维持脏腑功能平和、气血运行和畅，保持人体形神相守、阴平阳秘、阴阳自和的健康状态。一旦人体阴阳出现偏盛偏衰的征兆，即施以相应的调节手段，及时恢复健康状态。

具体而言，首先，要保持精神情志的协调平衡。人有着丰富的精神活动，五志七情则是精神活动的具体表现，情志太过或不及都会影响身心健康，因此需要通过协调平衡情志来养生康复。正常情况下，应主动地运用各种技术，使情志活动顺应外界变化，保持平和的精神状态。一旦精神情志有所波动，应立即采取相应的调节手段进行针对性的调节，重新恢复平衡协调的状态。

其次，要维持作息劳逸的协调平衡状态。适度的劳作和休息有益养生。适度的劳作可调畅气血，促进机体功能；适度的休息可以保养精力，恢复体能；劳逸过度则有害健康。因此，在协调平衡原则的指导下，日常应注意起居有常，使机体的动静与外环境的阴阳状态协调一致，做到劳逸适度，使工作高效率、休息高质量，保持人体内部动静协调平衡的健康状态。一旦出现劳逸失度，应立即采取相应的手段进行调节，使之康复。

项目五　综合调摄

综合调摄，就是根据实际情况，综合运用多种养生方法，有重点而且全面地进行养生活动。这一指导原则早在《黄帝内经》中就已有所论述，如《素问·上古天真论》从顺四时、慎起居、节饮食、调情志、忌妄劳、和术数诸方面，强调综合调养。至明清时期，"综合调摄"受到广泛推崇，成为中医养生的一大基本法则。

知识链接

《寿亲养老新书》说："一者少言语，养真气；二者戒色欲，养精气；三者薄滋味，养血气；四者咽津液，养脏气；五者莫嗔怒，养肝气；六者美饮食，养胃气；七者少思虑，养心气……"指出综合运用行为、精神、饮食、气功吐纳等多种方法进行保养。

日常养生必须从整体着眼，全面考虑天人、形神、阴阳、气血、经络、脏腑、官窍等各个环节和部分，综合调养。自古以来，养生就是一种综合活动，必须考虑各种因素，全面运用避风寒、节劳逸、戒色欲、正思虑、薄滋味、动形体、针灸、推拿、药物等手段，从各个方面，运用不同的技术，对机体进行全面调理保养，使机体内外协调，适应自然变化，增强抗病能力，避免出现失调、偏颇，达到人与自然、体内脏腑气血阴阳平衡统一的目的。

中医养生康复技术丰富多彩，各有所长，养生康复应该落实在日常生活的各个方面，根据具体的情况，不拘于一功一法，有针对性地全面应用，从起居、动静、药食、针灸、保健按摩等多种途径、多种方式进行养生康复实践活动。

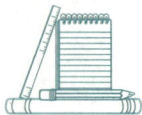

复习思考题：

1. 中医养生康复技术之天人相应原则包含哪些具体内容?

2. 试述养生康复之动静与形神之间的关系。

3. 简述运用综合调摄原则的要点。

扫一扫，查阅
复习思考题
答案

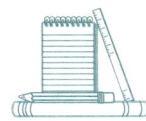

扫一扫，查阅
本模块PPT、
视频等数字资源

模块四　情志养生康复技术

【学习目标】

1. 掌握养神技术中的清静养神，养心技术中的疏泄养心、移情养心。

2. 熟悉养生技术中的适度用神，养德技术中的修身养德，养心技术中的节制养心。

3. 了解养德技术中的怡情易性，养心技术中的愉悦养心、情志制约养心。

情志是七情和五志的概称，中医将人的各种正常情绪体验概括为喜、怒、悲、思、恐五种，并纳入五脏系统，即所谓"五志"；将影响人体健康的各种情志致病因素概括为喜、怒、忧、思、悲、恐、惊七种，简称"七情"。七情本来是人体应有的生理现象，是人体对外界各种信息的正常反应，一般不会产生疾病。但是，"七情"之中任何一种或多种情绪失去控制，就可能引起人体生理功能的失调，从而产生疾病，中医称之为"七情致病"，所以有"忧伤肺，喜伤心，思伤脾，怒伤肝，恐伤肾"之说。

在日常生活中，许多内外因素会引起人的情志变化。①社会因素：人与人之间复杂的社会关系往往会影响人的心理，从而影响健康。如人的社会地位和生活条件的变迁、男女之间的婚恋纠葛、家庭成员的生离死别等精神创伤，均可引起强烈的情志变化。②环境因素：在自然环境中，有些非特异性刺激因素作用于人体，也可使情绪发生相应变化。例如，四时更迭、月廓圆缺、气候剧变等都会对人的情绪产生影响。③病理因素：机体脏腑气血病变也会引起情志的异常变化。《灵枢·本神》说："肝气虚则恐，实则怒……心气虚则悲，实则笑不休。"

情志变化对健康有影响。七情内伤是否影响健康，与以下因素有关：①情志刺激的性质与程度差异：七情之中有六情属于恶性刺激，唯有喜属于良性刺激。因为喜为心志，所以经常保持喜悦、乐观的心情，就不会导致情绪剧变而影响健康。情志致病还与其刺激程度的强弱有关。根据情志刺激的程度，可分为暴发性刺激和渐进性刺激两大类。其中暴发性刺激多指突如其来的刺激，如灾难、难以忍受的伤痛等，使人体气血逆乱，导致暴病、急病的发生。渐进性刺激多是指某些问题的刺激在人心中很长一段时间内未获得解决，而在这段时间内持续保持着不良的心境。如精神紧张、思虑忧愁、怨恨等引起人体气机失调，导致疾病。②情志变化的个体差异：人的体质有强弱之异，性格有刚柔之别，年龄有长幼之殊，性别有男女之分。因此，对同样的情志刺激，则会有不同的情绪反应。首先，体质强弱不同，对情志刺激的耐受力也有一定的差异。《灵枢·通天》曰"太阴之人，多阴而无阳"，精神易抑郁；"少阴之人，多阴少阳"，心胸狭窄，多忧愁悲伤；"太阳之人，多阳而少阴"，感情易暴发；"少阳之人，多阳少阴"，爱慕虚荣，自尊心强。这说明人体质有阴阳之气禀赋不同，对情志刺激反应也不同。其次，性格差异，一般而言，性格开朗乐观之人，遇事心气平静而自安，故不易为病；性格抑郁之人，情绪常激烈波动，易酿成疾患。再次，年龄差异，儿童脏腑娇嫩、气血未充，多为惊、恐情志致病；成年人，气血方刚，又处在各种错综复杂的环境中，易怒、思为病；老年人，常有孤独感，易

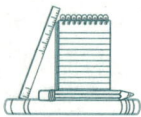

为忧郁、悲伤致病。最后，性别差异，男性属阳，以气为主，性多刚悍，对外界刺激要么不易引起强烈变化，要么易产生亢奋，多表现为狂喜、大怒等；女性属阴，以血为先，其性多柔弱，一般比男性更易因情志为患，以忧、悲、思致病为多见。

总之，中医学认为，脏腑精气是情志活动的物质基础，故情志活动与脏腑精气的关系最为密切。精神情志是人体生理活动的表现之一，正常的精神情志可促进气血运行，促进人体的健康。精神情志失调则直接影响脏腑气血的功能，损害健康，引起各种疾病，影响疾病康复，减损寿命。精神情志养生康复技术，是在中医养生康复技术基本理论、基本原则的指导下，通过调节人的精神情志活动，维护和增强人的精神健康，达到形神统一，用于养生防病、康复疾病，进而增进健康、延缓衰老的一种养生康复技术。因此，中医养生康复非常重视精神情志的调摄，精神情志养生康复也成为中医养生康复技术的重要内容。

项目一　养神技术

养神思想倡始于老子、庄子，他们均主张"清静无为"。老子说："致虚极，守静笃，万物并作，吾以观复。夫物芸芸，各复归其根，归根曰静。"意思是说尽量使心灵虚寂，坚守清静；万物都在生长发育，我观察它们的循环往复，尽管变化纷纭，但最后都各自回到它们的出发点——"静"。《庄子·在宥》曰："抱神以静，形将自正。"指出养神是保持人体内外环境和谐稳定的关键所在。晋代嵇康的《养生论》提出"修性以养神，安心以全身"等以静"神"来养"形"。以上均说明"养生贵乎养神"，不懂得养神之重要，单靠饮食营养、药物滋补等，是难以达到健康长寿这一目的的。

一、清静养神

清静养神，即守住内心的安宁清净，没有非分的要求，淡泊宁静，才能真正体验健康生活的乐趣。现代社会，名利的诱惑、欲望的追求不断地把人们引向一个喧嚣、浮躁的世界。如果欲壑难填，对物质的追求越多，对身体伤害的流弊也就越大，最终导致疾病的发生。但无论社会多么浮躁，一个人只有靠自己的主动思想才能调节心神。如淡泊名利，守住一份宁静，俯仰无愧，心安理得，才能神清气爽、身体健康，才能感受到健康人生的美好。

（一）少私寡欲

1. 少私　"少私"就是节制欲望，减少私心杂念，返璞归真，维护身心的和谐。《素问·上古天真论》倡导宁静淡泊的养神之道，提出"是以志闲而少欲，心安而不惧，形劳而不倦，气从以顺，各从其欲，皆得所愿。故美其食，任其服，乐其俗，高下不相慕，其民故曰朴"。

庄子认为私心是百病之根。人一旦被"私心"掌握，就会失去常人的心态，变得贪得无厌，必然会伤身害命。如果能够保持平易恬淡的心态，"无为而治"，减少私欲，那么邪气就不会侵入机体，损害健康。所以，以常人心态对待人生，知足常乐则能益寿延年。

2. 寡欲　"寡欲"，指节制一切声名物欲。其要求人们淡泊宁静，一切欲念皆应适度，不可不用，也不可妄用。《太上老君养生诀·养生真诀》为世人总结出了排除私心杂念的内容和方法，即要"除六害"："一者薄名利，二者禁声色，三者廉货财，四者损滋味，五者除佞妄，六者去妒忌。"

庄子在《庄子·天地》里指出人的五种欲望"失性"的后果："一曰五色乱目，使目不明；

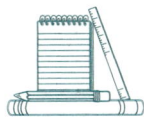

二曰五声乱耳，使耳不聪；三曰五臭熏鼻，困惾中颡；四曰五味浊口，使口厉爽；五曰趣舍滑心，使性飞扬。此五者皆生之害也。"他认为人的视觉、听觉、嗅觉、味觉和思想都存在欲望的要求，我们对这些欲望应该顺其自然，同时把握好尺度。如果放纵自己的欲望，就会出现"失性"的行为，招致祸端或酿成疾病。

所以，在倡知足常乐，保持达观的处世态度，寡思虑以养心神，益健康而达长寿。

知识链接

　　巴西有一位医生叫阿尼塞托，他进行了一项长达10年的调查研究，发现那些玩世不恭而卷入腐败行为的人，容易得癌症、心肌梗死、过敏症、脑出血和其他疾病。他对583名被控有各种贪污受贿罪的官员和583名廉洁官员进行了比较。10年中那些不廉洁的官员中有60%的人生病和死亡。死亡者有116人，其中癌症占60%，心脏病占23%，其他疾病占17%；患病有232人，其中癌症占53%，心脏病占15%，其他疾病占32%。而廉洁官员中生病或死亡者仅占16%。

（二）无视无听

庄子为了保持心平气和、思绪宁静，提出"无视无听，抱神以静"的养神方法，使目清耳静，心静神凝。《道德经》说："五色令人目盲，五音令人耳聋，五味令人口爽，驰骋畋猎令人心发狂……"目是人类接受外界刺激的主要渠道，其受神气的主宰和调节，外界纷扰的刺激必然会通过耳目作用于人的情志，耳之所闻、目之所视，均会使神烦心劳。

现代社会是信息爆炸的社会，绝对的无视无听是不可能的，加上人们工作节奏越来越快，如果不会调节，就会导致疲惫不堪，出现亚健康状态。要改变这种状况，就需要适当利用安静的环境进行休息、静养，或工作之余随意坐卧，放松身体；或用高雅的兴趣爱好来陶冶情操，从而消除疲劳，收敛神志，恢复身心健康。

知识链接

养神方法推荐

　　1. 娱乐养神　娱乐养神的种类较多，如下棋、垂钓、跳舞、听音乐、看表演、看电影电视等，可以怡养心神，并让疲惫的神经得以放松，这也是人们常说的"换脑筋"。

　　2. 休眠养神　多指通过睡觉使大脑处于休息状态，同时又可降低身体内部各部位的神经、关节韧带、肌肉和器官的负荷，进而达到积蓄精力、恢复体力的作用。休眠养神掌握得当，能促使人精力充沛，少得疾病。

　　3. "糊涂"养神　在生活中，有意识地躲避那些参与意义不大或价值作用不高的事情，不搞无原则的争执和较量，不考虑和计较鸡毛蒜皮的是是非非，让脑筋和心情松弛下来，免受劳心伤神之累。

（三）静默坐忘

静默坐忘源于佛家或道家的修行方法。中医借用这种方法来调养身体，延年益寿。静坐，一般以盘坐式为主，双手交叠放置于小腹前，身体自然放松，久坐无疲劳感。坐定后收心凝神，将意念贯注于下丹田，呼吸均匀绵长，让机体处于身心和谐的状态。收功时，先开口吐气10余次，再慢慢摇动上身，将双手搓热分摩双目耳鼻，从头面开始，由上到下分摩全身，直至足心，

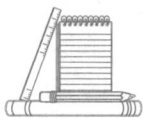

离座起身，活动周身，每次坚持 30 分钟以上。如此，则神清智明，体健康乐，达健康长寿之目的。

二、动静结合，适度用神

　　动与静，是对事物动态表现形式的高度概括，动是绝对的，静是相对的，在绝对的运动中包含有相对静止，在相对静止中又蕴含有绝对运动，并以此形成动态平衡。中医养生基于对生命动静相依的认识，提出形体宜动，精气流通，气机顺畅则百病不生；神宜静养，强调"静则神藏，躁则消亡"。静养神，动炼形，动静结合，才能保全生命。

（一）静以养神

　　静包括形体安静和心神清静。形体安静指身体相对静止，防止过度运动。"久行伤筋"，损耗精气。无论是体力劳动还是体育运动，都不可过度。《博物志》说得明白："常小劳，勿过度。"所以过度的运动有害于身体，使人生病。

　　心神清静指排除杂念，达到心境空明的状态。然而心神之静，不是饱食终日、无所用心，而是心神专一，老子主张"致虚极，守静笃"。清心静神也并非过度地压抑思想、无知无欲，而是要求情绪安宁，不为私心欲念所累。刘河间说："心乱则百病生，心静则万病悉去。"

　　如今调养疾病也需要心静。因为病患，特别是久病不愈之人，往往思前想后，顾虑多端，极易产生忧郁、急躁、恐惧等不良情绪。如不注意及时疏泄，专意康复，即使整日休息或疗养也不能达到预期效果。关于肺痨患者的调养，著名医家李梴就说得十分生动具体："不幸患此疾者，或入山林，或居静室，清心静坐，常焚香叩齿，专意保养，节食戒欲，庶乎病可断根，若不遵此禁忌，服药不效。"

（二）动以炼形

　　形体的运动或体力劳动与心神的怡养是养生的两个重要方面。首先，适当的体力劳动或运

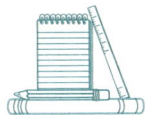

动能活动形体、通畅气血、锻炼筋骨，并能起到调节心神的作用。经常运动或劳动可以舒展气机、调畅血脉、通利脏腑，从而促进脾胃的运化，并能缓解精神压力，消除不良情绪。其次，适当运动或体力劳动是防止早衰的重要手段之一。特别是人步入中年之后，随着年龄的增长，脏腑器官开始老化，精神逐渐衰退。经常锻炼或劳动的人，可增加肌肉的新陈代谢，减慢生理性萎缩，从而有效地防止或延迟关节僵直、骨质疏松等衰老现象的发生。再次，劳动还可以增长知识，积累经验，开启智慧。当付出的辛勤汗水变成累累果实时，更能使人心情舒畅。劳动还可作为一种享受，陶渊明"采菊东篱下，悠然见南山"的诗句，表达的即是这种心境。

（三）动静结合

中国历代养生家都提倡动静结合，根据不同对象和情况各有侧重，运动和静养并重，以达到形神共养的目的。传统的锻炼方法，如太极拳、八段锦、气功，以及种花、钓鱼、旅游等活动，除了能强身健体外，还能起到赏心悦目、怡情养性、陶冶情操的作用，从而达到形神共养、形与神俱的养生目的。

静以养神，并非绝对的神静不用。"用进废退"是自然界的普遍规律，"不用"或"过用"都是错误的。司马迁认为，"精神不用则废……用之则振，振则生，生则足"，但"多用则疲，疲则不足"。

劳逸适度，《素问·宣明五气》中有"久视伤血，久卧伤气，久坐伤肉，久立伤骨，久行伤筋"之说，疲劳过度会影响健康。然而，不劳动同样会影响健康。华佗云："人体欲得劳动，但不当使极耳。动摇则谷气得消，血脉流通，病不得生。"说明适当的体力劳动或运动不但能够锻炼体格，充沛精神，而且有预防疾病的积极意义。

知识链接

药王孙思邈一生勤奋，上山采药，虽白首之年，仍孜孜不倦，思维敏捷，至百岁高龄，完成巨著《备急千金要方》。现代医学研究也证实，大脑越用越灵活，多用脑勤思考，可以减缓衰老，减少心理性疾病的发生，有效地预防老年性痴呆等多种疾病。

项目二　养德技术

道德高尚之人往往行事光明磊落，性格豁达开朗，如此则神安志宁，气血调畅，形与神俱，乃得健康长寿。《礼记·中庸》记载："大德……必得其寿。"但是人的个性千差万别，现实生活中的烦恼容易影响人的思想。所以，要想健康长寿，就要有意识地纠正自己不良的思维方式和行为习惯，通过修身养德、怡情悦性来提高对内外环境不良刺激的化解能力，达到预防疾病、健康长寿的目的。

一、修身养德

古人把道德修养作为养生的首务，并一直影响着后世历代养生家。孔子在《论语·雍也》中说"仁者寿"，指出具有仁爱之心的人才会长寿。他在《中庸》中进一步指出，"修身以道，修道以仁"，"大德……必得其寿"。讲道德的人，待人宽厚大度，保持心旷神怡，体内安详舒泰而得以高寿。孟子指出："爱人者，人恒爱之；敬人者，人恒敬之。"重视道德修养，长存仁爱之

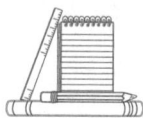

心，能使人始终与他人保持和谐的关系，自然心神无忧，精神愉悦而长寿。明代王文禄在《医先》中说："养德、养生无二术"。由此可见，古代养生家把道德修养视作养生之根。

据调查，一般健康长寿者多情操高尚，乐观开朗，坦荡豁达。所以，普通人可以通过不断学习他们来达到修身养德的目的。从古今中外的经典著作中汲取知识，多结交具有高尚情操的朋友，"近朱者赤，近墨者黑"，从而提高自己的道德修养；并且多行善事，从中体验幸福感和满足感，以保持内心的安乐。

知识链接

据调查，古今中外德高者具有以下三大特征：第一，具有良好的人际关系，这是身心健康的重要标志之一；第二，具有善良的个性人格魅力，为人正直，胸怀坦荡，情绪乐观，意志坚强，感情丰富；第三，具有良好的处世能力，能正确认识自我和适应复杂的社会环境。

青年学生又如何做到修身养德呢？

志为首。把自己培养成为具有远大志向和高尚品德的人。爱国家、爱集体、爱他人、爱自己，为国家的繁荣昌盛、为人民的生活富足、为自己的美好生活而努力学习，勤奋工作。

业为贵。要有言行一致的敬业精神。所谓官有官德，商有商德，医有医德，文有文德，学有学德，各行各业都有职业道德。著名医学家陈实功在论修德养生时说："凡乡井同道之士，不可生轻侮傲慢之心，切要谦和谨慎，年尊者恭敬之，有学者师事之，骄傲者逊让之，不及者荐拔之，如此自无谤怨。信和为贵也。"

善先行。心存善念，常念信不念欺，心地善良，孝敬父母，尊敬师长，团结同学，健康成长。元代曾世荣的《修德诗》说得好："正心德是本，修身善为先。德显济世心，眺于方书间。百姓感其恩，忘死救圣贤。正心修身论，从此万古传。施善则神安，神安则寿延。行恶则心恐，心恐则损寿。"

二、怡情易性

每个人的禀赋体质是有差异的，大部分人在认知、情感，甚至性格中都或多或少存在着不利于身心健康的因素。通过怡情悦性，能够改善心身功能，使气血畅达，正气旺盛，达健康长寿。性格开朗、情绪乐观是健康的要素、长寿的法宝。

（一）性格开朗

性格是人的一种心理特征，它主要表现在人已经习惯了的行为方式上。性格开朗是胸怀宽广、气量豁达所反映出来的一种心理状态。性格虽然与人的遗传基因直接相关，但随着环境和时间的变化，是可以改变的。人们都有一个使自己的性格适应自然、社会和自身健康的改造任务。

知识链接

医学研究已证明，人的性格与健康、疾病的关系极为密切。情绪的稳定对一个人的健康起着重要作用。性格开朗、活泼乐观、精神健康者不易患精神类疾病、重病和慢性病，即使患了病也较易治愈，容易康复。

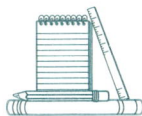

培养良好性格的基本原则是从大处着眼，从具体事情入手，通过自己良好的行为塑造开朗的性格。首先，要认识到不良性格对身心健康的危害。不良性格对人体健康的影响是多方面的，如会造成神经系统、心血管系统、内分泌系统、消化系统的功能紊乱，产生疾病。其次，要树立正确的人生观。正确对待自己和他人，宽以待人，看问题要目光远大，心胸开阔，不斤斤计较，不钻牛角尖。最后，要科学、合理地安排自己的工作、学习和业余生活，丰富生活内容，陶冶性情。

（二）情绪乐观

情绪乐观既是人体生理功能的需要，也是人们日常生活的需要。《素问·举痛论》云"喜则气和志达，营卫通利"。可见，乐观的情绪是调养精神、舒畅情志、防衰抗老的最好精神营养。精神乐观可使人体营卫流通、气血和畅、生机旺盛，从而达到身心健康。那么如何做到情绪乐观呢？

1. 要培养开朗的性格　乐观的情绪与开朗的性格是密切相关的。心胸宽广，精神才能愉快。

2. 对于名利和享受，要培养"知足常乐"的思想　要懂得"比上不足，比下有余"的道理，这样才可能感到生活和心理上的满足。

3. 培养幽默风趣感　幽默的直接效果是产生笑意。现代科学研究已证明，笑是一种独特的运动方式，它可以调节人体的心理活动，促进生理功能，改善生活环境，使人养成开朗乐观的性格，让生命充满青春的活力。

所以注重道德修养，塑造美好的心灵，养成健康高尚的生活情趣，获得巨大的精神满足，是保证身心健康的关键所在。

项目三　养心技术

养心就是通过平衡心理的方法来调适情志。保持平淡宁静、乐观豁达心境的人一般身体比较健康。而长期心念差的人容易产生疾病，正所谓"病由心生"，很多疾病都与情绪不安有关。如终日愤怒、充满怨气、心情紧张的人容易患高血压、心脏病，甚至癌症。

随着社会竞争的日益加剧，人们的思想压力也越来越大，中医学认为人体的"心"还参与了人的意识思维活动，所以"累心"也就可想而知了。因此要改善身体及精神状况，常运用一些方法来改善心念，调节情志。

知识链接

现代科学研究表明，人的心脏也有记忆功能，这也从某一角度证明了2000多年前的《黄帝内经》所说的"心主神明"。有一个叫大卫·沃德斯的澳大利亚人，24岁，得了心脏病，他通过心脏移植手术后，逐渐出现想吃油炸食品的强烈欲望。沃德斯在接受心脏捐赠前不喜欢吃油炸土豆片、汉堡圈等，但他接受心脏移植后发现自己突然开始想吃油腻食品。有一天，沃德斯的心脏捐赠者德莱尼的家人想看一看是谁接受了他儿子的心脏，通过网络查询到沃德斯，他们互发邮件了解到捐赠者德莱尼生前特别喜欢吃油炸土豆片、汉堡圈等。

这是在进行器官移植后表现出捐赠人特征的实例，这个病例有力地支持了以下理

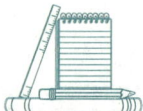

论：大脑并不是人体唯一可以储存记忆的器官。科学家表示，通过记录显示，70%的器官移植患者在术后个性特征发生了改变，表现出捐赠者的特征。

一、愉悦养心

该法是通过一定方法或措施使人产生愉悦的心情，保持乐观的精神状态，宣泄心中的积郁，解除烦恼或消除疲劳的养生康复方法。

（一）长乐寿高，笑出健康

唐代名医孙思邈曾言"长乐寿自高"。乐的最好方式就是笑，笑出健康。古人用不同程度的笑来治病，称为笑疗，这是我国古代传统疗法之一，已被很多医家运用于临床治疗中。现代研究也证明笑疗是唯一能覆盖身体、精神、社会这三个方面的全能疗法。

近年来，笑疗不断地得到世界医学界的公认，如印度有笑诊疗所、法国有笑俱乐部、瑞士有笑面馆、日本有笑学校、德国有笑比赛、美国有笑医院等。

知识链接

德国生物学家农涅说："人皱一下眉头要牵动 30 条肌肉，笑一下只需牵动 13 条肌肉，故而'笑一下'比'皱一下'更节省我们的能量。"笑能松弛肌肉，消除疲劳。同时，笑能通过神经反射，使大脑皮层活动增强，有助于消除紧张、抑郁等不良情绪，改善睡眠和精神状态。笑疗还适用于疾病的康复过程，也是慢性疾病如冠心病、高血压、糖尿病等疾病稳定期的一种辅助疗法。

今天，笑疗非常适合压力大的职场人士。如观看喜剧、相声、滑稽小品等就是一种简单易行的方法。大笑不仅能治病，还能调动大家的积极情绪，感化他人，进而调和人与人之间的关系。因此，在生活中遇到不舒心的事，以笑相迎，一笑了之。笑中舒解压力，笑出健康好身体，笑出愉快好生活。

（二）养心妙方，学会欣赏

欣赏，乃享受美好事物，领略其中的情趣之谓。这种做法恰是养心的一个好方法。如参观美术馆，当你走进美术馆，浏览那一幅幅美好作品时，心灵会受到阵阵的触动；当你观看那一张张风光旖旎的摄影作品时，心中会产生不尽的愉悦之感。又如，当你和家人外出旅游，看到那多姿多彩的风景时，心旷神怡之感会油然而生……这些都是欣赏给人带来的感受，这感受犹如在干渴时喝上一杯清凉可口的茶水，顿时让你感到身心愉快。

人们在生活中很需要这种欣赏的心境。这能让人摆脱躁动，去掉烦恼，换来平和心态。一位心理学家曾说："欣赏，其实就是将人的注意力相对集中，对一景物观赏、对一物件把玩时，全身心都会处在一种良好的循环状态，这样对养心很有好处。"心，乐在静安。心一平静、安详，平和的心态呈现，看人看事也就能够比较客观、理智。

心境人人都有，但有的人心境比较单一。如果这单一的心境是愉悦的，那还不错；倘若是郁闷的，那就需要赶紧改变。有的人喜欢坐下来观赏一幅山水画，得到的是爽心的恬静；有的人静静地看书，得到的是收获新知的满足；有的老爷爷看小孙子，观其走路玩耍出怪样，得到的是欢喜的心境。由此可见，好心境从欣赏中来。

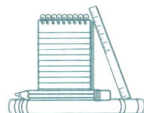

二、疏泄养心

用疏导和宣泄方法，将郁积在心中的不良情绪发泄出去，尽快恢复心理平衡的养生康复方法。疏泄方法包括直接发泄、顺情疏泄、言语疏导等。

（一）直接发泄

七情乃人之常性，无论喜也好，悲也罢，都是我们必须经历的。但"物无美恶，过则为灾"，因此，当人们在面临巨大的情感压力时，要及时适当地发泄情绪，当怒则怒，当喜则喜，当悲则悲。如采用大哭、大吼、倾诉、跑步、写作等方式，将心中的苦恼、痛苦、忧伤等不良情绪发泄出来，使人从苦恼、郁结的消极情绪中解脱出来。同时情绪的宣泄要有一定的限度，需要发泄的一般是恶劣的情绪，要防止采用过激的发泄方式，如骂人、殴打、毁坏器物等，这些方式尽管可以发泄情绪，但容易造成新的伤害。所以，发泄应以不损害他人利益，不违反社会公德，甚至法律为底线。

知识链接

曾经有一个科学家做过把人的唾液喂给蚂蚁吃的实验。当他把一个人高兴时的唾液喂给蚂蚁吃，蚂蚁吃了没有影响。可当他把正在大怒时的人的唾液喂给蚂蚁吃，蚂蚁很快就死掉了。

（二）顺情疏泄

所谓顺情，是本着合情合理、适度适量的原则，顺从他人的某些意愿，满足其一定的身心需求，以改善其不良情感状态，祛除心理异常的方法。对于那些由于外界条件所限，或因过分压抑、胆怯、内向而愿望难遂，日久形成的情志郁积尤为适宜。张景岳说："以情病者，非情不解。其在女子，必得愿遂而后可释。""若思虑不解而致病者，非得情舒愿遂，多难取效。"

但世间万物，各从其得，不可能事事都能顺志从欲。善养心者，须善调情志。"积善成德"是德者养心之道；"己欲立而立人，己欲达而达人"和"己所不欲，勿施于人"是仁者养心之道；"取乐琴书，颐养神性"是易性养心之道。哲理养心更是讲究"六然""四看"。所谓"六然"，就是"自处超然""处人蔼然""无事澄然""失意泰然""处事断然""得意淡然"；所谓"四看"，就是"大事难事看担当""逆境顺境看襟怀""临喜临怒看涵养""群行群止看识见"，这样才能做到知足不辱，知止常止，当行则行，当止则止。

（三）言语疏导

言语疏导，就是通过交谈，用浅显易懂的道理，分析原因，解释病情，诱导其发泄心中屈情，主动解除消极心态的一种方法。医者在进行言语疏导时，要掌握语言的技巧，为患者保守秘密，取得患者的信任。针对不同性格、不同病证的患者，应采取不同的疏导方法。

《灵枢·师传》提出了此法的基本原则、方法和步骤。"告之以其败"，即指出不良情绪状态和行为的危害，引起患者对不良心境行为与疾病关系的重视；"语之以其善"，即指出只要调节情志，克服不良行为，注意节欲，治疗及时，措施得当，健康是可以恢复的，以增强患者康复的信心；"导之以其所便"，即告诉患者应如何调养，如何节欲，帮助制订治疗、康复的具体措施；"开之以其所苦"，即让患者充分表达与释放内心的苦闷，疏解他们心中的消极情绪。

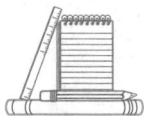

三、节制养心

节制养心就是调和、节制情感，防止七情过激，达到养心防病、调理康复目的的方法。《吕氏春秋》说："欲有情，情有节，圣人修节以制欲，故不过行其情也。"

（一）遇事戒怒

情绪的宣泄要有一定的限度，七情伤人，唯怒为甚。所以，"怒"是历代养生家最忌讳的一种情绪，它是情志致病的魁首，对人体健康的危害极大。《灵枢·本神》说："盛怒者，迷惑而不治"。怒不仅伤肝，还伤心、伤脾胃、伤肺等，导致各种疾病。因此，怒是养生、康复最要节制的不良情绪。

遇到发怒之事，首先，要尽可能保持理智，以理制怒，用理性克服情感上的冲动，如可以在内心反复默念"息怒""冲动是魔鬼"等，克制即将爆发的情绪。其次，可采用提醒法制怒，对于脾气急躁之人，可在自己书房或案头写上"戒嗔怒""制怒"等警句，以此作为生活信条，随时提醒自己。平时注意培养耐性，遇事忍一忍、退一步，在一定程度上可控制粗暴的情绪反应，防止盛怒伤人。

（二）宠辱不惊

《菜根谭》说："宠辱不惊，闲看庭前花开花落；去留无意，漫随天外云卷云舒。"无论受宠或受辱都不刻意放在心上，不以得失而动心。然人世沧桑，诸事纷繁，喜怒哀乐，此起彼伏。宠辱不惊，去留无意谈何容易？世间多是凡夫俗子，红尘的多姿、世界的多彩令大家怦然心动，名利往往为世人所欲，又怎能不忧不惧、不喜不悲呢？关键是如何对待与处理。

首先，要明确人生存在的价值。由来功名输勋烈，心中无私天地宽。若心中无过多的私欲，又怎会患得患失呢？其次，要认清自己所走的路。得之不喜，失之不忧。不要过分在意得失，不要过分看重成败，不要过分在乎别人的看法。陶渊明式的魏晋人物之所以如此豁达风流，就在于淡泊名利，不以物喜，不以己悲，如此才可以用宁静平和的心境写出那洒脱飘逸的诗篇。

总之，要善于自我调节情感，对外界事物的刺激，既要有所感受，又要神思安定，七情平和，保持安详的处事态度和稳定的心理状态。

四、移情养心

移情又称转移，即通过一定方法和措施改变人的负面情绪焦点，或改变其周围环境，去除不良刺激因素，使人从不良情绪中解脱出来或转移到另外的事物上去的养心方法。

（一）琴棋书画移情

琴棋书画有影响情感、转移情志、陶冶性情的作用。《北史·崔光传》云："取乐琴书，颐养神性。"《理瀹骈文》亦云："七情之病也，看花解闷，听曲消愁，有胜于服药者矣"。在心情烦闷、情绪不佳时欣赏音乐，听相声或看喜剧等，可使苦闷顿消，精神振奋。平时，可根据自己的兴趣爱好，培养弹琴、弈棋、书法、绘画等，寄托情怀，舒畅气机，调养身心。

（二）运动移情

运动不仅可以增强生命的活力，而且可以调节不良情绪。因为运动也是一种紧张，它是以体力上的紧张转移或分散精神上的紧张的一种养生方法。研究表明：人在运动时，大脑会释放一些能引起精神愉快的化学物质，如内啡肽。尤其是传统体育运动，动静结合，形神舒畅，能有效消除不良情绪。此外，适当参加体力劳动，也能消除紧张、恼怒和悲伤的精神状态。

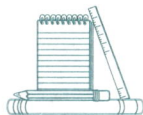

五、情志制约养心

以情制情法是中国古代典型的心理治疗方法，它是根据情志与五脏之间生克的理论，用互相制约的情志来干扰和转移对机体有害的情绪，达到调节情志的目的。喜伤心者，以恐胜之；思伤脾者，以怒胜之；悲伤肺者，以喜胜之；恐伤肾者，以思胜之；怒伤肝者，以悲胜之。

（一）以怒胜思法

思伤脾者，以怒制之。思为脾志，过度思虑则脾气郁结，运化失常，出现胸膈满闷、神情倦怠、食欲不振等症状；以怒胜之，即利用发怒时升发肝气，宣散郁结之气的一种疗法。以怒胜思法适用于长期思虑不解、气郁成疾或情绪异常低落的病证。据记载，后唐时期，常州有一个刺史叫孙为，因心事不遂，忧思气结，患了忧郁症，多方服药医治无效，遂派人请来名医刘次诊治。刘次与刺史攀谈，边了解病情边察言观色，然后给孙为开了一个奇特的处方，索要了许多银两而去。刘次走后，孙为忙展开处方细看，只见白绢上画有一个光着屁股的稚童，背上歪歪斜斜写着"孙为"字样，下落一首诗："刺史姓孙实不详，呼宗唤爷度时光，开口比人小两辈，姓'儿'也比姓孙强。"孙为看后气得哇哇大叫，命人火速追拿刘次，但刘次早已"逃之夭夭"。孙为越看越恼，越想越气，一阵恶心吐出一摊恶臭秽物。秽物一吐，孙为顿感神清气爽，胸腹舒畅，忧郁之症一扫而光。后来孙为仔细思量，便领悟到了刘次的高妙之处。

（二）以喜胜悲法

悲伤肺者，以喜胜之。悲为肺志，过悲则肺失宣降、制节失职，出现咳嗽气喘、意志消沉等症状，甚至累及心脾导致神呆痴癫、脘腹痞满等；喜令气机和缓散达，肺气得以宣降而恢复正常。据记载，东汉时期，南阳有个名医叫沈槐，70多岁了，膝下无子无女，一时间惆怅之情油然而生，慢慢地食不香、睡不好，忧虑成病。当地知情的医生知道心病难治，不知情的医生认为年逾古稀，断难康复，沈老先生的病日渐加重。名医张仲景知道后，赶到沈老先生家，详细察看病情，沉思许久，提笔书方："用五谷杂粮面各1斤，蒸熟揉咸蛋大团子，外涂朱砂，一顿食用。"沈槐看了方子，觉得非常可笑。他吩咐家人照法将5斤面团做好，挂在房檐下，逢人就指着房檐下那些面团子，得意地把张仲景奚落一番："你们看，这就是大名医张仲景开给我吃的五谷杂粮面团，这5斤面团要一顿吃完！真是笑话！滑稽！荒唐！哈哈哈……"过了些日子，张仲景又来看望沈槐，见到老先生眉舒目展，恢复了往日慈祥的容颜，内心高兴地说："恭贺老先生病去体良，学生斗胆班门弄斧了。"沈老先生这才恍然大悟，真是既佩服又惭愧。原来张仲景是故意开个荒唐处方，让沈老先生笑话，忘却无子之忧，达疏肝理气之效。

（三）以恐胜喜法

喜伤心者，以恐胜之。喜为心志，过喜则心气涣散、神不守舍，严重者可表现为精神恍惚、喜笑不休；恐令气怯，以惊恐来收敛耗散之心神，即利用骤然恐惧的心理来克制过度喜悦的情绪或因此所引起疾病的康复方法。大家都知道范进中举的故事，范进从年轻考到年老，不知考了多少次，一直不中，生活贫困潦倒，被人瞧不起，尤其是他的岳父对他非常之气，非打即骂，范进十分惧怕他。有一天，范进听说自己考中了，高兴得精神失常，满大街疯跑，其岳父过来给他一个大嘴巴，他才一下被扇清醒了。

（四）以思胜恐法

恐伤肾者，以思胜之。《素问·阴阳应象大论》云："恐伤肾，思胜恐。"王冰注："深思远虑，则见事源，故胜恐也。"以思胜恐法即引导患者进行思考，以解脱恐惧之法。《晋书·乐广传》记载有"杯弓蛇影"的故事。有一天，乐广将军宴请宾客，大厅中烛光交错，众宾客饮酒

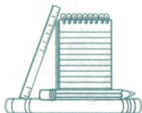

举杯，热闹非凡。一位客人正举杯痛饮之时，无意中发现酒杯中似乎有一条小蛇在游动，活灵活现。因碍于情面，这位客人只好硬着头皮勉强饮下这杯"蛇酒"。从此，他忧心忡忡，疑惧横生，总觉得蛇在腹中蠢蠢欲动，渐致卧床不起。乐广将军得知这位客人生病的原因后，反复思考，终于回忆起，那天客厅的墙上挂着一张弓，猜测客人所谓的吃了"蛇酒"，可能就是那张弓倒映于杯中之影。于是乐广将军再次将客人请到家中，让他坐在原位上，邀请他举杯。结果那人刚举起杯子，墙上弯弓的影子又映入杯中，宛如一条游动的小蛇。这时，广乐将军指着墙上的弓说："都是它在作怪，杯中的蛇就是这张弓的影子！"随后，广乐将军把弓从墙上取下来，杯中的小蛇果然消失了。这位客人恍然大悟，疑虑顿消，病也随之而愈。

（五）以悲胜怒法

怒伤肝者，以悲胜之。怒为肝志，暴怒则气血逆乱、心神迷惑而不治；悲则气消，气血得以消散下行而病自除。明代张介宾《景岳全书》中记载，燕姬因发怒而气厥，张景岳诊后便声言其危，假称要用灸法才能治好。燕姬听说灸法不仅会引起疼痛，而且会损伤面容，于是她转怒为悲，悲则气消，胸中的郁怒之气很快就排解了。

复习思考题：

1. 影响情志变化的主要因素有哪些？
2. 如何理解清静养神？
3. 青年学生如何做到修身养德？
4. 从哪些方面开展疏泄养生技术？

扫一扫，查阅
复习思考题
答案

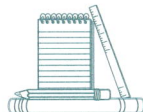

模块五　雅趣养生康复技术

【学习目标】

1. 掌握音乐康养与其他雅趣康养中的旅游康养技术。

2. 熟悉书画康养、品茗康养技术。

3. 了解弈棋康养及花鸟、垂钓等康养技术。

雅趣养生康复技术也称娱乐康复技术，是应用多种富有情趣的娱乐方式来调节人的精神情志、脏腑功能、阴阳气血状态，以达到恢复健康、延年益寿目的的一种技术。

人们在日常生活中经常会开展一些富有情趣的娱乐活动，如琴棋书画、花木鸟鱼、旅游观光等。轻松愉快、情趣雅致的活动，使人们得以舒畅情志、怡养心神、增强体质、调养疾病等，寓养生康复于娱乐之中，从而达到恢复健康、益寿延年的目的。

娱乐活动的形式多种多样，但并非都有养生康复作用。所谓"雅趣"，即进行娱乐活动不仅拘泥于"乐"和"趣"的环节，还必须有"雅"的取向，否则乐而忘返，没有节制，不仅不养生，还会损害健康。"雅"就是要以高雅的情趣来规范日常的娱乐活动。

具有养生康复功能的情趣活动主要有音乐、书画、垂钓、花鸟、品茗、旅游等。

项目一　音乐康养

古有"雅人四好"或"四雅趣"之称，谓之琴棋书画。琴，原是古代演奏音乐的一种弦乐器，这里泛指所有乐器，进而延伸为弹奏和欣赏音乐。琴居四雅之首，说明在修身养性方面，音乐最有力量。用音乐来养生，古已有之，如《黄帝内经》把五声音阶（宫、商、角、徵、羽，即1、2、3、5、6）分别与人的五脏（脾、肺、肝、心、肾）、五志（思、忧、怒、喜、恐）相联系，结合阴阳五行学说应用于疾病的诊断和康复。现代医学研究也表明，音乐对促进心血管系统和消化系统功能，缓解肌肉紧张和神经紧张都有良好的功效。

音乐康养，就是指人们通过聆听音乐，在音乐环境中，使精神状态、脏腑功能等内环境得到改善，达到调养身心、保持健康的养生康复方法。

知识链接

古代的五声音阶

中国古代把音乐按照声音高低分为五等，由低到高将其命名为"宫、商、角、徵、羽"，相当于现代音阶1、2、3、5、6，明末之前，五音一直是中国音乐的基本音。以宫音开始，并在乐曲中反复出现，是宫调式；以商为音乐起点，并在乐曲中反复出现，

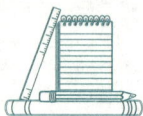

即商调式。其余以此类推。不同调式的音乐具有不同的感染力，可以产生不同的音乐效果。

一、康养机制

（一）平衡阴阳

中国传统音乐的风格大多平和、典雅、含蓄，讲究中和，恰到好处，这些对维持生命运动过程的阴阳平衡、保持精气神的统一都能起到积极的作用。正如《史记·乐书》中所载："故音乐者，所以动荡血脉，通流精神而和正心也。"一首活泼欢快的乐曲能使人振奋精神，一首优美雅静的乐曲能使人情绪安定，而一首悲哀低沉的音乐却能催人泪下，这说明音乐可以调节心理上的不平衡状态，恢复或维持心理健康状态。

（二）调节情绪

中医学认为音乐调摄情绪的作用表现在节制、疏泄、移情及以情制情等方面。

1. 节制作用　《史记·乐书》云："故音乐者，所以动荡血脉，通流精神而和正心也。"说明音乐具有保持心理平衡的作用。音乐可以将人内心深处的喜怒哀乐流露于声音，使心灵的负担减轻，情感的烈性自然缓和，促使人们在优美的旋律中向"安和"的态度转化。如节奏缓慢，旋律低沉的《汉宫秋月》《小胡笳》具有减轻情绪亢奋的功效。心理学家研究发现，合适的音乐伴奏，可以缓和运动员在比赛时过分激动和紧张的情绪，从而减少失误。

2. 疏泄作用　好的音乐作品可以把消极的情感宣泄出去。心情悲哀抑郁时，听一首忧伤的乐曲，看起来好像在悲哀的心情上又加上一层忧伤，而实际上在整个听赏过程中，心中的不快会随着乐曲而宣泄，随之融入音乐美好的意境中，从现实的忧伤中解脱出来，这样音乐便成为情绪宣泄的一个出口。

3. 移情作用　音乐的感染力很强，激昂乐观的音乐能消除颓废消沉的情绪，表现大自然辽阔宽广的音乐更能使人心胸舒畅。如古典名曲《高山流水》"巍巍乎志在高山""洋洋乎志在流水"，描述了人光明磊落的品格犹如高山一样坚毅挺拔，像流水一样纯洁正直，不断向前。在这样的音乐熏陶中，人们的心灵得到了净化，也就自然驱逐了不良情绪的干扰。

4. 以情制情作用　《素问·阴阳应象大论》云："怒伤肝，悲胜怒……喜伤心，恐胜喜……思伤脾，怒胜思……忧伤肺，喜胜忧……恐伤肾，思胜恐。"中医学家按不同的情绪将音乐归类，以情制情，对证施乐，收获颇佳。如古人对"火克金"法，即以喜制悲法的运用，就是使用《百鸟朝凤》一类的乐曲，对因悲愁而致的焦虑、紧张、苦闷、消沉的情绪进行制约，喜属心火，悲属肺金，用欢快明亮的音乐来解除患者抑郁的心情，从而达到调节情绪、恢复健康的目的。

（三）开发智力

音乐对人类智力的作用，首先表现在增强记忆力上。现代医学研究表明，音乐刺激可以促使大脑边缘系统的乙酰胆碱类神经递质分泌，对中枢神经系统功能产生广泛影响，从而提高人的记忆能力。事实也表明，长期进行音乐实践的人不仅有较强的记忆力，而且记忆的敏捷性、持久性、准确性都比常人突出。如意大利著名指挥家托斯卡尼尼能在24小时内背熟一部几十页的交响曲总谱，他不仅能掌握该总谱的全部音符，而且连所有表情记号及作曲家的一切指示都能烂熟于心。

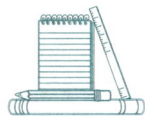

（四）培养创造力

音乐具有提高联想的能力。科学与艺术创造过程中极需要直觉、灵感与想象力，这些能力的培养与"音乐脑"——右脑的开发有密切关系。音乐活动，特别是乐器的演奏，左手的作用很突出，而左手的灵敏可以促进大脑右半球的发展。美国科学家对爱因斯坦的大脑进行观察，发现他的脑神经元突触远多于普通人，认为这是由于爱因斯坦经常使用左手演奏小提琴，频繁刺激大脑神经元，促使神经元数目增多，功能增强，从而提高了大脑的储存和传递信息的能力。

知识链接

中医的"五音通五脏"理论

按照中国古代五行理论，五音分别与五脏相通，宫声属土入脾，商声属金入肺，角声属木入肝，徵声属火入心，羽声属水入肾。不同的音乐可以激发人不同的情感，改变人的情绪，从而起到调节身心状态的作用。例如肝系疾病可以选择具有"木"特点（舒畅、条达）的角声音乐来疗愈，能促进肝气升发，使情绪得以疏泄，而属"土"的音乐中和温厚，可助脾健运，对食欲不振有改善作用。

二、康养技术

（一）选择合适的音乐

1. 调节情志类曲目　"天有五音，人有五脏"，根据五脏与五音相应和情志相胜理论，可以通过选择不同的曲目，帮助人们调理情绪。常用的曲目有4类：一是节奏明快，旋律流畅，具有开畅胸怀、舒解郁闷功效的开郁类音乐，如《百鸟朝凤》《阳关三叠》等；二是节奏缓慢，旋律柔绵婉转，具有安神宁心、镇静除烦作用的安神类音乐，如《姑苏行》《雨打芭蕉》等；三是节奏鲜明，旋律高亢，具有激昂情绪、振奋勇气的激昂类音乐，如《满江红》《黄河大合唱》等；四是节奏沉缓，旋律低沉，具有抑制狂躁、减轻亢奋的制怒类音乐，如《小胡笳》《汉宫秋月》等。

2. 益智类曲目　音乐可以促使儿童智力早期发育，还可用于智力障碍儿童的康复治疗，古今中外的名曲均可选用，如《赛马》《小天鹅舞曲》等。中老年人选听年轻时熟悉的乐曲，可以边听边回忆，有助于延缓大脑的衰老。常用的乐曲有《茉莉花》《十送红军》等。

3. 减轻疼痛类曲目　音乐能够缓解或治疗因情绪因素引起的胃脘、心胸或头部的疼痛。如疼痛的患者，若表现为郁郁寡欢，可选择轻松愉快的曲子；若表现为焦虑烦躁，则选择悠然舒缓的曲子；若因恼怒所致头痛的患者，可根据"悲胜怒"的原则，选择悲哀低沉类的乐曲。

（二）营造良好的环境

选择静谧、优雅、空气清新的地方，泡上一杯茶，排除紧张烦乱的情绪，有助于加强音乐康养的效果。使用高保真音箱来播放音乐，音量一般控制在60分贝以下，以不超过70分贝为宜。

（三）选择适当的时间

音乐疗法一般每日1～3次，每次30～60分钟。可在起床、午休或就寝时，用喜爱的乐曲作为背景音乐，闭目养神，静心体味，养成习惯，使音乐有规律地对身体产生作用，坚持不懈，身心由此舒泰。

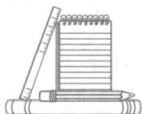

三、康养注意事项

1. 空腹时忌听节奏强烈的音乐　这种音乐会加剧饥饿感。

2. 进餐时忌听打击乐　打击乐节奏明快、铿锵有力，会分散对食物的注意力，影响食欲。

3. 生气时忌听摇滚乐　怒气未消又听到疯狂而刺激的摇滚乐，会火上浇油，助长怒气。

知识链接

"弹琴"的养生作用

弹琴的养生康复作用，古人用两个极简的词做了概括，即"调神"和"练指"。

1. 调气养神　弹琴产生的音乐节奏和旋律对人的健康有特殊的影响力。李贽《琴赋》云："琴者心也，琴者吟也，所以吟其心也。"琴和心一样敏感，心中有所思可借琴来语。苏轼谓弹琴能"散我不平气，洗我不和心"，说明弹琴能调和心身、畅达精神，具有调气养神的作用。

2. 练指运脑　《老老恒言》云："琴能养性，嫌磨指甲。"指出弹琴不仅可以正人心，还能锻炼手指。各种古琴，弹奏时都需要活动指掌，牵动一群肌肉和关节，从而灵活手指，促进大脑灵敏反应。宋代欧阳修患两手中指拘挛，医言"唯运动可导其气滞"，遂弹琴月余，便恢复了手指的灵活功能。

《素问·阴阳应象大论》记载："人有五脏化五气，以生喜怒悲忧恐。"音乐可以通过对意识情感的作用，对人的生理病理产生影响。中国的治疗音乐扎根于博大精深的中国传统文化，阴阳学说、五行理论以及中医的脏腑理论、经络学说、七情理论等是中国治疗音乐创作和应用的重要依据和理论指导，也是开展中国特色音乐治疗得天独厚的条件，中国的医学和音乐学者可以主动地为治疗而创作音乐。

项目二　弈棋康养

棋的种类很多，常见的有围棋、象棋、国际象棋、五子棋等，包括老百姓喜爱的麻将、桥牌，都属于既有游戏作用，又能锻炼思维活动的娱乐形式。特别是围棋和中国象棋，距今已有上千年的历史，早在《孟子》中就记载有"弈秋"的故事。千百年来，弈棋与琴、书、画并列，被称为中国四大娱乐瑰宝，自古就有弈棋者多长寿之说。

一、康养机制

（一）启智

弈棋是一种积极的脑力活动。由于棋局变幻无穷，需要极强的应变能力；棋子的组合精妙，需要良好的记忆和计算能力；棋局的胜负，常常取决于一着之差，又需要果敢的判断能力和独立思考能力。因此，经常弈棋可以锻炼思维，保持智力聪慧不衰。特别是中老年人，经常弈棋可以促进脑神经的活动，预防阿尔茨海默病的发生。

（二）调神

弈棋时需要凝神静气、全神贯注，神凝则心平气和，专注则杂念全消，这种清静内敛、潇

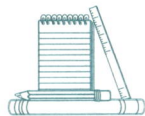

洒从容、意守棋局的状态，既能使人排除杂念，松弛身心，又能振奋人的精神，使人胸襟开阔，起到养心调神的作用，同时也体现了"形神皆养，首重养神"的传统养生思想。

（三）养性

弈棋者在棋盘上的修养称为"棋品"，棋（牌）品、人品总是交相辉映的。棋品低下者，无人与之对阵；人品卑劣者，无人与之交友。因此，棋艺高者，人品一般都好。这也是中国特有的"道德养生"理念的体现。当然，以棋也可会友，通过下棋能增加棋友之间的友谊，使人精神愉快，身心舒畅。

二、康养注意事项

弈棋固然是有益的活动，但不掌握适度，以致废寝忘食，反而有损于健康，故应注意以下几点。

（一）择时而弈

下棋应尽量利用闲暇休息时间，做到心态安稳，从容不迫。不要饭后立即对弈，应稍事休息，以便食物消化吸收。不要睡前对弈不止，防止大脑皮层过度兴奋，影响睡眠的时间和质量。

（二）棋局间要适当活动

下棋时要注意活动肢体，适当活动颈、肩、腰、背，保持气血循环通畅，否则久坐会使下肢静脉血液回流不畅。

（三）不要得失心过重

《老老恒言》云："棋可遣闲，易动心火。"两军对垒，总会有输有赢，不要因为棋局的输赢而过分激动，要有一笑对输赢的宽阔胸怀，胜故欣然，败亦可喜，以探讨技艺为出发点和目的，才能心平气和。争强好胜、过分计较胜负会导致情志郁结，尤其是老年人，过度激动还容易诱发中风、心绞痛等疾病。

项目三　书画康养

在传统养生康复方法中，书画专指中国国画与毛笔书法，与中医、中国烹饪、京剧一起，被称为中国的四大国粹。《老老恒言·消遣》云："笔墨挥洒，最是乐事。"在生活中经常练字或作画，融学习、健身与艺术欣赏于一体，是养生康复的良好途径。

知识链接

自古至今，勤于书画而获长寿者，可谓数不胜数。唐代欧阳询、柳公权都活到80多岁，颜真卿被杀害时已76岁；明代的书画大家文徵明90岁，董其昌也高寿80岁以上。上海书法家苏局仙先生寿臻110岁，在102岁生日时，有人问及他养生秘诀，苏老笑曰"唯书法而已"。

一、康养机制

（一）通经活血，健体修身

挥笔书画时，要求集中精力，执笔时提肘悬腕、臂开足稳，灵活自如地运用手、腕、肘、

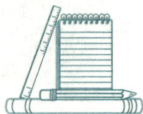

臂及腰力，既锻炼了骨骼、肌肉与关节，又通融了全身气血，使五脏和谐，百脉疏通，精力自然旺盛。毛泽东曾说："练书法是很好的休息，是积极的消遣娱乐，是养神健脑、健身之法。"

（二）静心宁神，调畅情志

养生以养心为先，心颐则体畅，体畅则身心俱安。养心重在一个"静"字，不"静"则不能为，"用心不杂，乃是入神要路"。写字作画，需气和、心静、神凝，气与力合，心无旁骛，力注笔端，运笔时呼吸与笔画的运行自然地协调配合，形成精神、动作、呼吸三者的和谐统一，使身心达到一种宁静与平衡状态。

书画更是一门引导心灵情感的艺术。何乔瑶《心术篇》云："书者，抒也，散也。抒胸中气，散心中郁也。故书法家每得以无疾而寿。"从事书画活动时，全神贯注于创作过程，不思声色得失，不想荣辱进退，雅兴近前，烦恼远去，情感得到宣泄，情绪得到调整，身心极大放松，心境与身体自然协调一致。

现代研究发现，书画艺术创作时的构思、设计，经由想象、笔墨形成形象，产生韵味，这个过程可使人达到"忘我"的境界，摆脱不良心理状态的影响，转移"兴奋灶"，有效调节大脑的兴奋与抑制过程，进而消除疲劳，忘却烦恼，甚至减轻病痛。

知识链接

有科学家借助电脑、生理反应记录器等科学仪器对书画艺术的养生功效进行过长期观察，证实书画艺术能降低心率与血压、减缓呼吸及脉搏，具有缓解精神压力及焦虑的效果。

二、康养技术

（一）选择合适的字体

不同的字体有不同的调摄作用。楷书可静气安神，适用于烦躁、愤怒者；隶书凝重稳健，清幽恬静，常与楷书配合使用；草书、行书潇洒活泼，刚柔相济，能使人情绪高昂，胸怀舒畅，对情志抑郁低沉者尤为适宜。

（二）充分活动肢体

书画之时，要凝神贯气，畅通呼吸，活动臂、肘、腕、指而达到动静结合、刚柔并济的状态，用力有轻重之别，运笔有快慢之分，使周身肌肉筋骨得到锻炼，从而收到调畅气血、舒筋活络之效。凡中风后遗症、痿证、痹证、烧伤、伤筋所致之手腕肘臂屈伸不利者，均可借习书画以消除障碍，恢复活动动能。

三、康养注意事项

1. 劳累或病后体虚，不要强打精神勉力而为，以免再耗气伤身，损害健康。
2. 饭后不宜马上写字作画。因为饭后伏案会使食物壅滞胃肠，不利于食物的消化吸收。
3. 书画的养生康复功效非立竿见影，而是需要持之以恒，锲而不舍，长期坚持方能达到。

知识链接

品读养生

品读养生主要包括品读诗文、吟诵歌赋、品鉴书画等形式。

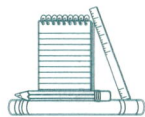

传统文化多是以书（包括画卷）为载体，书是人们品鉴文化的主要方式。古人说"书香"，并把读书人脱尘出俗的气质称为"书香气"，把喜爱读书的人家称为"书香门第"。苏轼《和董传留别》诗中一句"腹有诗书气自华"，指出高雅的气质来自读书；苏联作家高尔基的名句"书是人类进步的阶梯"更为人们耳熟能详。正所谓"开卷有益"，品读的养生作用主要有以下几方面。

1. 激励心智　健康的身体需要有健康的心态。优秀的文学作品，无论诗词，还是散文、小说，其优雅的情趣、激扬的精神、深远的意境和哲理都能使人沉醉，并获得感悟，使心理素养得到提高，精神境界得到升华。"腹有诗书气自华"其实就是一种优雅的精神气质，"气自华"是因为"腹有诗书"，是欣赏阅读大量书画诗词的结果。

2. 调整情绪　清代学者钟菱说："忧愁非书不释，忿怒非书不解，精神非书不振。"多读书，读好书，久而久之，便会养成一种雍容恬雅、潇洒豁达的人生境界。明末著名爱国将领郑成功题有一副自勉联："养心莫若寡欲，至乐无如读书。"说明读书不但可以增长知识，还能获得愉悦的心境。

3. 延缓衰老　人的衰老，首先是大脑的衰老。大脑用则进，不用则退。书籍是大脑的运动场，读书相当于让大脑做体操，可使脑功能得到锻炼，延缓大脑衰老。

项目四　其他雅趣康养技术

一、旅游康养

"读万卷书，行万里路。"这是放达心胸、拓展见识的信条。在古代，"云游天下，四海为家"一直是很多人推崇的生活方式。明代龚廷贤《寿世保元》云："山林逸兴，可以延年。"特别是文人墨客，常悠游于山水之间，激发创作灵感，并舒缓心情，愉悦心境。这种通过长距离远足或郊游的方式，既观赏风景，又游乐嬉戏，得山水之清气，而达修身养性目的的养生康复方法，即旅游康养。

（一）康养机制

1. 领略自然风光，呼吸新鲜空气　人们出外旅游，多选择环山抱水，风景优美之处，或山川密林，溪泉潭瀑，或江河湖海，田园花草，这些地方空气清新，负氧离子含量高，有"天然氧吧"之称。经常去游玩，不但使人心情舒畅，精力充沛，还能对某些疾病，尤其是呼吸系统疾病起到良好的康复治疗作用。

2. 陶冶性情，增长见识　旅游既可以领略祖国的大好河山，也能感受各地的风土人情，开阔眼界，丰富阅历；而当我们面对广阔无垠的原野、苍翠幽深的崇山峻岭、奔腾不息的江河大海，或登高望远，临水听涛，或濒海观潮，山谷跋涉，在感受到造物主伟大的同时，自己也融入其中，生活中的种种烦恼与不快随水流走，随风飘远，随云散开，不良情绪也得以消散。

3. 强身健体　人们在旅游时免不了行走登高、跋山涉水，这样旅游就成了一种娱乐性的体育运动。这种特殊的运动可以活动身体筋骨关节，推动气血运行，尤其是足趾能得到极好的锻炼，从而达到强健体魄的效果。对体胖者而言，旅行还是减肥的好方法。

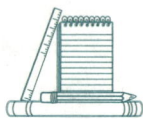

（二）康养注意事项

1. 劳逸适度，注意安全　特别要注意防范野外环境的危险因素，并考虑自身的健康原因，注意高原反应、晕车、晕船等的影响。

2. 郊游为主，群体活动　他乡异国的远游固然令人神往，但一般人不可能经常安排，更有养生康复价值的是短距离、短时间的郊外远足。选取较近的田园旷野、江河湖海、林谷幽泉等，呼朋唤友，既能呼吸新鲜空气，又能和家人、朋友交流情感，增进友谊，从而使疲劳得以缓解，心情得以畅快。

3. 注意季节因素　一般来说，春季适宜踏青；夏季若去海滨或山谷森林，则可避暑养气，同时要注意防晒；秋高气爽的季节，更是旅游的最佳时候；冬季天气寒冷，适合到南方海岛疗养，也可去感受北国的冰雪风光。

二、品茗康养

品茗，俗称饮茶、喝茶。我国是茶叶的原产地，是世界产茶、饮茶最早的国家。在古代，茶是人们生活中最重要的饮料，饮茶对身体健康有益。《神农食经》曾记载茶"久服令人有力悦志"，《杂录》也说"苦茶轻身换骨"。喝茶不只为解渴，更在品赏茶的韵味，享受茶友交流的乐趣、饮茶趣谈的氛围，从而调养身心，达到养生康复的目的。

知识链接

我国茶叶的种类很多，根据制作方法和茶多酚氧化（发酵）程度的不同，可分为六大类：①绿茶：不发酵，知名的如龙井茶、碧螺春等。②白茶：轻微发酵，如白毫银针。③黄茶：轻发酵，如蒙顶黄芽。④青茶：又名乌龙茶，半发酵，如大红袍、铁观音等。⑤红茶：全发酵，如滇红、金骏眉等。⑥黑茶：后发酵，如四川边茶、普洱茶。其外观由绿向黄绿、黄、青褐、红褐色、黑色渐变。

（一）康养机制

1. 提神醒脑　苏轼《浣溪沙》曰："酒困路长惟欲睡，日高人渴漫思茶。"疲倦、劳累、酒困之后喝一杯热茶，可以解困、消倦、醒酒。茶叶中的咖啡碱成分能增加大脑皮层的兴奋性，让人从昏沉欲睡的状态中清醒过来。

2. 强身保健　中医学早已认识到茶乃"万病之药"，具有"上清头目、中消食滞、下利二便"之功。茶叶中含有多种维生素、氨基酸，以及咖啡碱、茶多酚等，具有助消化、降血脂、减肥、抗菌消炎、保护牙齿等作用，经常饮茶对身体具有诸多益处。

（二）康养注意事项

1. 养成饮茶习惯　茶叶、咖啡与可可被公认为世界上三大天然饮料，尤以茶叶的饮用流传最广。但现代不少人，尤其是青少年，对果汁、碳酸饮料等趋之若鹜，殊不知这些饮品含糖过多，并加入了多种添加剂，如色素、防腐剂等，长期饮用有损健康。而茶水只含有天然的营养成分，虽有淡淡的苦涩，但其回甘畅快的感觉更值得品味。

2. 邀朋结友，趣谈养性　品茗之"品"，并不尽在饮茶中，而在茶友之间的交流趣谈。茶友之间一边品味茶饮，一边聊侃人生，可消除烦恼，舒展情怀。

3. 茶具宜讲究，喝茶有禁忌　品茗需要特定的茶具和茶叶。茶叶可根据喜好选择，都有益于养生康复，但消化不良的人宜选用发酵或半发酵类茶，如红茶、乌龙茶、黑茶。茶具虽不必

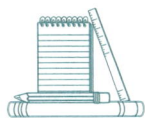

如江南地区功夫茶的器具一般讲究，但至少应是陶瓷、玻璃器皿，不锈钢和塑料器具最好不用。另外，饱餐后、睡觉前均不宜喝茶，更忌浓茶；浸泡时间太久的茶水，特别是隔夜茶也不宜饮用。

三、花鸟康养

现代人的居住环境比较拥挤，很少能拥有供栽花种树的庭院，但只要有兴趣，即便在阳台养花种草也可给生活带来美的享受；家养宠物，活泼可爱，亲昵怡人，更能增加人们的生活气息。这种通过培植花卉、驯养宠物等方式来达到愉悦身心的养生康复方法称为花鸟康养。此法自古以来就是高雅的养生方法，陆游的诗"芳兰移取遍中林，余地何妨种玉簪。更乞两丛香百合，老翁七十尚童心"就反映出这种养生乐趣。

（一）康养机制

1. 愉悦情志　现代人的生活、工作压力较大，又充斥着空气、噪声等的污染，容易使人烦躁，情绪不稳定。但在紧张劳作之后，侍弄花草、逗弄鸟禽、观赏金鱼等能使人情绪安静、心态平和，消除烦闷之气。老弱孤寡者以鸟为伴，与宠物相依，还可以排解孤独感。

2. 疏通气血，增进健康　随着信息社会的发展，人们常与电脑、手机、电视为伴，容易长时间保持一种相对固定的姿势，影响气血流通，甚至诱发颈椎病等。观花赏鱼、弄狗逗鸟，既可多方位活动肢体，也可休养视力，转移脑力，使气血流畅、心情放松。特别是老年人，手提鸟笼，或遛猫狗，在花园，在树荫，聆听鸟儿的鸣叫，欣赏美丽的鲜花，呼吸新鲜的空气，让人心神愉悦，从而达到了身心俱养的效果。同时，不少花卉散发的清香本身就是"药"，对某些疾病具有一定的防治效果。如菊花、薄荷的香味可使人神清气爽、精力充沛，玫瑰、桂花散发的气味对葡萄球菌等细菌的繁殖有明显抑制作用。

（二）康养注意事项

1. 预防过敏　花鸟养生并非适合所有人。如家庭中有人对羽毛或花粉过敏者，则不适合在家中养宠物或花草。

2. 注意卫生　在养宠物时要训导好宠物的卫生习惯，及时清理打扫羽毛、粪便，并注意预防宠物疾病。

四、垂钓康养

自古以来，垂钓就是人们所喜爱的活动，在我国更是一项古老的文化传统运动。"姜太公钓鱼，愿者上钩"的典故已流传数千年，"孤舟蓑笠翁，独钓寒江雪"的诗句脍炙人口。这种通过钓鱼为主的野外活动，以修身养性、防病治病的养生康复方法，称为垂钓康养。

（一）康养机制

1. 强身健体　江河湖畔是钓鱼的主要场所，这里空气清新、阳光明媚，有碧波荡漾的湖光，也有苍翠青绿的田园，环境本身就是养生康复的良好场所。"要使身体好，常往湖边跑"，就是人们通过长期垂钓总结的养生康复经验。经常到空旷恬静的水域垂钓，没有噪声的干扰，还有助于缓解两耳的疲劳，保持良好的听觉功能。

2. 宁神静心　垂钓在青山绿水，投竿于湖塘江河，眼神要专注，心情要平静，自然而然地排除杂念，达到静心宁神的效果。加上钓到鱼儿时带来的愉悦与成就感，可以移浮躁于平静，转激愤于悠闲，对保持心理健康、消除不良情绪有极大的帮助。王维《万山潭作》诗中的"垂钓坐磐石，水清心亦闲"，展现的就是一幅悠然淡泊、闲适安详的美态。

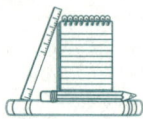

（二）康养注意事项

1.气候适宜，钓友合宜　在天气暖和，气候宜人的时候从事垂钓活动；由于钓鱼耗费时间较长，需要正确评估自身的健康状况，以免发生意外；"独钓寒江雪"固然是一种意境，但孤身独处并不利于安全，与钓友相约一起，既可相互照应，又可闲谈交流，于悠闲中又增进了友谊。

2.得失心不要太重　垂钓以休闲娱乐、愉悦身心为目的，收获大固然可喜，空手而归也无需失落，享受垂钓的乐趣与闲适的心境才是养生康复的要领。

复习思考题：

1."五音不全"中的"五音"是指中国古乐中的哪五个音？与"五脏""五志"有何联系？

2.如何实施音乐康养才能够保证较好的效果？

3.旅游康养的注意事项有哪些？

扫一扫，查阅
复习思考题
答案

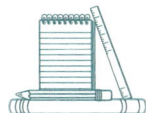

模块六　沐浴养生康复技术

【学习目标】

1. 掌握水浴、药浴康养技术。

2. 熟悉香熏康养技术。

3. 了解沙浴康养技术。

沐浴康养属于中医外治法的范畴，是中医学的宝贵遗产之一。"沐"意为洗头，"浴"意为洗身。沐浴康养是在中医理论指导下，利用水、药物、温泉、泥沙、空气等天然因素，作用于体表，循行于经络，内达脏腑，从而达到疏通经络、祛风散寒、调和气血、平衡脏腑的功能，实现治疗疾病、强身健体和美容养颜目的的养生康复技术。

我国现存最早的医学著作《五十二病方》记载了熏洗法和洗浴法，并载有 8 首熏浴方。《礼记·曲礼》中也有"头有疮则沐，身有疡则浴"的论述。我国始建于 800 多年前的安徽省黟县宏村，至今还保存着当年用整块石头凿制出的大浴盆。可见，沐浴养生对我们的祖先来说是非常重要的养生方式之一。沐浴康养的优势在于给药途径独特，疗效迅速、显著，适用范围广；同时还具备安全、毒副作用小、效简便廉等特点。

项目一　水　浴

水浴是利用一定温度的水作用于体表，疏通经络，排除体内风、寒、湿、火等邪气，以达到养生防病、强健身体、治疗疾病目的的方法。水浴有着极佳的康养作用，在远古时代人们就已离不开它了。古人认为水和火是圣洁之物，可以祛除体内的寒热邪气。经常在流动的水中沐浴，是保健养生的重要内容。《素问·五常政大论》中就有"气寒气凉，行水渍之"的记载。早在 3000 多年前的殷商时期，贵族就有用"潘"，也就是煮热的"淅米泔汁"洗面沐发的习惯，据说这样可以让皮肤白嫩光滑。唐代也制定了制度，所有官吏 10 天一次休息沐浴，即每月分为上浣、中浣、下浣。常见的水浴有热水浴和温泉浴。

一、热水浴

热水浴是家庭中常用的一种保健沐浴方式。在热水浴中，可以通过添加各种辅助剂，以增强热水浴的保健效果。

（一）酒浴

在温热的洗澡水中加入 500mL 白酒或黄酒，再行洗浴，称为酒浴。酒具有祛风散寒之功效，在帮助人体祛除风寒、风湿的同时，还可以增加皮肤的血液供应，使皮肤光滑、柔润、富有弹

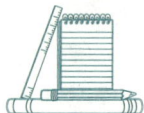

性。酒浴对神经痛、风湿性关节炎、外感风寒等都具有显著的辅助治疗作用。

（二）醋浴

在热洗澡水中加入 500mL 食用醋，再行洗浴，称为醋浴。这种方法有活血止痛、祛风止痒的功效。同时由于酸味的收敛作用可使扩张的毛孔收缩，从而改善粗糙的皮肤。另外，醋浴对各种皮肤病、瘙痒症也有治疗效果，还可消除疲劳，松弛紧张的肌肉，令身体舒适。

（三）盐浴

洗浴时用食盐在肩、腰、腹、脚等部位加以搓擦，充分按摩，至皮肤呈赤红色后用清水冲净，然后再进入浴缸在温水中浸泡 20 分钟。盐浴可以活血化瘀、消脂减肥，同时还可以缓解机体疲劳。

（四）艾叶浴

在洗浴水中加入艾叶，艾叶是祛风散寒之品，浴后可祛骨节风寒，治四肢麻木、腰臂疼痛，使人神清气爽，红光满面。

二、温泉浴

温泉浴是利用自然界温泉的温度及特殊成分对人体进行调理的沐浴方法。我国的温泉资源众多，已知的温泉达 2000 多处。温泉浴有很好的保健和辅助治疗作用。如《本草从新》记载："温泉，一名温汤……治诸风湿筋骨挛缩及肌皮顽痹，手足不遂……"东汉天文学家张衡在青年时期游历骊山温泉时，有感而发，即兴创作了一首《温泉赋》，文中写道："六气淫错，有疾疠兮。温泉汨焉，以流秽兮。蠲除苛慝，服中正兮。熙哉帝载，保性命兮。"张衡通过亲身感受到温泉浴既可强身健体，又能陶冶性情。

（一）康养机制

1. 物理效应 水和水温对人体的直接作用。泉水的温热可使毛细血管扩张，促进血液循环，而水的机械浮力与静水压力作用可起到按摩、收敛、消肿、止痛之效能。

2. 化学作用 温泉水中大多含有硫化氢、二氧化碳等气体，以及铁、锂、硼等多种微量元素，这些特殊物质对人体有一定的康养作用。不同的温泉适应证并不完全相同，例如硫化氢具有兴奋作用，因此不适合神经症患者，而碳酸氢钠泉及硫酸钠泉主要用于消化系统疾病患者，含镁温泉能改善便秘。

（二）康养适应证

1. 皮肤病 神经性皮炎、湿疹、荨麻疹、过敏性皮炎等。

2. 肌肉关节病 风湿性关节炎、类风湿关节炎、坐骨神经痛、肩周炎、腰肌劳损、外伤后遗症、半月板损伤、软组织损伤等。

3. 消化系统疾病 慢性胃炎、慢性胆囊炎、慢性结肠炎、溃疡病、胃肠功能紊乱等。

4. 循环系统疾病 早期高血压、早期冠心病、血栓性静脉炎等。

5. 泌尿系统疾病 慢性肾盂肾炎、泌尿系结石。

6. 呼吸系统疾病 慢性气管炎、轻度肺气肿和支气管哮喘。

7. 其他 神经症、肥胖病、糖尿病、妇科病等。

（三）康养注意事项

1. 温泉浴不宜在空腹或饱餐后进行，疲劳时亦不宜进行。

2. 老年人和身体虚弱者在温泉浴后偶有发生虚脱晕倒者，若感到头晕、心悸，应立即出浴。

3. 利用温泉浴进行康复治疗，一般每次 10～20 分钟，15～30 次为 1 个疗程，间隔 3～7

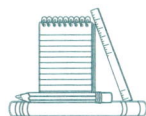

天再开始第二疗程。

4. 洗温泉浴还要注意个人卫生，以防疾病交叉传染。

知识链接

华清池，位于陕西省西安市临潼区，以其丰富的温泉资源和秀丽的自然风光而闻名。这里曾是周、秦、汉、隋、唐等历代帝王的游幸之地，尤其是唐代，更是成为皇家御用的温泉宫。华清池的温泉水富含多种矿物质和微量元素，对人体具有显著的保健作用。据现代科学研究，这些矿物质和微量元素能够滋养肌肤，促进血液循环，缓解疲劳等。据史书记载和民间传说，杨玉环因其倾国倾城的美貌和出众的才艺深得唐玄宗的宠爱，每年春天，唐玄宗都会带着杨贵妃来到华清池，享受温泉沐浴的乐趣。白居易在《长恨歌》中描绘了温泉水质的优良。

项目二 药 浴

药浴是用一定浓度的药液，通过洗浴或浸泡机体，使药液中的有效成分直接作用于病变部位或通过皮肤吸收，起到疏通经络、祛风散寒、调和气血、消肿止痛、止痒等作用，从而发挥药物对疾病的治疗和康复的沐浴方法。

药浴是中医学独特的外治疗法之一，是一种独特的给药途径，它在我国已有几千年的历史，形式也多种多样。洗全身浴称“药水澡”；局部洗浴有“烫洗”“熏洗”“坐浴”“足浴”等之称，尤其烫洗最为常用。药浴用药与内服药一样，亦需辨证，并因时、因地、因人谨慎选药、处方。

一、药浴的发展历史

药浴的发展可以追溯到远古时期。人们在狩猎生活中常会发生外感、外伤等疾病，在生活实际中逐步体会到使用温热的石块或沙土局部加温能消除某些不适感，用草、树叶等点燃熏烤某部位能消除某些疼痛，这样逐渐产生了熏洗等外治疗法。

我国现存最早的地理志《山海经》中记载黄雚“浴之已疥”，并有“浮山……有草焉，名曰薰草，麻叶而方茎，赤华而黑实，臭如蘼芜，配之可已疠”的记载，这是药浴的萌芽时期。《礼记·典礼》中有“头有疮则沐，身有疮则浴”的记载，说明浴法已经成为一种治疗疾病的方法。

战国到秦汉时期，是熏洗疗法从实践上升到理论的过程。《黄帝内经》为熏洗疗法的治则治法初步奠定了理论基础。如《素问·阴阳应象大论》有“其有邪者，渍形以为汗”的记载；《素问·玉机真脏论》有“肝传之脾，病名曰脾风，发瘅，腹中热，烦心出黄，当此之时，可按可药可浴”的记载；《素问·玉机真脏论》还载有“今风寒客于人……或痹不仁肿痛，当是之时，可汤熨及火灸刺而去之”的治疗方法；《素问·至真要大论》有“寒者热之，热者寒之”的治疗原则。东汉医圣张仲景所著的《金匮要略》中记载，治疗狐惑病“蚀于下部”用苦参汤洗方，以“苦参一升，以水一斗，煎取七升，去滓，熏洗”。

晋代与南北朝时期是中医外治发展比较迅速的时期，《肘后备急方》《范东阳方》等都有药浴疗法的具体应用。如《肘后备急方》卷六记载了洗眼汤：“以当归、芍药、黄连等分，停细，以

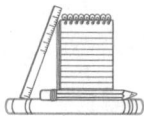

雪水或甜水煎浓汁，乘热洗，冷即再温洗，甚益眼目。"

到了唐代，药浴应用达到高峰，除了在妇科、儿科、皮肤科等科疾病广泛应用外，还在疾病预防、美容美发等方面有了极快的发展。

明清时期是药浴发展的巅峰。明代李时珍的《本草纲目》收载了沐浴、热浴、坐浴等中药外治法。在清代宫廷秘方中有许多沐浴方、洗头方、洗目方及其他外洗方，《慈禧光绪医方选议》第二十一章沐浴方中就收录了慈禧、光绪常用的多个药浴处方。

另外，经历若干年的总结、发展，药浴还延展出先熏后浴之熏洗法，也有边擦边浴之擦浴法。

二、药浴的特点及优势

（一）给药途径独特，疗效迅速显著

药浴的作用途径简单，通过皮肤、黏膜对药液的吸收，进入组织、肌肉，疏通经络，通过大量排汗，使体内风、寒等外邪及毒素排出体外。尤其对病变部位在肢体、皮下等循环末梢的疾病，药浴的疗效更为迅速、显著。

（二）适用范围广泛

药浴经历中医数千年的发展和实践，熏洗的方法不断改进，使得药浴的临床应用范围不断扩大，不仅在皮肤病、妇科病、局部软组织损伤、风湿性关节炎、类风湿关节炎等疾病具有很大的治疗优势，而且可用于高血压、中风后遗症、肥胖等，还可用于疾病预防和保健美容等。

（三）安全，毒副作用小

药浴是外治法，药物经皮肤、黏膜吸收，进入全身循环的药量较小，因而减轻了肝肾负担及对消化道的刺激。

（四）效简便廉，患者易于接受

药浴不需要特殊或昂贵的仪器设备，药物也多为天然中草药，使用方便，治疗也不受环境、条件限制，而且患者的治疗负担较轻。因此，这种治疗方式易被患者接受，也易于推广。

三、药浴的应用及注意事项

（一）药浴用具

1.陶瓷（铁）盆、桶等　熏洗局部、头、面使用。

2.浴盆　全身洗浴使用。

3.木桶　全身、肢体洗浴使用。

（二）康养注意事项

1.禁忌　急性传染病、严重心脏病、严重肾脏病、主动脉瘤、有出血倾向的疾病、恶性肿瘤、眼部新鲜出血性疾病等禁用。妇女妊娠期、月经期、饱食、饥饿及过度劳累也不宜进行药浴。

2.注意事项

（1）注意保暖。

（2）熏洗药液以 35～45℃为佳，过凉过热都不可。

（3）痈、疮、皮肤溃疡、化脓性疾病等，淋洗药液不能重复使用。

（4）严格执行一人一器，做好器械消毒，避免交叉感染。

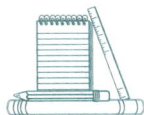

（三）康养应用举例

1. 急性气管炎、支气管炎

（1）病因病机：急性气管、支气管炎主要症状为咳嗽，可分为外感和内伤两大病因。外感风寒或风热，外邪侵肺，肺失宣降，肺气上逆导致咳嗽。内伤咳嗽多属体内其他脏器所累，如脾虚湿蕴，聚而生痰，痰浊犯肺，导致咳嗽。

（2）药物组成：鱼腥草150g，麻黄50g，细辛50g。

（3）康复方法：将上药用纱布包好，放入适量开水浸泡20～30分钟，然后取药液放入浴盆，加入适度热水，浸泡全身1小时左右。

（4）适应证：痰湿咳嗽。症见咳嗽痰多，胸闷痞满，食少体倦，大便稀溏，舌苔白腻。

2. 风湿性关节炎

（1）病因病机：营卫失调，外感风寒湿邪，闭阻经络和关节，引起关节肿胀疼痛。

（2）药物组成：桃仁10g，乳香10g，没药10g，红花7g，独活13g，羌活13g，防己25g，苏木30g。

（3）康复方法：上药加清水2000mL，煎沸5～10分钟，将药液倒入盆内，趁热先熏后洗患处，每次熏洗20～30分钟，每日熏洗2次，每剂可用2日。

（4）适应证：风、寒、湿所致之关节肿痛。

3. 皮肤湿疹

（1）病因病机：一般可概括为外邪袭表、湿热内蕴、血燥风胜、脾虚湿阻这几个方面。

（2）药物组成：路路通20g，苍术20g，苦参30g，地肤子30g，百部20g，艾叶20g，黄柏10g。

（3）康复方法：上药放入500mL水中浸泡30分钟，用中药煎药机煎制，将煎药倾倒于药浴木桶之中，加入适量的温水予以搅匀稀释，患部能浸泡水中即可。冬季药浴应注意保暖，水温40～45℃；夏季水温可相对较低，30～35℃即可。

（4）适应证：湿疹所导致的瘙痒、皮损。

知识链接

千百年来，端午节家家户户都有用草药煮水沐浴的习俗，所以端午节又称浴兰节。古人有五月采摘兰草，以兰草汤沐浴、除毒之俗。古人认为端午日午时阳气旺盛，是草木一年中药性最强的一天。在端午期间采草药，煮草药水沐浴，可以防病治病、祛邪化湿。如《大戴礼记·夏小正》记载："五月……煮梅，为豆实也。蓄兰，为沐浴也。"屈原《九歌·云中君》云："浴兰汤兮沐芳，华采衣兮若英。"

项目三　沙　浴

沙浴，是以太阳晒热或将沙子加热，然后把身体除头部以外的整体或局部埋入沙子中，持续15分钟左右，通过向体内传热，以达到养生康复目的的方法。《本草拾遗》中对沙浴的方法有详细的记载："六月河中诸热砂，主风湿顽痹不仁、筋骨挛缩、脚疼冷、风瘅瘫缓、血脉断色，取干砂曝令极热，伏坐其中，冷则更易之。"

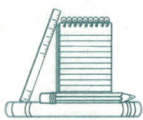

一、康养机制

沙粒的温热通过压力向人体组织的深部传导，可加快血流速度，促进血液循环，从而扩张末梢血管，调整全身的生理反应，进而激活与恢复神经功能，改善患病部位的新陈代谢，活跃网状内皮系统功能，调节机体的整体平衡，以此达到养生保健的效果。

二、康养适应证

沙浴主要适用于风湿性关节炎、类风湿关节炎、坐骨神经痛、慢性腰腿痛和血管栓塞性脉管炎等疾病，同时对慢性消化道疾病也有良好的功效。

三、康养注意事项

1. 沙浴温度适宜，避免烫伤。
2. 皮肤有破损溃烂时不宜施行沙疗，避免感染。
3. 女性经期、孕期、儿童、老年体弱者不宜进行沙浴。

项目四　香　熏

早在远古时代，人们就发现天然植物油可以治疗精神及情绪上的多种疾病，并有清洁和防腐作用，还可以提神醒脑、祛病强身。

香熏疗法是患者通过嗅闻具有养心安神、疏肝理气或芳香开窍等作用的香药，以促进康复的疗法。香气的程度有浓淡之分，而作用则有强弱之别。香气浓者疗效快而强，如苏合香、麝香之类；香气淡者则疗效慢而弱，如菊花、松枝等。香药的取药部位不同，作用亦有差别。花类香药如玫瑰等芳香走窜，一般作用于上焦和体表，多有芳香化郁、理气开窍之效；根类香药如檀香、沉香气味厚重沉实，多具镇静、安神之功。香熏疗法以取天然香气为主，亦有采用多种香药加工制成复合香料而防治疾病、摄养身心者，可广泛用于多种慢性疾病的康复治疗。香熏疗法是基于中药香药而来，传统中医药对香药有着深入的研究。

一、康养机制

香熏原料多具有芳香走窜之性，故具有芳香开窍、化郁、醒脑益智、疏通经络、醒脾、活血止痛、镇静安神等功效，正如《景岳全书》中所载："馨香，使气血流通。"尤其是香气浓者，常能升清降浊，芳香避秽。如合欢花可养心安神，玫瑰花、香橼、佛手可疏肝理气，佩兰、艾叶可芳香避秽等。

（一）芳香辟秽

《神农本草经百种录》记载："香者气之正，正气盛，则自能除邪辟秽也。"《本草纲目》曰："苏合香气窜，能通诸窍脏腑，故其功能辟一切不正之气。"可见前人早就认识到芳香中药具有除邪辟秽的功效。现代研究发现，香气具有一定的抗菌抑菌作用，可洁净空气，改善环境污染。芳香分子善走窜，飘散在空气中，通过呼吸系统进入人体，清洁呼吸器官，增强免疫系统功能，可对抗病菌，预防或减轻感冒症状。

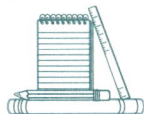

（二）调节神志

香熏主要是通过鼻嗅而起到康复治疗作用的。《难经》有云："心主嗅，故令鼻知香臭。"心主神志，芳香疗法通过调节心神而达到开窍醒脑益智、镇静安神定惊的作用。

（三）改善脾胃功能

香气能醒脾开胃，升清降浊，从而具有调节脾胃的功能。《遵生八笺》有将乳香、沉香、丁香等数种具香气的药材经过复杂的工序炼成蜜丸或刻印作饼，焚之以助清气的记载。

（四）促进气血流通

香气多具有"辛香走窜之性"，正如《景岳全书》所载："馨香，使气血流通。"香熏疗法具有疏经通络、开窍醒神化郁的作用。

二、康养技术

（一）佩戴法

佩戴法是选用香气原料加工成各种饰物佩戴在患者身上，使之不断嗅吸香气，以调节身心的一种方法。所选香药不同，则功效不同。主要有香袋法和香衣法。

（二）涂擦法

涂擦法是指香料物质加工后，撒涂或擦抹于患者头、身等处，或用之沐浴，使之发挥香气作用的一种方法。根据所选香料的不同，使用的方法也有所差别。临床可用于荨麻疹、皮肤瘙痒、阴痒等皮肤病证，以及瘫、痿、痹等病证的康复。常用物品有香粉、香脂以及浴用香豆。

（三）嗅闻法

嗅闻法是将具有芳香醒神、辟秽等功效的天然香料加工后，盛于小瓶内，经常取出嗅闻的一种方法。出自《寿世保元·疥疮》的鼻闻香方就是用此法治疗疥疮。由于此法所选之选多具走窜透窍之性，故孕妇及过敏者禁用。

（四）洗漱法

洗漱法是将香料加入水中，令患者洗头或者身体以使头发香泽，醒脑益智，全身气血和畅的方法。还可使用无毒副作用的香料，让患者嚼汁、浸酒或泡水含漱，适用于口臭患者，有防治口臭，促进心理康复之效。

（五）枕眠法

枕眠法是使用芳香药物加工制成枕芯，以增进或改善睡眠质量的一种香气疗法。枕芯常由荞麦皮、茶叶或蚕沙加入适量芳香植物组成，每日枕于头下入眠，既可以调节睡眠，又可对眩晕、头痛、失眠、健忘、神志不宁等有一定的康复治疗效果。

知识链接

现代对芳香植物的研究已非常深入和广泛。人们用现代科技手段从芳香植物中萃取出芳香分子，即精油，人们利用植物的精华——精油，通过嗅觉、味觉、触觉等方式使人在心灵、身体各方面得到助益，以达到机体的疗愈和康复的目的，同时得到各种风味独具的生活情趣，此即芳香疗法。精油分子小，透过皮肤、黏膜吸收，3～5分钟进入血液和淋巴，4～12小时完全代谢排出体外。由于精油的吸收速度快，起效迅速，因此流行甚广。

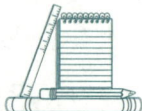

三、康养注意事项

1. 香熏疗法应在中医理论的指导下，明确辨证后使用。

2. 多数香料忌光、忌高温且易氧化，须用深色瓶盛装，并储放在阴凉避光处。

3. 皮肤严重过敏者在使用香熏疗法前应先做皮肤敏感测试，以免过敏。

4. 某些对中枢神经系统有强烈的兴奋或抑制作用的精油，要严格控制用量，癫痫、哮喘等患者禁用。部分精油有发汗效用，阴虚者慎用。部分精油有明显的缩血管作用，故孕妇、高血压、青光眼患者在选择时须谨慎。

5. 香熏疗法是一种辅助医疗方式，不可代替正规治疗，对急症患者而言，须请专科医生诊治，以免延误病情。

复习思考题：

1. 常见的水浴有哪些？

2. 药浴的特点和优势是什么？

3. 香熏疗法有哪些作用？

扫一扫，查阅
复习思考题
答案

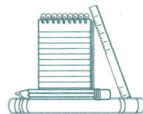

模块七　运动养生康复技术

> 【学习目标】
> 1. 掌握传统运动康养方法的运动要领和现代运动康养方法的动作要领。
> 2. 熟悉传统运动康养方法的康养机制。
> 3. 了解现代运动康养方法的应用。

运用传统的体育运动方式进行锻炼，以活动筋骨、调节气息、静心宁神来畅达经络、疏通气血、调和脏腑，达到增强体质、防治疾病、延年益寿的目的，这种养生方法称为运动养生康复技术，又称为传统健身术。

中医非常重视"精、气、神"，这"三宝"与人体生命息息相关，运动养生康复则紧紧抓住了这三个环节。调意识以养神，以意领气；调呼吸以练气，以气行推动血运，周流全身；以气导形，通过形体、筋骨关节的运动，使周身经脉畅通，营养整个机体。如是，则形神兼备，百脉通畅，内外相和，脏腑协调，机体达到"阴平阳秘"的状态。

现代科学研究证明，经常适度地进行体育锻炼，对机体有如下好处：①可促进血液循环，改善大脑的营养状况，促进脑细胞的代谢，使大脑的功能得以充分发挥，从而有益于神经系统的健康，有助于保持旺盛的精力和稳定的情绪。②使心肌发达，收缩有力，促进血液循环，增强心脏的活力及肺脏的呼吸功能，改善末梢循环。③增加膈肌和腹肌的力量，促进胃肠蠕动，防止食物在消化道中滞留，有利于消化吸收。④可促进和改善体内脏器自身的血液循环，有利于脏器的生理功能。⑤可提高机体的免疫功能及内分泌功能，从而使人体的生命力更加旺盛。⑥增强肌肉关节的活动度，使人的动作更加灵活轻巧，反应敏捷。

项目一　传统运动康复技术

一、太极拳

太极拳是我国传统的健身拳术之一，其动作舒展轻柔，动中有静，形气和随，外可活动筋骨，内可流通气血，协调脏腑，故不但用于技击、防身，而且广泛地用于健身防病，深受广大群众的喜爱，是一种行之有效的传统运动养生法。

太极拳以"太极"为名，系取《周易·系辞》中"易有太极，是生两仪"之说。"太极"，指万物的原始"浑元之气"。其动而生阳，静而生阴，阴阳二气互为其根，此消彼长，相互转化，不断运动则变化万千。因而太极图呈浑圆一体、阴阳合抱之象。太极拳正是以此为基础，形体动作以圆为本，一招一式均由各种圆弧动作组成，故观其形，连绵起伏，动静相随，圆活自然，

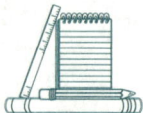

变化无穷。在体内，则以意领气，运于周身，如环无端，周而复始。意领气，气动形，内外合一，形神兼备，浑然一体。足以看出，以"太极"哲理指导拳路，拳路的一招一式又构成了太极图形。拳形为"太极"，拳意亦在"太极"，以太极之动而生阳，静而生阴，激发人体自身的阴阳气血达到"阴平阳秘"的状态，使生命保持旺盛的活力，这就是太极拳命名的含义所在。

太极拳的起源及创始者至今众说纷纭。有云南北朝时即有太极拳；对于创始人，有云为唐代许宣平，有云为宋代张三峰，有云为明代张三丰，也有以为始于清代陈王庭和王宗岳者，究竟如何，尚无确论。然而，能比较清楚地论及师承脉络、分支流派者，当在明末清初。此后，即有陈氏太极之说，后由陈长兴传弟子杨露禅经改编而形成杨氏太极拳。后来，又从杨氏太极派生出吴式（吴鉴泉）太极拳、武式（武禹襄）太极拳和孙式（孙禄堂）太极拳。目前，国家体育总局普及的太极拳是根据杨氏太极拳改编的。

太极拳的发展经历了长期的充实、演变，时至今日已发展为技击、养生、康复并重的拳术，深受广大群众的喜爱。

（一）康养机制

太极拳是一种意识、呼吸、动作密切结合的运动，"以意领气，以气运身"，用意念指挥身体的活动，用呼吸协调动作，融武术、气功、导引于一体，是"内外合一"的内功拳。太极拳重意念，使神气内敛；调气机，以养周身；动形体，以行气血。

太极拳将意念、气息、形体结合成一体，使人身的精神、气血、脏腑、筋骨均得到濡养和锻炼，达到"阴平阳秘"的平衡状态，所以能起到养生、治病、康复的作用。正如《素问·上古天真论》所载："提挈天地，把握阴阳，呼吸精气，独立神守，肌肉若一，故能寿敝天地，无有终时，此其道生。"太极拳之所以能够养生，道理也正在于此。

（二）练功要领

1.神情安静，以意导气　练习太极拳，要始终保持神静，排除思想杂念，使头脑静下来，全神贯注，用意识指导动作。神静才能以意导气，气血才能周流。

2.含胸拔背，气沉丹田　含胸，即胸略内涵而不挺直；拔背，即指脊背的伸展。能含胸则自能拔背，使气沉于丹田。

3.沉肩坠肘，放松身体　身体宜放松，不得紧张，故上要沉肩坠肘，下要松胯松腰。肩松下垂即是沉肩；肘松而下坠即是坠肘；腰胯要松，不宜僵直板滞。体松则经脉畅达，气血周流。

4.身体协调，浑然一体　太极拳要求根在于脚，发于腿，主宰于腰，形于手指，只有手、足、腰协调一致，浑然一体，方可上下相随，流畅自然。外动于形，内动于气，神为主帅，身为驱使，内外相合，则能达到意到、形到、气到的效果。

5.以腰为轴，中正直立　太极拳中，腰是各种动作的中轴，宜始终保持中正直立，虚实变化皆由腰转动，故腰宜松、宜正直，腰松则两腿有力，正直则重心稳固。

6.动作连绵，轻柔自然　太极拳动作要轻柔自然、连绵不断，不得用僵硬之拙劲，宜用意不用力。动作连绵，则气流通畅；轻柔自然，则意气相合，百脉周流。

7.呼吸均匀，气沉丹田　太极拳要求意、气、形的统一协调，呼吸深长均匀十分重要，呼吸深长则动作轻柔。一般说来，吸气时，动作为合；呼气时，动作为开。呼吸均匀，气沉丹田，则必无血脉偾张之弊。

知识链接

丹田既不是腹壁表面上的某一点，也不是全腹部。气功学上将丹田分为上、中、下

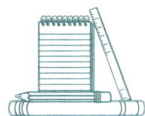

三处。气沉丹田是指中丹田，即以脐下 10cm（相当于经络学说所指的关元穴）为圆心的小腹内一个小范围。

气沉丹田是在呼吸（腹式呼吸）动作的配合下，小腹充实，全身劲力集中的一种自我感觉。要做到气沉丹田，必须先做到全身舒松、沉肩坠肘、含胸拔背、腰胯放松。初学时不易体会气沉丹田，经过一个时期腹式呼吸的锻炼，慢慢就能体会到呼吸时有内气的存在。鼻孔吸气时，自然中的大气自鼻腔向内经呼吸道而下，同时又会感到丹田有气上逼腹中。而呼气时，残气自鼻腔上出，但反觉腹中有气降逼丹田，使其充实。过去练拳的人称这种现象为气通。

气沉丹田不必过分强求，以免产生不良效果。只要正确按太极拳要领和方法练拳，朝松静自然的目标练，到一定程度，自然会水到渠成。

（三）二十四式简化太极拳

太极拳的流派很多，各有特点，架式也有新、老之分。当前，比较简便易学的是"二十四式简化太极拳"，其各式名称为：①起势。②左右野马分鬃。③白鹤亮翅。④左右搂膝拗步。⑤手挥琵琶。⑥左右倒卷肱。⑦左揽雀尾。⑧右揽雀尾。⑨单鞭。⑩云手。⑪单鞭。⑫高探马。⑬右蹬脚。⑭双峰贯耳。⑮转身左蹬脚。⑯左下势独立。⑰右下势独立。⑱左右穿梭。⑲海底针。⑳闪通臂。㉑转身搬拦捶。㉒如封似闭。㉓十字手。㉔收势。

（四）康养应用

1.有助于缓解精神过度紧张　太极拳动作连贯、柔韧、缓和、轻灵，练拳时，全身各部位肌肉都需要放松，此时，身体感到轻松、舒畅，使大脑得到休息。此外，太极拳强调"用意不用拙力"，动作要以意识引导，安详中全神贯注，这样神经系统的兴奋抑制过程才能获得更好的调整。

2.有助于保持心血管系统健康，预防高血压和动脉硬化　练拳时，全身肌肉放松并引起血管放松从而促使腹压不断改变，使下肢及腹部的血液回流，加强了心脏的营养，也防止了因血流不畅引起的血管硬化。

3.有助于骨骼、肌肉和关节组织的健康　太极拳是全身性运动，全身各大小肌群和关节都参与其中，因此长期练习有助于关节运动灵活，改善关节、韧带的弹性，增强肌肉的坚韧度和伸缩力。美国科学家的一项调查结果指出，常练太极拳的老人，其摔倒和骨折率都远低于不练拳的老人，因而他们认为太极拳有预防和延缓骨质疏松的作用。

4.有助于改善呼吸系统　经常打太极拳者，胸部呼吸顺畅，膈肌有力，对老年人易发生的肺部感染性疾病有很好的预防作用。

5.有助于改善消化系统　太极拳运动中腰部动作多，它能增强腹腔的血液循环，促进胃肠蠕动，预防便秘。

综上所述，打太极拳之所以健身，是因为此项运动能畅通经络，培补正气。当太极拳练到一定程度后，便产生腹鸣、指麻等体内行气现象，再坚持练习，到一定功夫便可通任、督、带、冲诸脉，同时增加丹田之气，使人精气充足、神旺体健。

知识链接

长年练习太极拳者，长寿者居多。据有关资料记载，著名太极拳师都比较长寿，如陈长兴 82 岁，杨露禅 83 岁，杨健侯 78 岁，李雅轩 83 岁。值得说明的是，上述拳师与

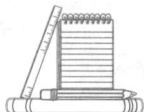

现代人相比，其寿命并不算高得突出。但以上拳师均生活在清代至民国时期，当时战乱频繁，社会动荡，处境险恶，生活环境相当差，同时代人的平均寿命较短，一般在50岁左右，而这些拳师能活到古稀之年（70岁）已属难能可贵了，由此可见太极拳的康复养生功用之大。

二、八段锦

八段锦是由八种不同动作组成的健身术，故名"八段"。因为这种健身运动可以强身益寿、祛病除疾，且效果甚佳，犹如展示给人们一幅绚丽多彩的锦缎，故称为"锦"。

八段锦是我国民间广泛流传的一种健身术，据记载已有800多年的历史。八段锦之名，最早出现在南宋洪迈所著的《夷坚志》中。明代以后，其名在有关养生专著中多有记载，如冷谦的《修龄要旨》、高濂的《遵生八笺》等书中都有八段锦的内容。清代潘霞在其所著的《卫生要求》中将八段锦略加改编，为"十二段锦"。此外，尚有"文八段"（坐式）和"武八段"（立式）等不同形式。为了便于推广流传，还有人将其编成歌诀。因八段锦不受环境场地的限制，术式简单，易记易学，运动量适中，老少皆宜，且强身益寿作用显著，故一直流传至今，是广大群众所喜爱的运动养生方法之一。

（一）康养机制

八段锦属于古代导引法的一种，是形体活动与呼吸运动相结合的健身法。活动肢体可以舒展筋骨、疏通经络，与呼吸相合则可行气活血、周流营卫、斡旋气机，经常练习八段锦可起到养生、保健、康复的作用。清代曹庭栋《老老恒言》云："导引之法甚多，如八段锦……之类，不过宣畅气血，展舒筋骸，有益无损"。

八段锦对人体的养生康复作用，从其歌诀中即可看出。例如"两手托天理三焦"，即说明双手托天的动作对调理三焦是有益的。两手托天，全身伸展，又伴随深呼吸，一则有助于三焦气机运化，二则对内脏亦有按摩、调节作用，起到通经脉、调气血、养脏腑的效果，同时对腰背、骨骼也有良好的作用。其他诸如"调理脾胃需单举""摇头摆尾去心火"等，均是通过宣畅气血、展舒筋骸而达到养生康复的目的。八段锦的每一段都有锻炼的重点，而综合起来，则是对五官、头颈、躯干、四肢、腰、腹等全身各部位进行了锻炼，对相应的内脏及气血、经络起到了保健、调理作用，是机体全面调养的运动养生功法。

（二）练功要领

1. 呼吸均匀　腹式呼吸，要自然、平稳。

2. 意守丹田　精神放松，意念专注，注意力集中于脐。

3. 柔刚结合　全身放松，用力轻缓，切不可机械、僵硬。

知识链接

八段锦在练习中如何运用意念

八段锦在练习时的意念活动不是守一，而是意想动作过程。它包括动作的规格、要点、重点部位及呼吸。有人会想，这么多内容如何意守？会不会顾此失彼？其实操作起来非常容易，它同调身调息一样，有一个渐进的过程。在练功初期，也就是学习动作阶段，主要是意念动作规格和要点；在熟练提高阶段，重点是意念动作技术环节，注重风格特点，使意念与呼吸相协调。随着功法的熟练、技术水平的提高，动作趋于

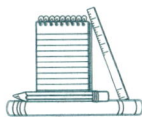

自动化，呼吸也近于自调，这时的意念也随之越来越自然，最后达到动作、呼吸、意念的协调一致。

（三）立式八段锦

其具体动作名称如下。

> 双手托天理三焦，左右开弓似射雕；
>
> 调理脾胃需单举，五劳七伤往后瞧；
>
> 摇头摆尾去心火，两手攀足固肾腰；
>
> 攒拳怒目增气力，背后七颠百病消。

（四）康养应用

"八段锦"是我国民间广为流传的导引功法，它是由八个动作组成的一套既能健身又有防治疾病作用的导引功。八段锦功法从针对性而言，某一动作可益于某一脏腑或防治某一疾病，如"双手托天"可以"调理三焦"，"两手攀足"可以"固肾腰"等。但人体是个统一的整体，肌肉、关节与脏腑之间，脏腑与脏腑之间都有着复杂的联系。八段锦的每一个动作是针对人体某个部位起一定作用，但总的来看它的作用是综合性的、全面性的，对人体内外部起着整体性的调节作用。把八个动作综合起来才能有效地起到理三焦、固腰肾、去心火等作用。

八段锦动作简单，易学易练，在实践中不断加以修改、创新，又演变出许多种类，如岳飞八段锦、十二段锦、自摩八段锦、床功八段锦、坐势八段锦等，各有特长。八段锦功法能加强臂力和下肢肌力，发达胸部肌肉，防治驼背等不良姿势，调形与调息结合，行气活血，周流营卫，调养脏腑，舒展筋骨。其正如曹庭栋所说，"不过宣畅气血，展舒筋骸，有益无损"。本功法适用于各种慢性病患者的治疗与康复，凡体质不是很虚弱，活动无明显障碍者都可采用，对头痛、神经衰弱、冠心病、慢性气管炎、内脏下垂、脾胃虚弱、肩周炎、慢性腰背痛等尤为适用。

三、易筋经

"易"指移动、活动；"筋"，泛指肌肉、筋骨；"经"，指常道、规范。顾名思义，"易筋经"就是活动肌肉、筋骨，使全身经络、气血通畅，从而增进健康、祛病延年的一种传统运动养生功法。

相传易筋经是中国佛教禅宗的创始者菩提达摩传授的。梁武帝萧衍时（5世纪），达摩北渡到了河南嵩山少林寺，向弟子们传授了易筋经，当时只是为了缓解一下坐禅修炼的困倦和疲劳，故多以伸腰踢腿等通血脉、利筋骨的动作为主。后来易筋经逐渐流传开来，自唐以后，历代养生书中多有记载，成为民间广为流传的健身术之一。中华人民共和国成立后，还有《易筋经》单行本出版，足见其为行之有效的方法，深受人民欢迎。

在古本十二式易筋经中，其所设动作都是仿效古代各种劳动姿势而演化成的，例如舂谷、载运、进仓、收囤和珍惜谷物等，活动以形体屈伸、俯仰、扭转为特点，以达到"伸筋拔骨"的锻炼效果。因此，对青少年来说，易筋经可以纠正身体的不良姿态，促进肌肉、骨骼的生长发育；对年老体弱者来讲，经常练此功法，可以防止老年性肌肉萎缩，促进血液循环，加强全身的营养和吸收，对慢性疾病的恢复及延缓衰老都很有益处。

（一）康养机制

易筋经同样是一种意念、呼吸、动作紧密结合的功法，尤其重视意念的锻炼，活动中要求排除杂念，通过意识的专注，力求达到"动随意行，意随气行"，以意念调节肌肉、筋骨的紧张

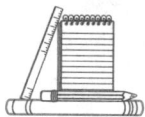

力。其独特的"伸筋拔骨"运动形式可使肌肉、筋骨在动势柔、缓、轻、慢的活动中得到有意识的抻、拉、收、伸，长期练功会使肌肉、韧带富有弹性，收缩和舒张能力增强，从而使其营养得到改善，同时可使全身经络、气血通畅，五脏六腑调和，精力充沛，生命力旺盛。当然，必须长期锻炼才能收到内则五脏敷华，外则肌肤润泽、容颜光彩、耳目聪明的功效。

（二）练功要领

1. 精神清静，心情舒畅，意守丹田。
2. 舌抵上腭，呼吸匀缓，用腹式呼吸。
3. 松静结合，柔刚相济，身体自然放松，动随意行，意随气行，不要紧张僵硬。
4. 用力时应使肌肉逐渐收缩，达到紧张状态，然后缓缓放松。

知识链接

　　《易筋经》原文指出："将欲行持，先须闭目冥心，握固神思，屏去纷扰，澄心调息，至神气凝定，然后依次如式行之。"练习中"必以神贯意注，毋得徒具其行，若心君妄动，神散意驰，便为徒劳其形，而弗获实效。初练动式，必心力兼到"。易筋经全套功法习练过程中要求形意相合，伸筋拔骨，所以在练习前和练习中对习练者的生理和心理上都有一定的要求。首先，应做好习练前准备，如穿上合适的服装（最好是宽大、有弹性的），排二便（不要忍便习练）。其次，要做好准备活动，如压腿、踢腿、活动各关节，使人体在生理上产生"预热"，以免在练习中由于过度牵拉而受伤，尤其是冬天或天气寒冷的情况下准备活动更为重要。再次，在心理上，练功前要使自己的心理活动逐步由复杂趋于简单，习练中要做到眼随手走，神贯意注，心力兼到，这样才能达到事半功倍的习练效果。若在练习中神散意驰，心君妄动，形意不合，就会徒具其行而不能获实效了。最后，必须遵循循序渐进的原则，在习练中绝对不能因为追求某一标准动作而不顾动作要领。有些动作暂时达不到标准可以先"意到"，在熟悉动作要领的基础上再逐步达到标准动作的要求。

（三）十二式易筋经

　　其具体动作名称如下：①韦驮献杵第一势。②韦驮献杵第二势。③韦驮献杵第三势。④摘星换斗势。⑤倒拽九牛尾势。⑥出爪亮翅势。⑦九鬼拔马刀势。⑧三盘落地势。⑨青龙探爪势。⑩卧虎扑食势。⑪打躬势。⑫掉尾势。

（四）康养应用

　　易筋经功法以形体屈伸、俯仰、扭转为特点，可达"伸筋拔骨"的效果。该功法除了能使筋骨强壮，肌肉、韧带富有弹性，收缩和舒张能力增强之外，更重要的意义在于内练丹田之气，宣通脏腑气血。持之以恒地练习，能使人精神饱满，食欲增强，还可以使肥胖者消除多余的脂肪，强腰固肾，减轻腰腿酸痛，使步履稳健有力。

　　易筋经功法可广泛用于各类人群的康复养生和保健，对呼吸系统、消化系统、运动系统病证，以及中老年人常见的病证如失眠、多梦、头晕、头痛等有明显的康复作用，对青少年的生长发育、中老年的健身防病及妇女的养颜、美容、瘦身等都有很好的养生效果。

四、五禽戏

　　禽，在古代泛指禽兽之类动物；五禽，是指虎、鹿、熊、猿、鸟五种禽兽；戏，即游戏、

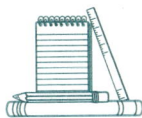

戏要之意。所谓五禽戏，就是指模仿虎、鹿、熊、猿、鸟五种禽兽的动作，组编而成的一套锻炼身体的功法。

以模仿禽兽动作来达到健身目的的方法，最早见于战国时期，如《庄子·刻意》有"熊经鸟伸，为寿而已"的记载。至汉初，《淮南子·精神训》则有"熊经鸟伸，凫浴猨躩，鸱视虎顾，是养形之人也，不以滑心"的说法。而五禽戏之名则相传出自华佗。《后汉书·方术传》载，华佗云："吾有一术，名五禽之戏：一曰虎，二曰鹿，三曰熊，四曰猿，五曰鸟。亦以除疾，兼利蹄足，以当导引。"随着时间的推移，该功法辗转传授，逐渐发展，形成了各种流派的五禽戏，流传至今。

知识链接

五禽戏是一种中国传统健身方法，据说是由东汉神医华佗所创。2011年6月10日，五禽戏被列为国家非物质文化遗产。

关于华佗与五禽戏的渊源在历史记载中是这样描述的：一次，华佗看到一个小孩抓着门闩来回荡着玩耍，便联想起"流水不腐，户枢不蠹"的道理，于是想到人的大多疾病都是由于气血不畅和瘀寒停滞而造成的，如果人体也像"户枢"那样经常活动，让气血畅通，就会增进健康，不易生病了。于是，华佗有时间就专心致志地研究锻炼身体的方法，参照当时古人锻炼身体的"导引术"，不断琢磨改进，根据各种动物的动作，创造了这套模仿虎、鹿、猿、熊、鸟五种动物的功法。

（一）康养机制

五禽戏属古代导引术之一，它要求意守、调息和动形协调配合。意守可以使精神宁静，神静则可以培育真气；调息可以行气，通调经脉；动形可以强筋骨，利关节。由于该功法是模仿五种禽兽的动作，所以意守的部位有所不同、动作不同，其所起的作用也有所区别。

虎戏即模仿虎的形象，取其神气、善用爪力和摇首摆尾、鼓荡周身的动作，要求意守命门。命门乃元阳之所居、精血之海、元气之根、水火之宅，意守此处，有益肾强腰、壮骨生髓的作用，可以通督脉、祛风邪。

鹿戏即模仿鹿的形象，取其长寿而性灵、善运尾闾的动作。尾闾是任、督二脉通会之处，鹿戏意守尾闾，可以引气周营于身，通经络，行血脉，舒展筋骨。

熊戏即模仿熊的形象，熊体笨力大，外静而内动，练此戏要求意守中宫（脐内），以调和气血。内动而外静，可使头脑虚静，意气相合，真气贯通，且有健脾益胃之功效。

猿戏即模仿猿的形象，猿机警灵活，好动无定，练此戏就是要外练肢体的灵活性，内练精神的内守，达到思想清静、体轻身健的目的。猿戏要求意守脐中，以求形动而神静。

鸟戏又称鹤戏，即模仿鹤的形象，动作轻翔舒展，练此戏要意守气海。气海乃任脉之要穴，为生气之海。鹤戏可以调畅气血，疏通经络，活动筋骨关节。

五禽戏的五种功法各有侧重，但又是一个整体，如果经常练习而不间断，则具有养精神、调气血、益脏腑、通经络、活筋骨、利关节的作用。神静而气足，气足而生精，精足而化气动形，达到"精、气、神"三元合一，则可收祛病、养生、康复之效。

（二）练功要领

1.全身放松　练功时，首先要全身放松，可使动作不致过分僵硬、紧张。此外，情绪要轻松乐观，可使气血通畅，精神振奋。

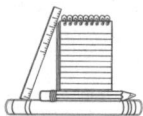

2. 呼吸均匀　呼吸要平静自然，用腹式呼吸，均匀和缓。吸气时，口要合闭，舌尖轻抵上腭。吸气用鼻，呼气用嘴。

3. 专注意守　要排除杂念，精神专注，根据各戏意守要求，将意志集中于意守部位，以保证意、气相随。

4. 动作自然　五禽戏动作各有不同，如熊之沉缓、猿之轻灵、虎之刚健、鹿之温驯、鹤之活泼等。练功时，应据其动作特点而进行，动作宜自然舒展，不要拘紧。

（三）动作名称

第一戏——虎戏：虎举，虎扑。

第二戏——鹿戏：鹿抵，鹿奔。

第三戏——熊戏：熊运，熊晃。

第四戏——猿戏：猿提，猿摘。

第五戏——鸟戏：鸟伸，鸟飞。

（四）康养应用

五禽戏的每一种动作各有侧重，但全部练完又是一个整体。虎形动作主要作用于华佗夹脊穴和督脉，练虎戏能使周身肌肉、骨骼、腰髋关节功能加强，有益于坐骨神经痛、腰背痛、脊柱炎和高血压等病；鹿形动作能引伸筋脉，强腰肾，增强盆腔内的血液循环，并锻炼腿力；熊形动作能健脾胃，助消化，活关节，壮健力量；猿形动作有助于增强心肺功能，健壮肾腰；鹤形动作轻翔舒展，可调畅气血，加强呼吸功能，疏通经络，活动筋骨关节，提高平衡能力。

常练五禽戏功法有宁心神、增体力、益脏腑、通经络、活筋骨、利关节等作用，是中老年人防老抗衰和老年病康复的理想运动项目。本功法可广泛用于各类人群的养生和康复。

五、气功

气功是指通过调心（控制意识，松弛身心）、调息（均匀和缓、深长地呼吸）、调身（调整身体姿势，轻松自然地运动肢体），使身心融为一体，营卫气血周流，百脉通畅，脏腑和调，以达到强身保健目的的传统养生功法。

气功是中医学的宝贵遗产之一，是我国古代劳动人民在长期与疲劳、疾病、衰老进行斗争的实践中，逐渐摸索、总结、创造出来的一种自我身心锻炼的摄生保健方法。它不仅历史悠久，而且有着广泛的群众基础，千百年来，它对中华民族的健康、繁衍起到了重要的作用。"气功"一词最早见于晋代许逊著的《宗教净明录·气功阐微》。在晋代以前的典籍中，道家称之为"导引""吐纳""炼丹"，儒家称之为"修身""正心"，佛家称之为"参禅""止观"，医家称之为"导引""摄生"。在历代医籍中，以"导引"为名者较为普遍，而"气功"之称，则是在近代才广为应用。

（一）康养机制

气功是着眼于"精、气、神"进行锻炼的一种健身术，它通过调身、调息、调心等方法来调整精、气、神的和谐统一。调心则意念专注，排除杂念，宁静以养神；调息则呼吸均匀和缓，气道畅通，柔和以养气；调身则经络气血周流，脏腑和调，从而做到"炼精化气""炼气化神""炼神还虚"。通过系统的锻炼，可以使"精、气、神"三者融为一体，以强化新陈代谢的活力，使精足、气充、神全，体魄健壮，生命自然会延长，推迟衰老。

从现代医学角度来看，在气功锻炼的过程中，调身以使全身的肌肉骨骼放松，有助于中枢神经系统，特别是交感神经系统紧张性的下降，因而可以诱使情绪得到改善。调息则通过呼吸

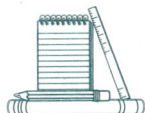

的调整以按摩内脏，促进血液循环，增进器官功能，同时可以兴奋呼吸中枢，进一步影响和调节自主神经系统。而调心，则对大脑皮层有调节作用，可以使大脑皮层细胞得到充分的休息，也能避免外感性有害因素的刺激。因此，练习气功过程中出现的呼吸抑制、交感神经抑制和骨骼肌放松等，是生理上的"内稳定"，是人体内在运行最正常的时刻，可以使大脑的活动有序化，从而大大提高脑细胞的活动效率，使大脑的潜力得以发挥，更好地开发人的智慧。所以说，气功可以增强体质、防病治病、益寿延年。

（二）练功要领

气功的门派较多，然在功法上，大致可分为动、静两类。所谓静功，即在练功时要求形体不动，如坐功、卧功、站功等；所谓动功，即在练功时，形体要做各种动作进行锻炼，即通常所说的"内练一口气，外练筋骨皮"。

无论是动功还是静功，在练功的基本要求上大体是一致的。归纳起来，有如下几方面内容。

1.调息，调身，调心　调息即调整呼吸，练功时要求呼吸深长、缓慢、均匀，此又称气息或练气。在自然呼吸的前提下，鼻吸、鼻呼，或鼻吸、口呼，逐渐把呼吸练得柔和、细缓、均匀、深长。

调身即调整形体，使自己的身体符合练功姿势、形态的要求，强调身体放松、自然，以使内气循经运行畅通无阻。

调心即意识训练，又称为意守或练意，指在形神松静的基础上用意守丹田的方法，进一步把心安定下来，排除杂念，以达到"入静"的状态。"入"是进入，"静"是安静，"入静"就是达到对外界刺激不予理睬的清静状态。此时头脑清醒，似睡非睡，即所谓"气功态"。

2.身心统一，松静自然　为了达到入静，要求意念和气息必须密切配合，呼吸放松，舌抵上腭，用意念诱导气的运行。身体也要放松，姿势自然而正确，方可达到身心统一，达到"入静"。

所谓松静自然，是指在气功锻炼中必须强调身体的松弛和情绪的安静，要尽力避免紧张和解除紧张。在一种轻松自然的情况下练功则可达到神气合一，形神合一，协调整体的目的。

练习气功，在短期内学习一些基础知识，掌握一些基本要领、方法是可能的，但要练得很好，则不是一下子就可以做到的，需要有一个过程。在练习过程中一般容易有两种偏向：一是急于求成，练得过多、过猛；二是松懈傲慢，放任自流。因此，练功者要有毅力，多下苦功，克服松懈情绪。同时，也要循序渐进，克服急于求成的想法。只要持之以恒，坚持练习，是会收到养生康复之功效的。

（三）六字诀

六字诀，又称六字气诀，是一种以呼吸吐纳为主要手段的传统健身气功。

六字诀是南北朝时期梁代陶弘景正式提出的，他在《养性延命录》中说："凡行气，以鼻纳气，以口吐气，微而引之，名曰长息。纳气有一，吐气有六。纳气一者，谓吸气；吐气六者，谓吹、呼、嘻、呵、嘘、呬，皆出气也。"所谓六字诀是指在呼气时发出"吹、呼、嘻、呵、嘘、呬"六个字的音再配合吸气，以锻炼内脏、调节气血、平衡阴阳的方法。

六字诀预备式；两脚平站，与肩同宽，头正颈直，虚腋，沉肩坠肘，含胸拔背，全身关节、肌肉放松，两膝微屈，呼吸自然平稳。每变换一字都从预备式起。它的呼吸法为腹式呼吸。呼气时，读字、收腹、提肛、缩肾，脚趾轻微抓地，重心在两脚跟；吸气时，两唇轻闭，舌抵上腭，用鼻自然吸气，腹部隆起。此为"踵息法"。六个字都用此法呼吸。

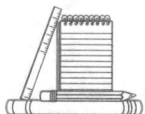

知识链接

　　六字气诀的六个字——"吹、呼、嘻、呵、嘘、呬"在练功中要读出来，但读的目的是调气息，而不是听声音。宋代邹朴庵要求"念时耳不得闻声"即为此意。读不同的字要有不同的口型和发音位置，从而引导不同的气息呼出。"六字气诀"的名称就强调了引导气息的重要性，即强调了发音的目的。理解了六字诀中发音与气息的关系，对练好六字诀也有重要意义。

　　从医家的角度看，六字诀的功理与中医理论和实践结合密切，六个字的发音不仅直接针对脏腑，也与四季保健相关，治病养生的医学色彩浓厚，非常实用。但应注意，由于六字诀功法主要在呼气上下功夫，其作用总体偏于疏泄，故临床上主要用于实证，这在陶弘景《养性延命录》中就有体现。因此，六字诀作为日常的健身气功，要注意呼气读音不可穷尽，要有所控制，留有余地。

　　念"嘘"字治肝病。肝火旺、肝虚、肝木克脾土引起的食欲不振、消化不良及两眼干涩、头目眩晕等病，练此功都有效。肝主怒，有肝病的人应注意制怒，还应忌房事。

　　念"呵"字治心病。心悸、心绞痛、失眠、健忘、出汗过多、舌体糜烂、舌强语謇等均可练此功治疗。心主喜，心脏病患者不要过喜、过悲、过度兴奋，应做到遇事不怒，泰然处之。

　　念"呼"字治脾病。脾虚之腹胀、腹泻、皮肤水肿、肌肉萎缩、腹水，脾胃不和之消化不良、食欲不振、便血、女子血崩、四肢疲乏，都可用"呼"字治疗。

　　念"吹"字治肾病。腰腿无力或冷痛、目涩、健忘、潮热盗汗、头晕耳鸣、男子遗精或阳痿早泄、女于梦交或宫寒、牙齿摇、发脱落、皆可练"吹"字。

　　念"嘻"字理三焦之气。三焦不畅，可引起耳鸣、眩晕、喉痛、咽肿、胸腹胀闷、小便不利，此时可练"嘻"字。

　　念"呬"字治肺病。外感之发热咳嗽、痰涎上涌、背痛怕冷、呼吸急促而气短，尿频而量少、尿道口灼痛，以及肺脏本身的疾病皆可用"呬"字治疗。

项目二　现代运动康复技术

一、慢跑

　　慢跑，亦称为健身跑，是一种中等强度的有氧运动，其以较慢或中等的节奏来跑完一段相对较长的距离，来达到热身或锻炼的目的。其技术特点简单，男女老少均可参加，运动不受场地和器材的限制，可在田径场、公路、公园等地练习，是我国群众性体育活动中普遍开展的项目之一。

　　在12世纪的元代，长跑就已经成为我国比赛项目之一了，当时称长跑为"贵由赤"。元代陶宗仪所著之《南村辍耕录》和清代阮葵生所著之《茶语客话》中都有关于"贵由赤"的记载。这种活动在当时很盛行，"贵"是快速跑的意思，"由赤"指由穿着红衣裳的官员主持比赛的意思。在国外，2000多年前的古希腊山岩上就刻下了这样的文字："如果你想强壮，跑步吧！如果你想健美，跑步吧！如果你想聪明，跑步吧！"因此，健身跑是一种历史悠久、群众性广、锻炼价

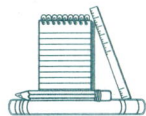

值大的健身运动。今天，跑步已经成为国内外千百万人参加的群众健身运动。

（一）运动要领

慢跑的节奏应该尽可能地维持不变，躯干伸直，双臂弯曲，两手放松，头不能摆动。呼吸同样应该有节奏，用鼻子吸气，嘴巴呼气，以免出现岔气。

跑步时，腿部动作应该放松。一条腿后蹬时，另一条腿屈膝前摆，小腿自然放松，依靠大腿的前摆动作，带动髋部向前上方摆出。落地时以脚跟先着地，然后迅速过渡到全脚掌着地。不能以全脚掌着地的方式跑步，否则易引发胫骨骨膜炎。

跑步时自然摆臂很重要。正确的摆臂姿势可以起到维持身体平衡、协调步频的作用。摆臂时肩部要放松，两臂各弯曲约成90°，两手半握拳，自然摆动，前摆时稍向内，后摆时稍向外。

跑步虽动作简单，但如果姿势不正确，不仅达不到理想的健身效果，还有可能给身体带来损害。

（二）康养应用

1. 增强心血管系统的功能　长期坚持慢跑运动，可以减少气闷、心悸现象，能使心肌收缩蛋白的含量增加，心肌中的毛细血管大量新生。由于心肌增加，心脏每跳动一次就可以输出更多的血液，这不仅能使心率降低，而且大大减少了心脏的负担，使心脏得到了充分的休息。心脏输送血液需要使用能量，这个能量是由冠状动脉提供的，冠状动脉常常会因为运动量不足或者动物性脂肪摄取量过多而引起心肌缺氧，导致心绞痛。慢跑运动增加了人体对氧的需求，从而激活了肺脏和心脏的活动，提高了心肺功能。

2. 增强呼吸系统的功能　慢跑时，为了满足人体各组织器官的氧气量，一方面要加大呼吸的深度，另一方面要加快呼吸的频率，这使得呼吸肌的力量逐渐增强，使肺的弹性得到提高，胸廓活动范围增大，肺活量和呼吸差增大，肺内气体交换扩大和增加，从而提高了呼吸系统的功能。肺活量的增加使肺的储蓄能力和适应能力增强，不至于出现呼吸急促、胸闷、气短和疲劳，同时还能预防呼吸系统常见疾病。

3. 增强运动系统的功能　经常慢跑能够提高人体的骨密度，使骨松质排列整齐，骨骼变得非常结实，抗拉、抗折性能都比一般人强。慢跑不仅能促使下肢的肌肉发达，而且能使下肢关节周围的韧带得到增厚，弹性和张力得到提高。

此外，慢跑还能对消化系统、内分泌系统及神经系统有促进作用。经常从事慢跑运动的人新陈代谢旺盛，在运动中，身体的各个器官和系统都积极地参与运动，从而改善了整个身体的功能。此外，慢跑还能提高人体的适应能力。

二、徒步

徒步，指步行，根据穿越区域的不同，可以分为城郊、乡村、山地、丛林、沙漠荒原、雪原冰川、峡谷、平原、山岭、长城、古道、草地、环湖、江河等多种徒步。但是徒步在大多数情况下是在城郊和乡村间进行。根据距离的不同，通常15km以内的称为短距离徒步，15～30km的称为中距离徒步，30km以上的称为长距离徒步。

徒步者在进行中长距离的徒步活动的时候，通常需要穿专门的徒步鞋以保护脚底，部分强调体能训练的徒步活动还要求徒步者负重10～15kg的物资。

（一）运动要领

徒步行走不单是腿部运动，而是种全身运动，注意通过摆臂来平衡身体，调整步伐。要注意控制节奏，最好的行走速度是走而不喘，脉搏尽量不要超过120次/分；沉肩挺背，用腹部深

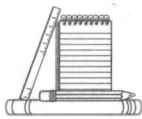

呼吸，全脚掌触地，从脚跟到脚尖位移；什么时候都要按自己的节奏去走，不要时快时慢、时跑时停，要尽量保持匀速。

刚开始徒步可以放缓一点，让身体的每个部分都先预热，有个适应的过程，5～10分钟后再加快步伐。行走中从安全的角度出发，队员之间应该保持一个合理的距离，一般为2～3m，这样可以避免互相影响。在行走中，要养成良好的习惯，集中精力行走，不要边走边笑、打闹嬉戏，更不建议大声歌唱，以免分散其他队员的注意力，无谓消耗自己的体能。

徒步上坡时，行走重心应在脚掌前部，身体稍向前倾；下坡时，重心放在后脚掌，同时降低重心，身体稍微下垂，无论是上坡还是下坡，对坡度较大者，应走"之"字形，尽量避免直线上下，这是一种相对安全的走法。上下坡时，手部攀拉的石块、树枝、藤条一定要用手试拉，看看是否能够受力后再做其他攀爬上下的动作。

行走中的休息原则也要讲究方法，一般是长短结合，短多长少。一般途中短暂休息尽量控制在5分钟以内，并且不卸掉背包等装备，以站着休息为主，调整呼吸。长时间休息以每60～90分钟一次为好，休息时间为15～20分钟。长时间休息时应卸下背包等所有负重装备，先站着调整呼吸2～3分钟再坐下，不要一停下来就坐下休息。

徒步行走时应带足饮用水，每人每天约3L的量，可根据天气情况去增减，但宁多勿少。

（二）康养应用

1. 提高心率　在平路徒步行走，可以提高心率，达到可以健身的有氧运动的运动强度。

2. 放松肩颈，增强手臂、胸背部肌肉的力量　进行徒步行走，可以在下肢得到锻炼的同时，使上肢、肩、背、腰也得到锻炼，尤其适合上肢锻炼机会少的女性。登山时使用登山杖支撑，不仅可以提高安全性，更重要的是可以减轻下肢的压力，有效地保护膝关节，为喜好徒步登山又担心膝关节受损的人们解除了后顾之忧。

3. 减肥塑形　徒步行走有不同强度的运动方式，适合不同年龄段的人群。徒步行走可以有效地消耗腰、腹、臀部的多余脂肪，对减肥、塑造形体的作用明显。孕期和产后的女性利用手杖徒步行走，对保护胎儿和体形的恢复具有意想不到的效果。

三、游泳

游泳，是人在水的浮力作用下产生向上漂浮，凭借浮力通过肢体有规律地运动，使身体在水中有规律运动的技能，是一种集阳光浴、空气浴、水疗为一体的综合运动项目。游泳运动可分为竞技游泳和实用游泳，竞技游泳是奥林匹克运动会中的第二大项目，它包括蝶泳、仰泳（也称背泳）、蛙泳和捷泳（也称爬泳、自由泳）四种泳姿的竞速项目，以及花样游泳等；实用游泳是在军事、生产、生活服务上使用价值较大的游泳方式，如爬泳（自由泳）、蛙泳、侧泳、潜泳、踩水（立泳）、水上救护、武装泅渡、反蛙泳（仰泳）。

我们一般说的游泳运动养生方法指的是用在生活服务上的实用游泳。

（一）运动要领

1. 游泳准备　开始游泳前应该热身10～15分钟，活动关节以及各部位肌肉，防止入水过冷而抽筋。也可以先进行温水沐浴后再入水，就不会感觉很冷。因为温水沐浴（在30～40℃）能够带走身上的部分热量，这样会使体温接近水池中的温度（一般为26～28℃）。

2. 安全事项

（1）身患疾病的人不宜进行游泳运动：较严重的心脏病、高血压患者尤其不宜参加游泳，否则不仅会加重病情不利于健康，还容易引起意外。

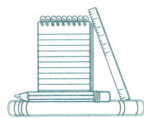

（2）空腹与饭后不宜游泳：空腹时血糖水平降低，此时游泳容易引发腹痛、头晕、四肢无力；饱食后消化器官正需要大量血液，此时游泳则会使血液循环加快，大量血液流向四肢，从而影响胃肠蠕动、消化与吸收，还会引起腹痛。

（3）身体疲劳或大汗后不宜游泳：身体过度疲劳，超过人体负荷，机体反应能力降低，此时游泳会增加心肺负担，还容易引发呛水、腿脚抽筋等溺水意外；剧烈运动后排出大量汗液，身体抵抗力下降，这时如果贪图凉快而下水，容易引发各种疾病。

（4）下水前要做准备活动：可以跑跑步、做做操，活动开身体，还可用少量冷水冲洗一下躯干和四肢，这样可以使身体尽快适应水温，避免出现头晕、心慌、抽筋现象。

（5）其他：对自己的水性要有自知之明，下水后不要逞能，不要贸然跳水和潜泳，更不能互相打闹，以免喝水和溺水。在游泳中如果突然觉得身体不舒服，如眩晕、恶心、心慌、气短等，要立即上岸休息或呼救。在游泳中，若小腿或脚部抽筋，千万不要惊慌，可用力蹬腿或做跳跃动作，或用力按摩、拉扯抽筋部位，同时呼叫同伴救助。

（二）康养应用

1. 增强肺部的功能　呼吸主要靠肺，肺功能的强弱由呼吸肌功能的强弱来决定，运动是改善和提高肺活量的有效手段之一。据测定，游泳时人的胸部要受到 12 ～ 15kg 的压力，加上冷水刺激肌肉紧缩，呼吸感到困难，迫使人用力呼吸，加大呼吸深度，这样吸入的氧气量才能满足机体的需求。一般人的肺活量为 3200mL，呼吸差（最大吸气与最大呼气时胸围扩大与缩小之差）仅为 4 ～ 8cm，剧烈运动时的最大吸氧量为 2.5 ～ 3L/min，比安静时大 10 倍；而游泳运动员的肺活量可达 4000 ～ 7000mL，呼吸差达 12 ～ 15cm，剧烈运动时的最大吸氧量为 4.5 ～ 7.5L/min，比安静时增大 20 倍。游泳促使人呼吸肌发达，胸围增大，肺活量增加，而且吸气时肺泡开放得更多，换气顺畅，对健康极为有利。

2. 增强心肌的功能　人在水中运动时，各器官都参与其中，耗能多，血液循环也随之加快，以供给运动器官更多的营养物质。血流速度的加快会增加心脏的负荷，使其跳动频率加快，收缩强而有力。

3. 增强抵抗力　游泳池的水温常为 26 ～ 28℃，在水中浸泡散热快，耗能大。为尽快补充身体散发的热量，神经系统会快速做出反应，使人体新陈代谢加快，增强对外界的适应能力，抵御寒冷。经常游泳的人，由于体温调节功能改善，就不容易伤风感冒。

4. 健美形体　人在游泳时，通常会利用水的浮力俯卧或仰卧于水中，全身松弛而舒展，使身体得到全面、匀称、协调的发展，使肌肉线条流畅。在水中运动，由于减少了地面运动时地面对骨骼的冲击，降低了骨骼的劳损，使骨关节不易变形。经常进行游泳训练的人多胸部肌肉丰满，肩部宽阔，体形肩宽窄臀，加上富有弹性的肌肉，给人以健壮、匀称的自然美。游泳时，平卧在水中可以减少血液循环系统的阻力和支撑器官的负荷，且游泳时各种姿势都要求脊柱充分伸展，对防止驼背和脊柱侧弯具有良好的效果。

5. 其他　对于一些不适合直立锻炼的人群，如过度肥胖者等，如果采取跑步等方式，由于重力的作用，腿脚部负担过重，容易导致受伤。这时，游泳是很好的替代锻炼方式。

四、现代康复训练技术

康复训练是以患者身心障碍的康复为主要目标，选择各种康复医疗手段，如物理疗法对全身运动功能的改善，作业疗法对生活与职业能力的提高，听力语言专项矫治，康复工程的替代，心理治疗，康复护理等。本部分内容选取物理疗法中的运动疗法简单介绍。

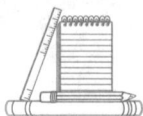

使用器械、徒手手法或患者自身力量，通过某些方式（主动或被动运动等）使患者运动，从而获得全身或局部各项功能恢复的训练方法，称为运动疗法。它包括关节功能训练、肌力训练、有氧训练、平衡训练、易化技术、移乘训练、步行训练等内容。随着脑科学基础理论研究的深入和神经生理学的引入，运动疗法获得了极大的发展，形成了针对各种运动性疾患如偏瘫、截瘫、脑瘫等具有特色的治疗体系。运动疗法主要采用"运动"这一机械性的物理因子对患者进行治疗，着重进行躯干、四肢的运动、感觉、平衡等功能的训练，同时促进神经、内脏等组织或系统的功能恢复，因而运动疗法在康复治疗和物理治疗中均占有重要地位。物理治疗师的主要任务是根据运动处方对患者进行以运动疗法为中心的康复治疗。

（一）关节功能训练

关节在人体运动中起"轴"的作用，因而关节活动范围（ROM）的维持和改善是运动功能恢复的前提和基础。

1. 关节功能训练的基本原理和原则　关节活动范围下降的原因很多。关节部位发生病变、损伤，长期卧床或长期保持某一体位静止不动等原因均可引起关节内外的软组织、韧带和关节囊发生病变，限制关节的运动，使关节挛缩。目前认为，长期静止不动使关节囊血液循环障碍、浮肿所致的关节挛缩，主要原因可能是组成关节囊的疏松结缔组织中胶原纤维间出现了"桥"样物质而形成网状支架，使疏松结缔组织变厚、变硬，弹性降低，从而使关节易于固定为某种姿势（挛缩）；肌肉的各层肌膜的胶原纤维成分架"桥"，变得致密而延展性下降，使肌肉形成肌性挛缩；关节滑液分泌减少，造成软骨营养障碍、萎缩、坏死脱落，滑囊粘连闭合甚至消失，造成关节周围的粘连。以上一系列变化可造成关节的活动范围大大降低。此外，皮肤瘢痕挛缩、肌肉痉挛、骨性强直及骨质增生也会影响关节的活动范围。而"桥"样物质的出现及疏松结缔组织的变性是可以预防和治疗的：如果在损伤后能早期活动，可以阻止其出现；如果在其出现后早期训练还可以使其消失，是可逆的；但是如果长期不运动，这种变化就会成为不可逆的现象。

因此，为预防以上变化的发生，在积极治疗伤病的前提下，伤病后肢体制动者应尽量缩小制动的范围和时间，制动的部位应保持于功能位，非制动部位要保持定时的或经常性的各个方向的运动。关节制动解除后，应及时进行关节活动范围训练。长期卧床或瘫痪患者应勤翻身、定时改变体位，肢体保持于功能位，并进行适当的关节活动范围训练。关节活动范围训练主要分为主动性、助动性与被动性 ROM 训练三种。

2. 关节功能训练的常用方法

（1）主动活动训练：用于能完成主动活动的患者，主要为徒手体操。也可借助一些设备进行运动。如采用肩肘关节活动器训练肩肘关节 ROM，用分指板训练手指 ROM，用固定自行车、爬山器等训练膝关节 ROM 等。

（2）助力活动训练：用于患肢不能充分完成主动活动者，先做辅助下的助动性 ROM 训练，逐步过渡到主动性训练。治疗师在帮助患者训练的过程中，应逐渐减少辅助，鼓励患者用自己的力量进行；或用器械给予一定辅助；也可由患者健肢辅助患肢进行训练。训练时也应遵循缓慢、逐渐增量的原则。

（3）被动活动训练：被动性 ROM 训练由治疗师或家属对患者进行操作，中国传统的推拿手法治疗中，摇法、抖法、扳法等也属于被动活动训练。

（4）关节松动技术：关节运动包括骨运动和关节囊内运动两种。骨运动指因肌肉收缩或外力引起的骨之间的相对运动，关节囊内运动指关节面的转动和滑动。如骨关节结构发生变化，

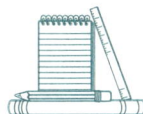

则关节囊内运动出现障碍，继而骨运动也受到影响。本技术适用于关节术后僵直，关节囊内及周围软组织粘连、短缩，关节循环障碍、疼痛等。

（二）肌力和耐力训练

1. 肌力训练

（1）肌力训练的分类

1）等张性训练：等张性训练是在肌肉收缩做功时，通过关节可动范围抵抗持续不变的阻力或负荷而进行的。如用哑铃等产生关节运动的负重训练。

2）等长性训练：等长性训练是对抗一定负荷下不产生关节活动时的肌肉收缩，常应用于关节疼痛和关节不允许活动情况下的肌力训练，且每次收缩应保持若干秒。等长性主要是手法施加阻力，阻力的大小以和所收缩肌肉抗衡而不产生关节活动为准。

3）等速性训练：又称等动性训练，需在等动训练器上进行。它的主要特点是由仪器限定肌肉收缩时肢体的运动速度，使其始终保持角速度相等，并使运动中每一点的肌收缩达到最大，从而得到更有效的锻炼。

（2）肌力训练的常用方法

1）渐增抵抗训练（渐进抗阻训练）：其特点是逐步增加负荷量，直至最大的等张抵抗（等张运动是指肌肉收缩时移动负荷作功，此时肌肉张力与负荷的大小相等，方向相反，产生关节活动）。这种训练对提高肌力和耐力均有效。训练时用滑轮、重锤施加负荷，先测出某一肌群的最大负荷量（指能重复做 10 次的最大负荷），以此作为训练的基数，分组进行练习。第一组取其量的 1/2，重复练 10 次；第二组取其量的 3/4，重复练 10 次；第三组取全量，重复练 10 次。每组相隔 1 分钟，每天 1 次。其中前两组可视为最后一组的准备活动，上述训练 1 周后复查重复10 次的最大负荷量，作为下周训练的基数。全疗程为 5 ~ 10 周，一般在第 5 周出现效果。

2）短暂等长训练（等长抵抗训练）：给肢体以最大抵抗，使承受抵抗的肌群以等长收缩形式（即肌肉收缩对抗负荷，但不缩短长度，也不产生关节活动），维持 5 ~ 10 秒，重复 20 次，每次间隔 20 秒。这种训练是短期内最高效地获得肌力增强效果的办法。

3）短暂最大负荷训练：给肢体以从 0.5kg 起达最大抵抗，使肌肉先完成关节运动（等收缩），并继而即刻维持等长收缩 5 ~ 10 秒，只练 1 遍，每天 1 次。每天可稍增加负荷量，使所获肌力保持较长时间。

4）等速训练（等动训练）：采用等速训练器进行训练，可达到用力越大、阻力越大，用力越小、阻力也越小，始终保持运动的角速度相等。此法可以防止肌肉损伤，取得较好的训练效果。

2. 耐力训练　耐力是指肌肉持续完成某种收缩运动的能力。耐力训练是指全身大肌群重复完成并达到中等运动量的周期性运动训练。耐力训练不仅对负重肌群，同时对内脏各系统有较好的增强耐受力的效果。

（1）耐力训练的原则：耐力训练的原则是中等负荷量、多次重复，并与肌力增强训练同时进行。耐力训练的强度为最大耗氧量的 40% ~ 70%（为中等强度），此时体内能量代谢主要以有氧形式进行，故又称为有氧训练法。

（2）耐力训练的常用方法：耐力训练的项目有行走、健身跑、游泳、划船、骑车、爬楼梯等。这类训练以肢体的周期性运动为主，约有 75% 的肌群参与运动，对加强心、肺功能和改善糖与脂肪代谢功能有比较明显的影响，既可健身，又可防治疾病。常用的耐力训练有以下两种方式。

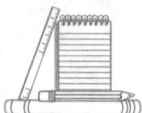

1）行走：简单易行且卓有成效，强度较小，又便于调节，多用于术后患者的康复及心、肺疾患和代谢障碍疾患的防治。其分为慢速（60～80步/分）、中速（80～100步/分）和快速（100步/分以上）三种。行走时宜将患者分为三组：第一组是可参加各种距离和速度行走的患者；第二组是可参加不致疲劳的行走，但不可登高（坡地行走）的患者；第三组是只能进行短距离、慢速行走的患者。

2）健身跑：运动强度为中等度，大于行走。健身跑时大量肌群参加运动，是提高心肺功能最好的锻炼方法。可慢间歇跑（慢跑与行走交替，或慢跑与快跑交替）或重复跑（跑后有较长时间的休息，心肺功能恢复后再跑）。跑步时应穿合适的运动鞋在平坦的路面上跑步，跑步与呼吸配合（如两步一吸，两步一呼），防止发生运动创伤（跑前做准备活动，将肌腱、韧带活动开以后再正式开始）。

为了提高有氧训练的效果，要因人而异，确定合适的运动量。要在医务人员的指导下，制订适宜的运动处方，循序渐进，贵在坚持，并注意观察反应，及时调整运动量。

复习思考题：

1. 太极拳的练功要领有哪些？

2. 八段锦的练功要领有哪些？

3. 易筋经的练功要领有哪些？

4. 五禽戏的练功要领有哪些？

扫一扫，查阅
复习思考题
答案

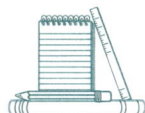

模块八　食药养生康复技术

> 【学习目标】
> 1. 掌握食药养生技术中常用的食疗方。
> 2. 熟悉食药养生技术中饮食规律、饮食卫生、饮食保健、食后保健的方法。
> 3. 了解食药养生技术中食药养生的作用和现实意义。

在中医理论指导下的食药养生技术，要根据人体阴阳偏盛偏衰的变化规律，合理选择，才能达到养生康复的目的。食物、药物的功效应用要从它的性味归经、升降浮沉甚至颜色来综合考虑。食药康养应用更要注意饮食规律、饮食卫生，并结合春暖、夏热、秋燥、冬寒的四季变化，个人的体质属性，五脏寒热虚实的失衡，患者自身的病情以及食物、药物之间的生克制约关系，才能很好地把握食药养生法则。

项目一　饮食康养

饮食康养的目的在于通过合理而适度地补充营养，补益精气，并通过饮食调配，纠正脏腑阴阳之偏颇，从而增进机体健康，抗衰延寿。

饮食康养包含的内容非常广泛。民间自古就有"一方水土养一方人""冬吃萝卜夏吃姜，不用医生开药方"之说，也就是说饮食康养包含了食物的季节性、地域性、规律性以及食品的清洁卫生等。在日常生活中，我们按照中医理论，做到顺应自然大道，合理调整饮食结构，注意饮食宜忌和习惯，根据身体的需要合理膳食，均衡营养，才能增进健康，达到益寿延年的目的。

一、饮食规律

饮食规律又称饮食有节，就是饮食要有节制。这里所说的节制，是要求饮食不可饥饱无度，而且进餐要有规律。所谓饮食有节，即进食要定量、定时。

（一）定时

定时是指进食宜有较为固定的时间。《灵枢·平人绝谷》记载："胃满则肠虚，肠满则胃虚，更虚更满，故气得上下，五脏安定，血脉和利，精神乃居。"指出只有定时进食，使胃肠保持更虚更满的功能活动，才能使肠胃之气上下通畅，保证食物的消化及营养物质的摄取和输布正常进行。如果食无定时，或零食不离口，或忍饥不食，打乱胃肠消化的正常规律，就会使脾胃失调，消化能力减弱，食欲逐渐减退，有损健康。

（二）定量

定量是指进食宜饥饱适中。人体对饮食的消化、吸收、输布主要靠脾胃来完成。进食定量，

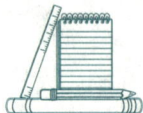

饥饱适中，恰到好处，则脾胃足以承受。消化、吸收功能运转正常，人便能及时得到营养供应，以保证各种生理功能活动。反之，过饥或过饱都对人体健康不利。

定时、定量是保护消化功能的调养方法，也是饮食养生的一个重要原则，历代养生家都十分重视，例如孙思邈在《备急千金要方》中指出"食欲数而少，不欲顿而多"，此即进食适度的意思。一日之内，人体的阴阳气血因昼夜变化而盛衰各有不同。白天阳气盛，故新陈代谢旺盛，需要的营养供给也必然多，故饮食量可略大；夜晚阳衰而阴盛，多为静息入寝，故需要的营养供给也相对少些，因而饮食量可略少，这也有利于胃肠的消化功能。所以自古以来就有"早饭宜好，午饭宜饱，晚饭宜少"之说。

早饭宜好：经过一夜睡眠，人体得到了充分休息，精神振奋，但胃肠经一夜时间，业已空虚，此时若能及时进食，则体内营养可得到补充，精力方可充沛。所谓早饭宜好是指早餐的质量，营养价值宜高一些，食物宜精一些，以便机体吸收，提供充足的能量。尤以稀、干搭配进食为佳，不仅摄取了营养，也感觉舒适。

午饭宜饱：中午饭具有承上启下的作用，上午的活动告一段落，下午的活动仍需继续进行，白天能量消耗较大，应当及时补充能量，所以午饭要吃饱。所谓"饱"，是指要保证一定的饮食量。当然也不宜过饱，过饱则胃肠负担过重，也会影响机体的正常活动和健康。

晚饭要少：晚上接近睡眠，活动量小，故不宜多食。如进食过饱，易使饮食停滞，增加胃肠负担，会引起消化不良，影响睡眠。所以，晚饭进食要少一些。也不可食后即睡，宜小有活动之后入寝。《备急千金要方·道林养性》记载，"须知一日之忌，暮无饱食"，"饱食即卧乃生百病"。

二、饮食卫生

注意饮食卫生，顺应自然的生活是我国人民的优良传统。自古以来人们都很重视饮食卫生，把注意饮食卫生看成养生防病的重要内容之一。归纳起来，大要有二。

（一）饮食宜新鲜

新鲜、清洁的食物可以补充机体所需的营养，饮食新鲜而不变质，其营养成分很容易被消化、吸收，对人体有益。食物清洁，可以防止病从口入，避免被细菌或毒素污染的食物进入机体而发病。因此，饮食物要保证新鲜、清洁。汉代医家张仲景在《金匮要略》中指出："秽饭、馁肉、臭鱼，食之皆伤人。"《金匮要略》分别有《禽兽鱼虫禁忌并治》和《果实菜谷禁忌并治》两篇，指出："肉中有如朱点者，不可食之。""六畜自死，皆疫死，则有毒，不可食之。""生米停留多日，有损处，食之伤人。""果子落地经宿，虫蚁食之者，人大忌食之。"这告诫人们，腐败不洁的食物、变质的食物不宜食用，食之有害。新鲜、清洁的食物才是人体所需要的，在饮食卫生中应予以足够重视。

（二）宜以熟食为主

大部分食物不宜生吃，需要经过烹调加热后变成熟食方可食用，其目的在于使食物更容易被机体消化吸收。同时，食物在加工变热的过程中得到了清洁、消毒，除掉了一些致病因素。实际上，在人类取得火种以后，吃熟食便成为人类的饮食习惯，故饮食以熟食为主是饮食卫生的重要内容之一，肉类尤须煮烂。《备急千金要方·道林养性》说"勿食生肉，伤胃，一切肉惟须煮烂"，这对老年人尤为重要。

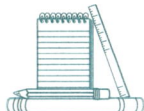

三、饮食保健

饮食保健的具体方法，主要包括进餐时的情绪，进餐的方式，进餐前后的保健内容。饮食保健关系到饮食营养能否更好地被机体消化吸收，故应予以足够重视。现择其要，归纳如下。

（一）进食宜缓

进食宜缓是指吃饭时应该从容缓和，细嚼慢咽。《养病庸言》说："不论粥饭、点心、肴品，皆宜嚼得极细咽下。"这样进食，既有利于各种消化液的分泌，食物易被消化吸收；又能稳定情绪，避免急食暴食，保护肠胃。尤其是老年人，牙齿不好，细嚼慢咽更有必要。

（二）食宜专致

《论语·乡党》中说"食不语"。进食时，应该将头脑中的各种琐事尽量抛开，把注意力集中到饮食上来。进食专心致志，既可品尝食物的味道，又有助于消化吸收，更可以有意识地使主食、蔬菜、肉、蛋等食物糅合进食，做到"合理调配"。古人所说的"食不语"及"食勿大言"，就是要人们在吃饭时专心致志，说明自古以来人们早已认识到专心进食有利于消化的道理。倘若进食时头脑中仍思绪万千，或边看书报边吃饭，没有把注意力集中在饮食上，那么也不会激起食欲，纳食不香，自然影响消化吸收，久之则易影响人体健康。

（三）进食宜乐

安静愉快的情绪有利于胃的消化，乐观的情绪和高兴的心情都可使食欲大增，这就是中医所说的肝疏泄畅达则脾胃健旺。反之，情绪不好，恼怒嗔恚，则肝失条达，抑郁不舒，致使脾胃受其制约，影响食欲，妨碍消化功能。古有"食后不可便怒，怒后不可便食"之说。故于进食前后均应注意保持乐观的情绪，力戒忧愁恼怒，不使其危害健康。

进食时，要使情绪舒畅乐观，可以从以下几个方面着手。

1.进食的环境要宁静、整洁　这对稳定人的情绪是很重要的。喧闹、嘈杂及脏乱不堪的环境往往影响人的情绪和食欲。

2.进食的气氛要轻松愉快　在进食过程中，不回忆、不谈论令人不愉快的事情，不急躁、不争吵，避免不良因素的影响，保持轻松愉快的气氛。

3.轻松柔和的乐曲有助于消化吸收　《寿世保元》记载"脾好音声，闻声即动而磨食"，故在进食时放一些轻柔松快的乐曲有利于增进食欲及加强消化功能。

四、食后养生

进食之后，为了帮助消化食物，亦应做一些必要的调理，如食后摩腹、散步等。

（一）食后摩腹

《千金翼方》记载："平日点心饭讫，即自以热手摩腹。"食后摩腹的具体方法：吃完食物以后，自左而右，可连续做二三十次不等。这种方法有利于腹腔的血液循环，可促进胃肠的消化功能，经常进行食后摩腹不仅于消化有益，而且对全身健康也有好处，是一种简便易行、行之有效的养生法。

（二）食后散步

进食后不宜立即卧床休息，切忌饱后急行。饭后宜做一些从容缓和的活动，这样才于健康有益。《摄养枕中方》记载："食止，行数百步，大益人。"进食后活动身体有利于胃肠蠕动，促进消化吸收，而散步是最好的活动方式。

如果在饭后边散步边摩腹，则效果更佳。《千金翼方》将其归纳为："食后，还以热手摩腹，

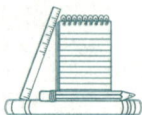

行一二百步，缓缓行，勿令气急，行讫，还床偃卧，四展手足，勿睡，顷之气定，便起正坐。"这是一套较为完整的食后养生方法，后世多所沿用，实践证明行之有效。

（三）食后漱口

食后还要注意口腔卫生。进食后，口腔内容易残留一些食物残渣，若不及时清除，往往引起口臭，或发生龋齿、牙周病。《备急千金要方》记载："食毕当漱口数过，令人牙齿不败，口香。"经常漱口可使口腔保持清洁，牙齿坚固，并能防止口臭、龋齿等疾病。

五、膳食举例

饮食是维持生命的物质基础和人体代谢的能量来源。机体与外界之间最重要的联系就是食物，食物通过机体的消化、吸收和代谢影响整个机体的功能，不同的食物可产生不同的影响。

（一）常用食物

1. 谷薯类

粳米

【性味归经】味甘，性平。归脾、胃、肺经。

【主要功效】补气健脾，除烦渴，止泻痢。

【康养应用】用于脾虚之不思饮食、神疲乏力、身体瘦弱；热病烦渴等。宜制成粥、米饭、米糕等。

知识链接

粳米煮成的粥饭是我国及东南亚等地人民的主食，为机体热量的主要来源。稻有水生、陆生之别。按其黏性可分粳稻、籼稻、糯稻三种。

粳稻：植株较矮，秆硬叶幅狭，谷粒短圆，米的黏性较强，但比糯米差，胀性小，有除烦止渴的作用。

籼稻：植株较高，秆硬叶幅宽，谷粒细长，米的黏性差，胀性大。

糯稻：米粒有短圆形的，有细长形的，其米粒中含大量的糊精，黏性最强，胀性小。

小米

【性味归经】味甘、咸，性凉。归脾、胃、肾经。

【主要功效】益气和中，除热，解毒。

【康养应用】用于脾胃虚弱，消化不良，呕吐，饮食不下；烦热消渴，口干；产后气血虚弱，饮食不下。宜制成粥、米饭等。

玉米

【性味归经】味甘，性平。归大肠、胃经。

【主要功效】调中和胃，利尿消肿。

【康养应用】用于脾胃虚弱；水肿，小便不利；消渴。宜成制粥、米饭等。治疗水肿宜与玉米须同用。

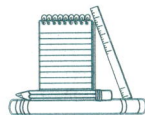

高粱

【性味归经】味甘、涩，性温。归脾、胃、肺经。

【主要功效】温脾止泄，化痰安神。

【康养应用】用于脾胃虚寒；痰湿咳嗽；或湿痰阻于清窍所致的失眠多梦。宜煮粥或煮饭。

青稞

【性味归经】味咸，性平。归脾、肾经。

【主要功效】补中益气。

【康养应用】用于脾胃虚弱引起的食少、体倦乏力、脘腹胀满、大便溏泄。宜制成食品或酿酒。

知识链接

　　青稞，又称裸大麦、元麦、米大麦。青稞分为白青稞、黑青稞、墨绿色青稞等种类。青稞在青藏高原具有悠久的栽培历史，距今已有3500年。青稞主要分布在我国西藏、青海、四川的甘孜州和阿坝州、云南的迪庆、甘肃的甘南等海拔4200～4500m的高寒地区。青稞是西藏四宝之首——糌粑的主要原料。

马铃薯

【性味归经】味甘，性平。归脾、胃、大肠经。

【主要功效】健脾和中，解毒消肿。

【康养应用】用于脾胃虚寒，胃脘隐痛，气短乏力；痈肿，湿疹，烫伤。宜煮、炖、炒食。

【使用注意】马铃薯发芽，须深挖及削去芽附近的皮层，再用水浸泡，长时间煮，以清除和破坏龙葵碱，防止多食中毒。龙葵碱主要分布在皮部及芽中，具有腐蚀性、溶血性，并对运动中枢及呼吸中枢有麻痹作用。

2. 豆类

黄豆

【性味归经】味甘，性平。归脾、胃、肾、大肠经。

【主要功效】健脾宽中，润燥消水、解毒消肿。

【康养应用】用于脾虚诸症，如体倦乏力、泻痢等；妊娠中毒；疮痈肿毒。用黄豆制作的食物种类繁多，如将黄豆磨成粉，与米粉掺和后可制作糕饼等。黄豆也可作为加工各种豆制品的原料，如豆浆、豆腐皮、腐竹、豆腐、豆干、豆芽等。黄豆既可供食用，又可以榨油。

【使用注意】生黄豆含有不利健康的抗胰蛋白酶和凝血酶，所以黄豆不宜生食，不宜干炒食用。

绿豆

【性味归经】味甘，性凉。归心、肝、胃经。

【主要功效】清热解毒，清暑利水。

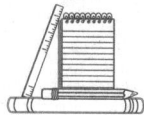

【康养应用】用于暑热烦渴；水肿，小便不利；疮毒痈肿；可解附子、巴豆毒。宜煮粥或制成各种食物。

【使用注意】脾胃虚寒滑泄者忌食。

黑豆

【性味归经】味甘，性平。归肾、脾经。

【主要功效】健脾益肾，活血利湿，祛风解毒。

【康养应用】用于水肿，小便不利；疮毒痈肿；可解附子、巴豆毒。宜煮粥或制成各种食物。

【使用注意】脾胃虚寒滑泄者忌食。

3. 蔬菜类

韭菜

【性味归经】味辛，性温。入肝、胃、肾经。

【主要功效】温中补肾，行气散瘀，解毒。

【康养应用】用于脾肾阳虚所致之腹中冷痛、阳痿早泄、小便频数、腰膝无力；胸痹疼痛。宜炒食及作馅食用。

【使用注意】阴虚内热及疮疡、目疾患者均忌食。

竹笋

【性味归经】味甘，性寒。入胃、大肠经。

【主要功效】清热化痰，利尿消肿，透疹。

【康养应用】用于热痰咳嗽，烦热口渴；小便不利，大便不畅；痘疹不畅。宜凉拌、煮食、煲汤或炒食。

萝卜

【性味归经】味辛、甘，性凉。入脾、胃、肺、大肠经。

【主要功效】消食下气，化痰止咳，凉血止血，利小便。

【康养应用】用于饮食不消，脘腹胀满；痰热咳嗽，咽喉疼痛；小便短赤涩痛；血热引起的鼻衄、咯血。生用可绞汁饮、凉拌；熟用可炒或煮汤等。

【使用注意】脾胃虚寒者不宜生食。

苦瓜

【性味归经】味苦，性寒。入心、脾、肺经。

【主要功效】清暑除热，明目，解毒。

【康养应用】用于暑热烦渴；目赤肿痛，疮痈肿毒；痢疾；消渴。宜凉拌、炒食或煮汤。

【使用注意】脾胃虚寒者慎用。

马齿苋

【性味归经】味酸，性寒。入大肠、肝经。

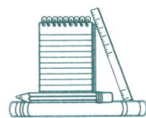

【主要功效】清热解毒，凉血止痢，祛湿通淋。

【康养应用】用于热毒泻痢，痈肿疔疮，湿疹；便血，痔血，崩漏下血。鲜品可煮粥、凉拌、水煎服或捣敷。

【使用注意】脾虚便溏者及孕妇慎食。

木耳

【性味归经】味甘，性平。入脾、肺、大肠、肝经。

【主要功效】补气养血，润肺止咳，止血。

【康养应用】用于体倦乏力，面色萎黄或产后虚弱；衄血，便血，血痢，崩漏。宜凉拌、炒食。

4. 果品类

柚

【性味归经】味甘、酸，性寒。入脾、肝、胃经。

【主要功效】消食，化痰，醒酒。

【康养应用】用于痰热咳嗽，痰稠色黄；食积胀满，饮食不振，恶心呕吐。鲜品宜生食或榨汁饮。

【使用注意】脾胃虚寒者不宜多食。

枇杷

【性味归经】味甘、酸，性凉。入脾、肺经。

【主要功效】润肺止咳，下气化痰，止渴。

【康养应用】用于阴虚肺燥之咳嗽咯血，咽干口渴；恶心呕吐，饮食不振。鲜品宜生食或榨汁饮。

【使用注意】脾胃虚寒者不宜多食。

葡萄

【性味归经】味甘、酸，性平。入肺、脾、肾经。

【主要功效】补气血，强筋骨，利小便。

【康养应用】用于气血虚弱，肺虚咳嗽；淋病，小便涩痛。鲜品宜生食或晒成葡萄干食用，亦可制酒。

荔枝

【性味归经】味甘、酸，性温。入脾、肝经。

【主要功效】补脾养血，温中止泻。

【康养应用】用于脾虚泄泻、少食、面色无华或头晕目眩等症。鲜品宜生食，干品可煎汤或泡酒。

【使用注意】阴虚火旺者慎用。

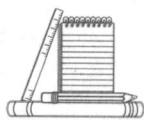

知识链接

　　鲜荔枝味甜鲜美，汁多肉嫩，营养丰富。但空腹不宜多食，若连续、大量地食用鲜荔枝则易产生头晕、心慌、脸色苍白、饥饿感、出冷汗、恶心、手足无力等症状，严重者还可出现抽搐、呼吸不规则甚至突然昏迷，这是大量食用荔枝后产生的突发性低血糖，医学上称之为荔枝急性中毒。若出现上述症状时，可让患者平卧休息，轻者立即冲服浓糖水一杯，重者应马上送医院救治。

5. 肉类

猪肉

【性味归经】味甘、咸，性平。入脾、胃、肾经。

【主要功效】补肾养血，滋阴润燥。

【康养应用】用于温病津伤，口渴喜饮；肺燥咳嗽，干咳少痰，咽干口燥；肠道枯燥，大便秘结；气血虚亏，羸瘦体弱。宜炒、炖、煮或烧制食用。

羊肉

【性味归经】味甘，性温。入脾、胃、肾经。

【主要功效】温肾助阳，温中补虚，温经补血。

【康养应用】用于肾阳虚衰，腰膝酸软，夜尿频多，遗精早泄；气血不足，虚劳羸瘦，肢冷不温，女子血虚经寒痛经；脾胃虚寒，脘腹冷痛，食少或大便稀薄。宜炒、炖、煮或烧制食用。

【使用注意】体质偏热、阳偏盛及外感邪热者忌食。

鸡肉

【性味归经】味甘，性温。入脾、胃经。

【主要功效】温中益气，补精填髓。

【康养应用】用于气血不足，虚损羸瘦，头晕心悸，病后体虚乏力或产后乳汁缺乏；脾胃虚弱，食少，腹泻；肾虚所致之小便频数，遗精，耳鸣耳聋，月经不调。宜炖汤、炒或烧制食用。

【使用注意】凡实证、热证或邪毒未清者不宜服。

鸭肉

【性味归经】味甘、微咸，性平。入脾、肺、肾经。

【主要功效】益气养阴，利水消肿。

【康养应用】用于阴虚劳热，咳嗽咯血，咽干口渴，食少便干；脾胃虚弱，水肿，小便不利。宜炖汤、炒或烧制食用。

【使用注意】外感初起或便溏者不宜服。

鲫鱼

【性味归经】味甘，性平。入脾、胃、大肠经。

【主要功效】健脾和胃，利水消肿，通血脉。

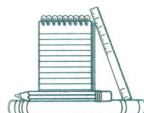

【康养应用】用于脾胃虚弱，少食乏力，呕吐或腹泻；脾虚水肿，小便不利；气血虚弱，乳汁减少。宜煮汤食用。

鳝鱼

【性味归经】味甘，性温。入肝、脾、肾经。

【主要功效】益气血，补肝肾，除风湿，强筋骨。

【康养应用】用于气血不足，虚损羸弱，体倦乏力，产后淋沥，久痢脓血等；腰膝酸软，足痿无力。宜煮汤或烧制。

【使用注意】凡病属虚热及外感者不宜食。

对虾

【性味归经】味甘、咸，性温。入肾经。

【主要功效】补肾兴阳，养血固精，开胃化痰。

【康养应用】肾虚阳痿，腰膝酸软，遗精早泄；产后乳汁不通；痰火后半身不遂，筋骨疼痛。宜白灼、炒、蒸。

【使用注意】过敏体质不宜食用。

蟹

【性味归经】味咸，性寒。入肝、胃经。

【主要功效】清热散瘀，消肿解毒。

【康养应用】用于跌打损伤，损筋折骨，血瘀肿痛；妇人产后血瘀腹痛，瘀血不下；湿热黄疸等。宜蒸、炒或研末后以酒、醋等送服。

【使用注意】外邪未清、脾胃虚寒及素患风疾者不宜食用。

（二）常用膳食举例

1. 姜糖苏叶饮（《本草汇言》）

【组成】生姜 3g，紫苏叶 3g，红糖适量，沸水适量。

【制法用法】生姜切丝，紫苏叶捻碎，和红糖放入瓷杯中，以沸水冲泡，温浸片刻。每日 2次，趁热服。

【功效】发汗解表，祛寒健胃。

【康养应用】用于风寒感冒，症见恶汗、发热、头身痛等。对同时患有恶心、呕吐、胃痛、腹胀等症的胃肠型感冒，则更为适宜。

【使用注意】素体阴虚，或湿热内蕴，或外感风热者忌用。

2. 桑菊薄竹饮（《广东凉茶方》）

【组成】桑叶 10g，菊花 10g，苦竹叶 30g，白茅根 30g，薄荷 6g。

【制法用法】将上述原料洗净，放入茶壶内，用沸水冲泡温浸 30 分钟。代茶频饮。

【功效】辛凉解表。

【康养应用】防治外感或内热所致之目赤、头痛、发热、喉痛等症。

【使用注意】本品性寒滑利，素体虚寒及脾胃虚寒者不宜食用。

3. 蜜蒸百合（《太平圣惠方》）

【组成】百合 100g，蜂蜜 50g。

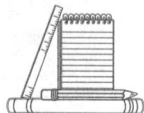

【制法用法】百合洗净，脱瓣，浸清水中半小时后捞出，放入碗内，加入蜂蜜，隔水蒸约 1 小时即成。随时嚼服，慢慢吞咽。

【功效】润肺止咳。

【康养应用】用于肺阴虚之咳嗽，症见干咳或燥咳，咳而无痰或少痰，胸中烦闷，咽干，唇燥，大便干结，舌尖红，苔少，脉细数等。

【使用注意】痰湿内蕴、中满痞胀及肠滑泄泻者不宜食用。

4. 赤豆鲤鱼汤（《外台秘要》）

【组成】鲜鲤鱼 1 条（约重 250g），赤豆 100g。

【制法用法】鲤鱼去鳞及内脏，再去除头、尾及骨，冲洗干净备用。赤豆洗净，加水浸泡半小时，放入锅中，加清水，旺火烧开后改用小火，煮至半熟时加鲤鱼，煮至熟烂即成。不加调料淡食。

【功效】利水消肿，祛湿健脾。

【康养应用】用于脾气亏虚、水湿泛溢所致之水肿，症见全身水肿，按之凹陷，面色苍白，脘腹胀满，纳少便溏，神倦尿少等。

【使用注意】阴虚津亏之人不宜食用。方中鲤鱼为腥膻发物，疮疡者慎用。

5. 补虚正气粥（《圣济总录》）

【组成】炙黄芪 30g，人参 3g，粳米 100g，白糖适量。

【制法用法】将黄芪、人参切成薄片，用清水浸泡 30 分钟，水煎，提取黄芪、人参浓缩液 30mL。粳米洗净煮粥，粥将成时加入人参、黄芪浓缩液，稍煮片刻，粥成后，加白糖少许即可。每日 1 剂，3～5 日为 1 个疗程，间隔 2～3 天后再服。

【功效】健脾补气，和胃疗虚。

【康养应用】用于脾胃虚弱所致之心慌气短、体虚自汗、慢性泄泻、脾虚久痢、食欲不振、气虚浮肿等。

【注意事项】服粥期间忌食萝卜和茶叶，热证、实证者忌服。

6. 羊肉汤（《济生方》）

【组成】当归 25g，黄芪 25g，党参 25g，羊肉 500g，葱、姜、盐、料酒各适量。

【制法用法】将羊肉洗净，当归、黄芪、党参装入纱布袋内，扎好口，与葱、姜、盐、料酒一起放入锅内，加水适量。置武火上烧沸，再用文火煨炖，直至羊肉熟烂即成。可早晚各食 1 次。

【功效】益气养血，温阳补虚。

【康养应用】用于病后、产后气血不足所致之脘腹冷痛，血虚宫冷崩漏；各种贫血。

【注意事项】外感发热、咽喉肿痛、牙痛者不宜食用。

7. 龙眼酸枣仁粥（《食物与治病》）

【组成】龙眼肉 10g，炒酸枣仁 10g，芡实 12g。

【制法用法】将炒酸枣仁捣碎，用纱布袋装好。芡实加水 500mL，煮半小时后加入龙眼肉和炒酸枣仁，再煮半小时，取出酸枣仁，加适量白糖，滤出汁液即可。

【功效】养血安神，益肾固精。

【康养应用】凡因心阴血虚、虚火内扰不能下济肾阴，出现心悸、怔忡、神倦、遗精等症者皆可服用。

8. 生地黄鸡（《肘后备急方》）

【组成】乌鸡 1 只，生地黄 250g，饴糖 150g，葱、姜、盐各适量。

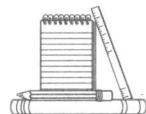

【制法用法】乌鸡宰杀后，去毛和内脏，洗净；生地黄切细，与饴糖相合调匀，与姜、葱、盐一起放入鸡腹中，缝合切口。然后将鸡装入盆中，切口朝上，放蒸锅内蒸熟。食肉，饮汁。

【功效】滋阴补肾，补益心脾。

【康养应用】用于肝肾阴虚所致之潮热盗汗及心脾不足所致之心悸、虚烦失眠、健忘怔忡。

【注意事项】脾气素弱，入食不化，便溏，外感未愈，湿盛之体或湿热中病不宜食用。

9. 枸杞肉丝（《民间验方》）

【组成】枸杞子 100g，猪瘦肉 500g，青笋 100g，食用油、盐、白糖、麻油、干淀粉、酱油各适量。

【制法用法】将猪瘦肉洗净，去筋膜，切成 2 寸长的丝；青笋切成同样长的丝；枸杞子洗净待用。炒锅加油烧热，肉丝、青笋丝同时下锅，烹入料酒，加入白糖、酱油、盐搅匀，投入枸杞子翻炒几下，勾芡，淋入麻油，起锅即成。佐餐食。

【功效】滋阴补肾，明目强身。

【康养应用】用于肝肾阴虚所致之体虚乏力，眩晕，视物模糊，腰膝酸软、疼痛等；也可作为强身益寿之用。

项目二　药物康养

自古医食同源，药物康养与食物养生是密不可分的。历史发展到今天，医学模式已经发生了深刻变化，由原来的以治疗为主的模式转变为以预防为主，治疗、康养相结合的医学模式，这就为药物康养提供了理论依据。接下来从两个方面介绍药物康养的相关知识。

一、常用康养中药

常用康养中药大致分为以下四类：补气药、养血药、补阳药和滋阴药。

（一）补气药

此类药物包括人参、西洋参、党参、太子参、黄芪、白术、山药、蜂蜜等。

人参

【性味归经】味甘、微苦，性平、微温。归心、脾、肺、肾经。

【主要功效】大补元气，补脾益肺，生津止渴，安神益智。

【康养应用】人参既可以单独使用（如独参汤），也可以复方应用，比如做成膏方（固元膏）、散剂、药膳等。用于体虚欲脱，脾虚食少，肺虚咳喘，津伤口渴，久病虚羸，惊悸失眠，阳虚宫冷等。

【使用注意】不宜与藜芦、五灵脂、莱菔子、萝卜同用。服药期间不宜同时饮茶。

知识链接

人参是一个统称，它分为生晒参、红参、西洋参、高丽参等。识别人参的品质主要看它的生长年限（从人参芦头辨识）和产地。如西洋参主要产于美国和加拿大；高丽参产于韩国。生晒参和红参的区别主要是加工方法不同，生晒参是将鲜人参刷洗干净，直接晾晒或烘干后切片包装即成；红参是将鲜人参刷洗干净，然后入锅蒸透，再晒干

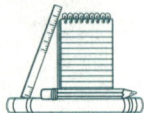

或烘干，切片包装即成。因产地和加工方法的不同，它们的功效也不一样，使用时应注意区分。

黄芪

【性味归经】味甘，性微温。归肝、脾、肺经。

【主要功效】补中益气，升阳举陷。

【康养应用】黄芪属于平补之药，可补一身之气，多在复方中应用，如玉屏风散、当归黄芪补血汤、参归鹿茸汤等。主要用于脾虚泄泻，内伤气虚，素体虚弱，病后调理等。

山药

【性味归经】味甘，性平。归肺、脾、肾经。

【主要功效】益气养阴，补脾肺肾，固精止带。

【康养应用】山药食药同用，属于平补之品。山药可以和多种食材搭配做成药膳，如山药排骨紫菜汤、乌鸡山药汤、山药排骨汤、山药瘦肉粥、山药大枣薏苡仁粥、山药茯实薏苡仁粳米粥；还可以做成山药馒头等。主要用于肾虚遗精、带下、尿频，脾虚食少、泄泻，肺虚咳喘，先天素体羸弱等。

蜂蜜

【性味归经】味甘，性平。归肺、脾、大肠经。

【主要功效】补中益气，润燥，解毒。

【康养应用】蜂蜜食药同用，为常用滋补品，有延寿、抗衰老的作用。蜂蜜既是药物，又是制药用的辅料，如做蜜丸、膏方都要用到它。蜂蜜配白醋有减肥美容的作用；蜂蜜与猪胆汁相须为用，能通腑气，利下窍，治疗水肿。蜂蜜有很好的润肠通便作用。蜂蜜与很多食材搭配可以做成美食，如蜂蜜南瓜、蜂蜜馒头等。

【使用注意】蜂蜜不应配伍生葱、大蒜、茭白、韭菜等食用，也不宜配伍土茯苓、威灵仙。糖尿病患者、大便稀溏者勿食。

（二）养血药

此类药物包括当归、熟地黄、阿胶、制何首乌、白芍、龙眼肉、丹参等。

当归

【性味归经】味辛、甘，性温。归心、肝、脾经。

【主要功效】补血活血，调经止痛，润肠通便。

【康养应用】多用于复方，常做成散剂、酒剂或用于煲汤。如四物汤、养肝散、当归补血汤、当归生姜羊肉汤、养生药酒等。主要用于肝郁气滞，月经不调，瘀血疼痛，风湿痹痛，活血补血等。

【使用注意】阴虚阳亢，湿热中阻，大便稀溏者不宜用。

阿胶

【性味归经】味甘，性平。归肺、肝、肾经。

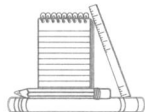

【主要功效】补血，滋阴润肺，止血。

【康养应用】阿胶可以单独使用，也可以复方应用，如补肺阿胶汤、黄连阿胶汤、炙甘草汤；还有很多用于慢性病的膏方都会用到阿胶，如固元膏。主要用于调理心肾不交之失眠，肺虚咳喘，失血患者养血止血等。

熟地黄

【性味归经】味甘，性微温。归肝、肾经。

【主要功效】补血滋阴，益髓填精。

【康养应用】熟地黄是补血要药，多用于复方，如四物汤、六味地黄丸；还可以做膏方、煲汤，如固元膏、养颜粥、熟地黄芪羊肉汤等。主要用于先天羸弱，气血不足，肝肾阴亏者。

【使用注意】本品性滋腻，不易消化，凡脾胃虚弱、中满便溏、气滞痰多者慎用。

龙眼肉

【性味归经】味甘，性温。归心、脾经。

【主要功效】补益心脾，养血安神。

【康养应用】龙眼肉具有良好的滋养补益作用。可单独食用，也可做成膏方或在复方中应用，如固元膏。主要用于养心血，补力气，安心神。

【使用注意】本品易助热生火，凡具有阴虚内热、湿阻中满、痰火体质者不宜使用。

（三）补阳药

此类药物包括附子、鹿茸、肉苁蓉、淫羊藿、冬虫夏草、补骨脂、海马、杜仲等。

附子

【性味归经】味辛、甘，性大热。归心、脾、肾经。有毒。

【主要功效】回阳救逆，补火助阳，散寒止痛。

【康养应用】附子"为回阳救逆第一药品"。它不仅可用于急重症的治疗，还可广泛用于养生保健。附子因有毒，故在使用时须久煎至不麻口为度。附子一般在复方中应用，如附子理中汤、地黄饮子、四逆汤；季节养生多用于膏贴，如"三伏贴""三九贴"；更多的是用于药膳煲汤，如附子当归羊肉汤等。主要用于素体虚弱，四肢厥冷，脾胃虚弱，大便稀溏，习惯性失眠，精神萎靡，易疲乏等。

【使用注意】①附子入药应先煎2小时，口尝无麻味，方可服用。②药物一定要温服。③服药期间忌生冷、寒凉之物，忌辛燥之品。④阴虚阳亢，真热假寒者禁用。⑤不宜与半夏、瓜蒌、瓜蒌子、瓜蒌皮、天花粉、浙贝母、川贝母、平贝母、伊贝母、湖北贝母、白蔹、白及同用。

知识链接

自古就有"人参杀人无过，附子救人无功"之说，其实附子对中华民族的健康是立下奇功的。许多古圣先贤用附子救人于危难，如张仲景、郑钦安、吴佩衡等。所以吴绶云："附子禀雄壮之质，有斩关夺将之气，能引补气药行十二经，以追复散失之元阳；能引补血药入血分，以滋不足之真阴；引发散药开腠理，以驱逐在表之风寒；引温暖药达下焦，以驱逐在里之寒湿。"

附子毒性之说：附子的毒性成分来自生物碱，即乌头碱。乌头碱是双酯类生物碱，

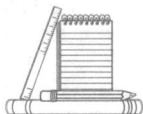

性质不稳定，通过加热水解去掉一个酯基后就变为苯甲酰乌头碱（单酯类生物碱），它的毒性就只有原来的 0.5%；如果再进一步加热水解，再去掉一个酯基，它就变成了氨基类生物碱（又叫乌头胺），乌头胺的毒性就降到了原来的 0.05%，此时我们吃起来就不麻口了，基本上就安全了。

附子"天雄"之说：一说是附子独生一枚，长形较大者名天雄；一说是附子在生长过程中只有主根、无子根者，其主根加工成的药材名天雄。天雄壮阳、祛风湿的药力更足。

鹿茸

【性味归经】味甘、咸，性温。归肝、肾经。

【主要功效】温肾壮阳，益精血，强筋骨，调冲任，托疮毒。

【康养应用】鹿茸有良好的壮肾阳、益精血作用，可以单独使用，也可加入复方应用，如鹿茸粥、鹿茸酒（如鹿茸枸杞酒、鹿茸益寿酒等）。主要用于肾阳虚引起的腰膝酸软；或小儿发育不良，五迟五软；冲任不调之崩漏、带下；疮疡难腐难溃，久溃不敛等。

【使用注意】鹿茸补阳效果显著，服用时宜从小剂量开始，缓缓加量，不宜突然使用大剂量，以免阳升风动而致头晕目赤或助火动血而致鼻衄。凡阴虚阳亢、血分有热、胃火炽盛、痰热犯肺及外感热病者均应忌服。

知识链接

在临床上，除了使用鹿茸外，还经常用到鹿角胶、鹿角霜、鹿角、鹿胎等。它们功效有别，要注意区分。鹿角胶在《神农本草经》被列为上品，味甘、咸，性温，归肝、肾经，能补肝肾、益精血，又善止血，适用于肾阳不足、精血亏虚、虚劳羸瘦、虚寒性出血等；鹿角霜药性平和，具有清爽、不滞腻的性质，也有温阳的作用，适用于脾胃虚弱、畏寒肢冷的患者使用；鹿角味咸，性温，归肝、肾经，具有补肾助阳（药力较弱）、活血散瘀、消肿止痛的功效，适用于肾阳不足、精血亏虚、虚寒性出血等；鹿胎为雌性梅花鹿或马鹿的胎鹿或胎盘，味甘、咸，性温，入心、肝、肾经，有益肾壮阳、补虚生精的功效，适用于中老年人肾虚精亏所致的体质虚弱、头晕目眩、畏寒肢冷、腰膝酸软及妇女崩漏带下等。

冬虫夏草

【性味归经】味甘，性平。归肺、肾经。

【主要功效】补肾益肺，止血化痰。

【康养应用】冬虫夏草食药同用，属于高档平补之品，常用于滋补膏方或药酒中。主要用于久病体虚，阳痿遗精，老年慢性支气管炎，肺气肿，肺结核，肺虚咯血等。《药性考》记载其"秘精益气，专补命门"。

肉苁蓉

【性味归经】味甘、酸、咸，性温。归肾、大肠经。

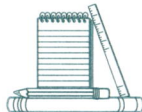

【主要功效】补肾阳，益精血，润肠通便。

【康养应用】肉苁蓉被誉为"沙漠人参"，有较强的补肾壮阳作用。可单独使用，也可以做成膏方或泡药酒服用。主要用于肾阳虚衰之阳痿不育、宫寒不孕，以及肝肾亏虚之风湿久痹、筋骨不健、腰膝酸软等。

（四）滋阴药

此类药物包括百合、黄精、石斛、沙参、女贞子、银耳、枸杞子、桑椹、黑芝麻等。

黄精

【性味归经】味甘，性平。归肺、脾、肾经。

【主要功效】润肺滋阴，补脾益气。

【康养应用】黄精可以炖食、煮粥、做膏方，如黄精炖瘦肉、黄精冰糖饮、黄精核桃牛肉汤等。主要用于气血不足之贫血、病后体虚、神经衰弱、精神萎靡，肾精亏虚之腰膝酸软，肺痨等。

银耳

【性味归经】味甘、淡，性平。归肺、胃、肾经。

【主要功效】滋阴养胃，益气安神，润肺生津，强心健脑。

【康养应用】在食养上，银耳是滋补良品，可补脾开胃、益气清肠、润肤养颜，特点是滋而不腻，可以煲汤、煮粥，如冰糖银耳羹、桂圆银耳羹、银耳雪梨羹等。主要用于肺肾阴虚引起的咳喘、大便秘结等。

枸杞子

【性味归经】味甘，性平。归肝、肾经。

【主要功效】滋补肝肾，益精明目，润肺。

【康养应用】在食养上，枸杞子广泛用于茶饮、美食、药酒、药粥等，如枸杞菊花茶、清肝明目茶、枸杞蜂蜜茶、枸杞肉丝、枸杞白果鸡、枸杞大枣酒、枸杞大枣粥等。主要用于肝阴虚引起的眼睛干涩、视力减退；肾精不足，精血亏虚引起的腰膝酸软、眩晕耳鸣、阳痿遗精；肺阴虚引起的咳嗽等。

黑芝麻

【性味归经】味甘，性平。归肝、肾、大肠经。

【主要功效】补肝肾，益精血，滋阴润燥。

【康养应用】黑芝麻食药同用，可加到许多食物中食用，如黑芝麻膏、黑芝麻饼等。此外，黑芝麻也可以复方应用，还可以做膏方。主要用于肝肾虚损、精血不足、习惯性便秘、老年性哮喘、肺结核、慢性神经炎，以及须发早白、腰膝酸软等。

【使用注意】黑芝麻油脂含量高，慢性肠炎、便溏腹泻者忌服。

二、常用康养方剂

中医方剂种类繁多，数量巨大，在这里不一一叙述。本部分康养方剂主要介绍一些简便易行的常用方剂，如煲汤方、药酒方及一些常用复方，既有内服方剂，也有外用方剂。

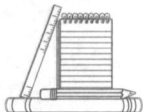

附子理中汤

【组成】附子 10 ～ 45g，人参 10 ～ 20g，炙甘草 6 ～ 20g，干姜 15 ～ 30g，白术 10 ～ 40g。

【功效】温阳祛寒，益气健脾。

【康养应用】附子理中汤是扶阳方，以汤剂应用。本方立足中焦，而非只适用于中焦，实为先后天并补之方，附子之功在先天，理中之功在后天。所以，本方应用广泛，根据患者个体差异，通过药味的加减或剂量的变化可以组成很多实用的方剂，治疗因阳虚引起的身体诸多不适，如四肢厥冷、少神、腹胀、心痛、霍乱转筋、心下嘈杂、胃冷、呃逆不休等。

【使用注意】素体怕热，阴虚阳亢者不宜。其他注意事项参见"附子"项下。

当归补血汤

【组成】黄芪 100g，党参 25g，当归 15g，土母鸡 1 只（约 1500g）。

【功效】益气养血。

【制作】先将所需药物洗净，放入一干净砂锅内；将母鸡肉洗净切成小方块，再另起一锅加入食用油，将鸡肉炒香，加盐，一起倒入砂锅内，加水没过药物、鸡块，大火烧开，小火煨至鸡肉酥烂即成。

【服用方法】喝汤吃肉，每日早、晚各 1 次。

【康养应用】当归补血汤为常用药膳方，气血双补，煲汤应用。主要用于产后血虚，素体虚弱，术后或病后的后期调养。若是素体怕冷，气血不足，可在本方中加入附子 50 ～ 100g、生姜 50g 一起煲汤，以增强温里助阳、气血双补的作用。

【使用注意】若加入附子煨汤，请参考"附子"项下的注意事项。

十全大补汤（《寿世保元》）

【组成】人参，白术，白茯苓，当归，川芎，白芍，熟地黄，黄芪，肉桂，麦冬，五味子，炙甘草，生姜，大枣。

【功效】健脾益肾。

【康养应用】十全大补汤可温补气血，健脾益肾，使机关利而脾土健。主要用于老年气血衰少，倦怠乏力等。

彭祖延年柏子仁丸（《千金翼方》）

【组成】柏子仁，蛇床子，菟丝子，覆盆子，石斛，巴戟天，杜仲，天冬，远志，天雄，续断，桂心，菖蒲，泽泻，薯蓣，人参，干地黄，山茱萸，五味子，钟乳，肉苁蓉，白蜜。

【功效】益肾填精。

【康养应用】主要用于肝肾亏虚之体虚、记忆力减退等。

资生丸（《兰台轨范》）

【组成】人参，白术，茯苓，山药，莲子肉，陈皮，麦芽，神曲，薏苡仁，白扁豆，山楂，砂仁，芡实，桔梗，甘草，藿香，白豆蔻，川黄连，白蜜。

【功效】健脾益胃，固肠止泻。

【康养应用】主要用于老年脾虚呕吐，脾胃不调，大便溏泄，纳食不振。

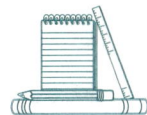

二精丸（《圣济总录》）

【组成】黄精，枸杞子，白蜜。

【功效】滋阴补肾。《圣济总录》云："常服助气益精，补填丹田，活血驻颜，长生不老。"

【康养应用】主要用于老年人虚阴不足，头晕耳鸣，口舌干燥。

鹿茸酒

【组成】鹿茸 50g，枸杞子 100g，60° 白酒 1000mL。

【功效】温肾壮阳，强筋健骨。

【制作】将鹿茸、枸杞子放入白酒中浸泡 15 天后即可饮用。

【服用方法】每日 1～2 次，每次 20～30mL。

【康养应用】鹿茸酒是扶阳方，以酒剂应用。主要用于中老年人肾虚精亏所致之体质虚弱、头晕目眩、畏寒肢冷、腰膝酸软及妇女崩漏带下等。

【使用注意】参见"鹿茸"项下。

古汉养生酒（《药酒汇编》）

【组成】生晒参 20g，黄芪 30g，枸杞子 30g，女贞子 30g，黄精 30g，55° 白酒 1000mL。

【功效】益气养阴。

【制作】将以上药物装入纱布袋中，扎口，放入密封容器，加入白酒中浸泡 2 周后备用。

【服用方法】每日早、晚各饮 10～20mL。

【康养应用】主要用于头昏耳鸣，气短乏力，面色萎黄，精神萎靡，失眠健忘，腰膝酸软，低血压，神经症等。

周公百岁酒

【组成】黄芪 50g，熟地黄 30g，茯神 30g，茯苓 20g，当归 15g，生地黄 30g，麦冬 15g，党参 20g，白术 15g，陈皮 15g，山茱萸 15g，枸杞子 20g，川芎 15g，防风 15g，五味子 15g，羌活 10g，肉桂 10g，龟甲胶 15g，丹参 20g，酸枣仁 30g，冰糖 250g，高粱白酒 5000mL。

【功效】益气养血，健脾安神。

【制作】将以上药物打成粗颗粒或切片，放入容器中，加入适量高粱白酒，密封，静置浸泡约 1 个月即可饮用。

【服用方法】每日 2 次，每次 20～30mL。

【康养应用】本方药性平和，气血兼顾，配方独特，适合大多数亚健康人群饮用。主要用于气血不足，神倦乏力，须发早白，失眠健忘等。

固元膏

【组成】阿胶 250g，生晒参 80g，枸杞子 200g，黑芝麻 100g，胡桃肉 100g，熟地黄 150g，大枣 200g，冰糖 300g，黄酒适量。

【功效】益气养阴，补髓填精。

【制作】先将以上药物全部打成细粉，然后用黄酒拌匀，浸润 12 小时后再入锅隔水蒸 3～4 小时即成。用陶罐盛装，膏方装好后，让其降温冷却，然后再密封好罐口，低温保存。

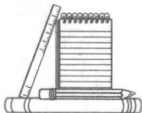

【服用方法】每日 1 ～ 2 次，每次 1 勺，宜饭前服用。

【康养应用】固元膏属于平补之方，适合大多数亚健康人群使用。不明原因脱发、女子月经偏少、痛风、慢性口腔溃疡、贫血、失眠等均可服用。

【使用注意】本方宜在身体平和，无表证，消化功能正常的情况下服用。服用膏方期间注意饮食得当，忌暴饮暴食、烟酒过度，忌辛辣、肥腻、生冷等；不宜饮浓茶、咖啡、可乐等。若身体出现不适症状，应暂停服用。

养肝散

【组成】当归，柴胡，白芍，白扁豆。

【功效】疏肝解郁，调经止痛。

【制作】将上四味药根据需要按等量调配，然后打成细粉，用密闭容器装好即成。

【服用方法】每日晚上睡前服 3 ～ 5g，用温开水（可加少量蜂蜜）调服。

【康养应用】主要用于女性因肝郁气滞引起的月经不调、失眠多梦、情绪烦躁等。

健脾开胃散

【组成】稻芽，麦芽，焦山楂，神曲，鸡内金。

【功效】健脾开胃。

【制作】将上五味药根据需要等量调配，然后打成细粉，用密闭容器装好即成。

【服用方法】每日早、晚各 1 次，每次 3 ～ 5g，温开水冲服。

【康养应用】本方药性温和，适用于普通人群，尤其适合胃口较差、消化不良、夜卧不眠者。若因经常熬夜，或长期失眠引起胃阴虚，可加少量乌梅、芦根、石斛熬水调服散剂则效果更好。

降脂茶

【组成】制何首乌、决明子、枸杞子、五味子、泽泻、麦冬各 5g。

【功效】降血脂。

【服用方法】每日 1 剂，用鲜开水冲泡 15 分钟后饮用。

【康养应用】本方药性温和，口感适宜，主要用于身体偏胖、血脂偏高的人群。

润肤粥

【组成】阿胶 50g，糯米 50g，粳米 100g，红糖适量。

【功效】益气养阴，润肤。

【制作】先将糯米、粳米洗净浸泡 20 分钟，然后入锅加水 750mL，大火烧开，小火煨至米烂时，缓缓加入打碎的阿胶，待化后再加入红糖调味即成。

【服用方法】每日早、晚各吃 1 次，每次一小碗。

【康养应用】本方具有较好的养颜润肤作用，多用于皮肤干燥的女性。男性润肤处方：沙参百合粥（南沙参 20g，北沙参 50g，百合 20g，粳米 100g，共煮粥）。

山药薏仁大枣粥

【组成】鲜山药 50g，薏苡仁 30g，大枣 50g，粳米 100g，红糖适量。

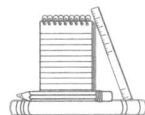

【功效】益气，健脾，除湿。

【制作】先将大枣去核，鲜山药去皮切碎，薏苡仁净选后和粳米一起浸泡约 20 分钟，然后一起入锅，加水 1000mL，大火烧开，小火煨至米烂，加红糖调味即可。

【服用方法】每日早、晚各吃 1 次，连续吃 1 周。

【康养应用】本方药性平和，适宜普通人群。其具有很好的健脾除湿、益气开胃的作用，适合脾虚泄泻、完谷不化、脚气病等。

老寒腿浴足方

【组成】艾叶 60g，老鹳草 60g，红花 40g，乳香 10g，没药 10g，生姜 100g。

【功效】活血祛瘀，通络止痛。

【制作】先将药物浸泡 30 分钟，然后加水 2000mL，熬开 20 分钟后取汁，一共熬 2 次，取汁约 3500mL 备用。

【使用方法】泡脚，每日 1 次，每次 30 分钟，水温控制在 42℃左右，最好睡前泡。

【康养应用】本方为浴足方，主要用于素体怕冷，腿脚僵硬，遇寒疼痛的老寒腿患者，也可用于糖尿病足的预防和治疗。

【使用注意】心脏功能不全、高血压者不宜。

手足皲裂方

【组成】生黄柏 30g，生百部 30g，苦参 30g，白及 30g，川藿香 30g，白矾 50g，黄精 50g，大风子 30g，丁香 15g，蛇床子 20g，白醋 2000mL。

【功效】除湿止痒，除皲裂。

【制作】将以上药物打成粗颗粒，然后用白醋浸泡 15 日后，过滤出药液，再用白醋浸泡一次，过滤药液，将两次的药液合并一起备用。

【使用方法】用以上药液浸泡或涂搽患处，每日 2 次。若用药液浸泡，可加适量温水稀释药液，浸泡温度在 43℃左右，每次浸泡时间以 25 分钟为宜。

【康养应用】主要用于手足皲裂、湿疹，也可用于手足美容。

【使用注意】本方为外用药，注意保存。

复习思考题：

1. 饮食规律、饮食卫生包括哪些方面的内容？

2. 饮食保健、食后养生包括哪些方面的内容？

3. 常用康养药物有哪些？如何分类？

4. 附子是一味什么药物？它与时代有何关系？

扫一扫，查阅
复习思考题
答案

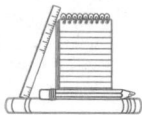

模块九　针灸养生康复技术

【学习目标】

1. 掌握艾灸、火罐技术。

2. 熟悉针刺、刮痧技术。

3. 了解穴位敷贴技术。

　　针灸是针法和灸法的总称，它不仅是中医治疗的重要手段，也是中医养生康复技术中重要的保健方法。针灸通过经络、腧穴的传导作用，应用一定的操作手法，疏通经络气血、调理脏腑功能，从而达到增强体质、防病治病的目的。针法是指在中医理论的指导下，把针具（通常指毫针）按照一定的角度刺入患者体内，运用捻转或提插等手法对人体特定部位进行刺激从而达到治疗疾病目的的方法。其中刺入点称为腧穴，又称穴位。灸法是以艾绒或灸炷等在体表一定的穴位上烧灼、熏熨，利用热的刺激来预防和治疗疾病的一种方法。

项目一　针刺养生康复技术

一、概念

　　针刺养生康复技术是指用毫针刺激人体腧穴等部位，运用迎、随、补、泻的手法以激发经气，从而疏通经络，行气活血，调整阴阳，激发机体抗病能力，以达到防病治病、益寿延年目的的技术。

知识链接

针灸养生机制

　　养生就是调护、保养生命，是采用各种方法调节阴阳和调整精、气、神这三个生命活动的重要环节。针灸的养生作用是通过经络系统和腧穴来实现的。经络系统具有沟通内外上下、联络脏腑肢节、运行气血、濡养周身的作用，同时还是人体的信息网络。《灵枢·经脉》记载："经脉者，所以能决生死，处百病，调虚实，不可不通。"这说明人的健康与经络有密切关系。腧穴是针刺、艾灸、拔罐、按摩等外治法施术的部位，与经络和脏腑有着密切的关系。利用针刺、艾灸、拔罐、按摩等方法刺激人体相关腧穴，可以调节经络气血，调动机体潜在的自身调节能力和抗病能力，使正气旺盛，阴阳调和，邪气不能入侵，从而保持形、神的健康。

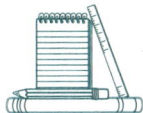

二、针刺的作用

（一）通经络

针刺的作用主要在于疏通经络，使气血流畅，即《灵枢·九针十二原》所谓的"欲以微针，通其经脉，调其血气"。针刺前的"催气""候气"与针刺后的"得气"都是在调整经络气血。如果机体某一局部的气血运行不利，针刺即可激发经气，促其畅达。所以，针刺的作用首先在于"通"。经络畅通无阻，机体各部分才能密切联系，共同完成新陈代谢活动，人才能健康无病。

（二）调虚实

人体的生理功能活动时刻都在进行，在正常情况下也会出现一些虚实盛衰的偏差。如不同的个体、不同的时期，其体质、体力、耐力、适应能力等都会出现一定的偏差。针刺保健则可根据具体情况纠正这种偏差，虚则补之，实则泻之，补泻得益，可使弱者变强，盛者平和，以确保健康。

（三）和阴阳

阴平阳秘是人体健康的关键。针刺可以通经络、调气血，使机体内外交通、营卫周流、阴阳和谐。现代医学证明，针刺某些强壮穴位可以提高机体的新陈代谢能力和抗病能力。如针刺足三里，可使白细胞计数明显增加，吞噬功能加强，同时还可以使超氧化物歧化酶含量增高。这就进一步说明，针刺确有养生保健、防病益寿的作用。

三、针刺的方法

（一）进针的方法

1. 单手进针法　用刺手拇、食二指夹持针柄或用消毒干棉球裹住针体下端并用力捏住，露出针尖 0.3～0.5cm，对准腧穴，快速刺入腧穴皮下。此法多用于短针的进针。

2. 双手进针法

（1）指切进针法：用押手拇指或食指的指甲掐切腧穴皮肤旁，刺手持针，针尖紧贴押手指甲边缘，迅速将针刺入皮下。此法多用于短针的进针。

（2）夹持进针法：用押手拇、食二指持消毒干棉球裹住针体下端，露出针尖 0.3～0.5cm，刺手持针柄，刺手和押手同时用力将针刺入腧穴皮下。此法多用于长针的进针。

（3）提捏进针法：用押手拇指和食指将针刺部位的皮肤捏起，刺手持针从提捏的腧穴皮肤上端刺入。此法多用于皮肉浅薄部位的进针。

（4）舒张进针法：用押手的拇、食指或食、中指将所刺部位的皮肤撑开绷紧，刺手持针刺入。此法多用于皮肤松弛部位的进针。

3. 管针进针法　选用长度合适的毫针置于针管内，露出针尾，用手对准针尾弹击，使针快速刺入腧穴皮下。此法多用于小儿及惧针者。

（二）针刺的角度

1. 直刺　针身与皮肤表面成 90° 角刺入穴位。该法适用于全身大多数穴位。

2. 斜刺　针身与皮肤表面成 45° 角刺入穴位。该法适用于骨骼、血管、肌腱的边缘和不宜深刺的穴位。

3. 平刺　针身与皮肤表面成 15° 角刺入穴位。该法适用于头面、胸背等皮肉浅薄部的穴位。

（三）针刺的深度

针刺深度是指针身刺入人体体内的深浅。针刺深度的原则是在不伤及脏腑组织器官的基础

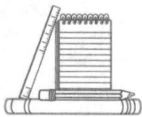

上取得针感。针刺的深度应根据患者的体质、年龄、病情，以及腧穴所在部位、时令季节变化等灵活变化。

四、针刺养生康复常用穴位

1. 足三里

【定位】位于膝下 3 寸，胫骨外大筋内。

【康养应用】足三里为全身强壮要穴，可健脾胃、助消化，益气强身，提高人体免疫和抗病功能。

【针刺方法】毫针直刺 1 ～ 1.5 寸，可单侧或双侧同时取穴。

2. 曲池

【定位】位于肘外辅骨，屈肘时肘横纹尽头处。

【康养应用】此穴能祛风解表，调和营血，强壮明目。古代将本穴称为"目灸"穴，其可防止老年视力减退，坚固牙齿，调整血压，并有预防感冒等作用。

【针刺方法】毫针直刺 0.5 ～ 1 寸。

3. 三阴交

【定位】位于足内踝高点上 3 寸，胫骨内侧面后缘。

【康养应用】此穴对增强腹腔诸脏器，特别是生殖系统脏器的功能有重要作用。

【针刺方法】毫针直刺 1 ～ 1.5 寸。

4. 关元

【定位】位于腹正中线上，脐下 3 寸。

【康养应用】本穴为历代重要的保健益寿之穴。《医经精义》有其为"元阴、元阳交点之所"的说法。《扁鹊心书》对本穴颇为推崇，曾有诗云："一年辛苦唯三百（壮），灸取关元功力多；健体轻身无病患，彭篯（又称彭祖，相传为古代长寿者）寿算更如何。"关元可作为中老年保健、男性性功能障碍防治等的要穴，有强壮作用。

【针刺方法】毫针直刺 1 ～ 1.5 寸，针尖微向下，使针感如线状放射至会阴部，留针 15 ～ 20 分钟。或用毫针斜刺 0.5 寸。

5. 气海

【定位】在腹正中线上，脐下 1.5 寸处取穴。

【康养应用】气海穴有培补元气、固益肾精的功效，是防病强身穴之一。古人认为该穴是"元气之海"，也是"男子生气之海"（《铜人腧穴针灸图经》）。现代用本穴增强人体免疫力，延年益寿，改善亚健康状态，预防休克。

【针刺方法】毫针直刺 1 ～ 1.5 寸，针尖微向下，使针感如线状放射至会阴部，留针 15 ～ 20 分钟。常针此穴，有强壮作用，可与足三里配合施针。

6. 中极

【定位】位于腹正中线上，脐下 4 寸。

【康养应用】本穴有益肾兴阳、通经止带的作用，常用于预防妇产科病证及防治男性性功能紊乱。

【针刺方法】毫针直刺 1 ～ 2 寸，局部有酸胀感，可扩散至小腹，或针感呈线状放射到外生殖器，留针 15 ～ 20 分钟。

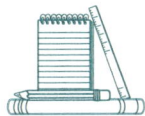

7. 合谷

【定位】在手背第 1、2 掌骨间，当第 2 掌骨桡侧的中点处。

【康养应用】本穴不仅具有调理大肠经气的作用，而且具有活血通络、镇静安神、泻热止痛、祛风消疹等作用，是临床退热要穴，用于诸多疾病，如面瘫、牙痛、头面痛、痛经、发热、中风偏瘫、荨麻疹、便秘等。

【针刺方法】毫针直刺 0.5～0.8 寸。

8. 内关

【定位】腕横纹正中直上 2 寸处，伸臂仰掌，两筋间取之。

【康养应用】本穴有宁心通络、调血和营之功效，可明显改善冠状动脉的血液循环，调整心脏功能，调节血脂代谢，为预防冠心病的要穴。

【针刺方法】进针后，针尖略向上（肩关节方向）至得气，用提插探寻之法，激发针感上传至肩、腋下或前胸，然后再反复运针 1～2 分钟，留针 15～20 分钟。

9. 大椎

【定位】位于后正中线上，第 7 颈椎棘突下。俯首时，当项后隆起最高处下缘凹陷中为该穴。

【康养应用】本穴主要用于预防各类急性传染病，对预防慢性支气管炎、哮喘的发作及药物的毒副作用均有较显著的效果。现代研究证实，电针或艾灸大椎穴能增加抗体生成和增强网状内皮系统吞噬细胞的功能，从而提高机体抵抗力。

【针刺方法】用毫针微斜向上深刺 1～1.5 寸，局部酸胀，针向下及向两肩部扩散。注意不可过深，以免造成蛛网膜下腔出血或损伤脊髓。

10. 命门

【定位】位于腰部，后正中线上，第 2 腰椎棘突下。取穴时可令患者正坐直腰或俯卧，先触到第 12 肋端，然后平移至脊柱中点，其棘突间即为命门穴。

【康养应用】命门是重要保健防病穴，能增强体质、调节精神，可用于平时保健防病，改善亚健康状态及防治男性性功能障碍等。

【针刺方法】毫针直刺 1～1.5 寸，以局部酸胀为宜，留针 15 分钟。

11. 百会

【定位】位于头部，当前发际正中直上 5 寸，或两耳尖连线的中点。可在前后正中线和两耳尖连线的交点处取穴。

【康养应用】本穴具有比较明显的双向调节作用，既可预防高血压，又能防止血压过低引起休克，近年来还用于预防竞技综合征。

【针刺方法】用 1 寸毫针成 15° 角向后平刺入 0.5～0.8 寸，也可从右往左刺入一针，成十字刺法。留针 30 分钟（预防高血压）至数小时（预防竞技综合征）。

12. 印堂

【定位】位于额部，两眉头的中间。

【康养应用】本穴多与百会穴配合，用于防治高血压、失眠及忧郁症等。

【针刺方法】以 1 寸毫针自上至下平刺 0.5 寸。

13. 风池

【定位】位于项部，枕骨之下两侧，斜方肌外缘与胸锁乳突肌后缘之间的凹陷中。

【康养应用】本穴主要用于防治普通感冒、流感、高血压，对某些眼病，如青光眼、白内障、近视等也有一定作用。

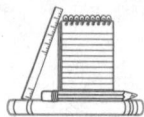

【针刺方法】本穴为易发生危险的穴位，针刺时必须注意安全。据解剖学研究和大量临床实践证明，针尖向鼻尖方向刺入1～1.5寸最为安全，以针感向眼区、前额或头部放射为佳，留针20～30分钟。

14. 中脘

【定位】位于腹正中线上，脐上4寸。让患者仰卧，在胸骨剑突至脐心连线中点取之。

【康养应用】本穴为传统的防病健身穴，能调节脾胃功能、增强食欲。

【针刺方法】毫针直刺，深1.5～2寸，使上腹部闷胀沉重，或放射性胀痛，或使胃部有收缩感。需注意的是，毫针不可过度深刺，避免穿破腹膜。留针15～20分钟。

15. 天枢

【定位】位于腹部，前正中线旁开2寸处。

【康养应用】本穴能预防胃肠疾病及术后腹胀等。

【针刺方法】毫针直刺1.5～2寸，有局部酸胀感，并可扩散至同侧腹部。注意针刺不可过深，以免导致腹膜损伤。

16. 肺俞

【定位】在背部，第3胸椎棘突下旁开1.5寸处。

【康养应用】本穴能调理肺气、祛邪扶正，常用以预防感冒及支气管炎、哮喘等。

【针刺方法】毫针直刺0.5～0.8寸。为避免伤肺造成气胸，可在穴位向外旁开1cm，成45°角向脊柱侧斜刺1～1.5寸，以局部酸胀感为宜，一般不留针。

17. 心俞

【定位】在背部，第5胸椎棘突下旁开1.5寸处。

【康养应用】本穴可防治冠心病心绞痛等病证。

【针刺方法】毫针直刺0.5～0.8寸。为避免伤肺造成气胸，可在穴位向外旁开1cm处，成45°角向脊柱侧斜刺1～1.5寸，酸胀感可向前胸放射，一般不留针。

18. 膈俞

【定位】在背部，第7胸椎棘突下旁开1.5寸处。

【康养应用】本穴能预防呃逆，与胆俞穴组成四花穴可用于戒烟。

【针刺方法】毫针直刺0.5～0.8寸。为避免伤肺造成气胸，可在穴位向外旁开1cm处，成45°角向脊柱侧斜刺1～1.5寸，以局部有酸胀感为宜。

19. 肝俞

【定位】在背部，第9胸椎棘突下旁开1.5寸处。

【康养应用】本穴能预防肝炎、胆结石及白内障等。

【针刺方法】毫针直刺0.5～1寸，亦可在穴旁1cm处成45°角刺入1.5寸，至局部有酸胀感为宜，有时可向肋间放射。

20. 胆俞

【定位】在背部，第10胸椎棘突下旁开1.5寸处。

【康养应用】本穴能预防胆石症急性发作，与膈俞相配可用于戒烟。

【针刺方法】毫针直刺0.5～1寸，亦可在穴旁1cm处成45°角刺入1.5寸，局部有酸胀感为宜，有时可向肋间放射。

21. 脾俞

【定位】在背部，在第11胸椎棘突下旁开1.5寸处。

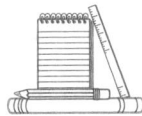

【康养应用】本穴有调理脾气、运化水谷、和营统血的作用，用以防治脾胃疾患，并可作为体虚者的强壮穴应用。

【针刺方法】毫针直刺 0.5 ～ 1 寸，亦可在穴旁 1cm 处成 45° 角刺入 1.5 寸，局部有酸胀感为宜，有时可向肋间放射。

22. 肾俞

【定位】在腰部，第 2 腰椎棘突下旁开 1.5 寸，即命门穴旁开 1.5 寸。

【康养应用】本穴可调肾气、强腰脊、明耳目，具有保健、抗衰老的作用。

【针刺方法】毫针微斜向脊柱直刺，深 1.5 ～ 2 寸，针感以腰部酸胀为宜。

23. 鱼际

【定位】在第 1 掌骨中点桡侧，赤白肉际处。

【康养应用】本穴能防咳喘、利咽喉，用于预防哮喘及慢性支气管炎的急性发作。

【针刺方法】针刺时毫针向掌心方向斜刺进针 0.3 ～ 1 寸，提插捻转待得气感强烈后出针。

24. 血海

【定位】屈膝，在大腿内侧，髌骨内侧端上 2 寸，当股四头肌内侧头的隆起处。

【康养应用】本穴具有健脾除湿、调理营血、通利小便的作用，可用于日常膝关节的养生保健，并可用于月经病、生殖系统疾病、泌尿系统疾病和皮肤病的康复治疗等。

【针刺方法】毫针直刺 1 ～ 1.5 寸。

25. 阳陵泉

【定位】位于小腿外侧，腓骨小头前下方的凹陷中。可令患者正坐屈膝，按取腓骨小头和胫骨粗隆，向下呈等边三角形，其下角端即是穴位。

【康养应用】本穴功效疏肝清胆、舒筋活络，可消除疲劳，预防胆石症。

【针刺方法】毫针直刺 1 ～ 1.5 寸，待局部酸胀明显后运针，针感向下放射至踝，亦可上传至膝及大腿，不留针。

26. 委中

【定位】腘窝横纹中点，注意避开动脉。

【康养应用】本穴有解血毒、强腰膝、固肌表的作用，可防治感冒、中暑、中风等。

【针刺方法】毫针直刺 1 ～ 1.5 寸，以局部酸胀为度，或有麻电感放射至足，不留针。或三棱针点刺，出血数滴。

27. 涌泉

【定位】在足底部，卷足时足前部凹陷处，约当足底第 2、3 趾趾缝纹头端与跟腱连线的前 1/3 与后 2/3 的交点上。

【康养应用】本穴为养生保健常用穴，且具有补肾填精、回阳救逆、泻热开窍的作用，多用于肾精不足所致的各种虚证。

【针刺方法】毫针直刺 0.5 ～ 1 寸。多用按摩或灸法。

28. 肩井

【定位】在肩上，前直乳中，当大椎与肩峰端连线的中点上。

【康养应用】本穴具有强壮补益、通经活络的作用，可用于诸虚百损及伤精失劳，多以灸法起补益作用，也常用于疲劳后的恢复及肩、颈、上肢部位的病变。

【针刺方法】毫针直刺 0.3 ～ 0.5 寸。此穴深部正当肺尖，不可深刺。

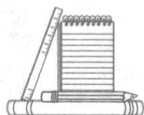

29. 四神聪

【定位】在头顶部，百会穴前后左右各 1 寸处，共四穴。

【康养应用】该穴具有镇静安神、通络止痛的作用，主要用于头部病变、神志病的康复治疗，如小儿脑瘫、脑积水、大脑发育不全及阿尔茨海默病、头痛眩晕、中风、失眠健忘等。

【针刺方法】毫针平刺 0.5 ～ 0.8 寸。

五、常见病的针刺康复方法

常见病的针刺康复方法见表 9-1。

表 9-1　常见病的针刺康复方法

病名	选穴	备注
牙痛	合谷、下关、颊车，实热加内庭，虚热加太溪	太溪用补法
咽痛	少商、尺泽、合谷、内庭、关冲	少商、关冲点刺出血
鼻出血	上星、印堂、合谷，肺热加少商，胃热加内庭	
耳鸣耳聋	翳风、听会、中渚、侠溪，肝胆火盛加太冲，外邪侵袭加合谷，肾虚加肾俞、关元、太溪	
落枕	大椎、天柱、肩外俞、后溪、悬钟	针后加灸
胃下垂	气海、关元、中脘、足三里、脾俞	针后加灸
胁痛	期门、支沟、内关、行间，实证加太冲，虚证加肝俞	
乳少	膻中、合谷、外关、少泽，肝郁加行间，体虚加足三里	
崩漏带下	关元、气海、脾俞、三阴交、足三里、隐白，湿热者加行间、阴陵泉	针用补法
疳积	四缝、足三里	
便秘	大肠俞、天枢，热结配合谷、曲池，气滞配气海，气血虚配气海、足三里、阴陵泉，寒秘加灸胃俞、神阙	
高热	大椎、曲池、合谷、少商，神昏取水沟、十宣，烦躁取印堂、神门	少商穴可点刺出血
晕厥	水沟、合谷、足三里、中冲、百会、气海	针用补法，百会用灸法
汗证	复溜，脱汗加灸气海、神阙	
腰痛	肾俞、命关、腰阳关	或给予局部按摩

六、针刺注意事项

1. 过饥、过饱、酒醉、大怒、大惊、劳累过度等不宜针刺。

2. 孕妇及身体虚弱者不宜针刺。

3. 小儿囟门未闭合时，头部穴位不宜针刺。

4. 出血性疾病，皮肤表面有溃疡、感染者不宜针刺。

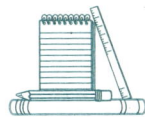

项目二　灸法养生康复技术

一、概念

灸法养生康复技术是用艾绒做成艾炷、艾条等，在穴位或某部位熏灸，借用其热力和药物的作用，以温经通络、调和气血、散寒祛湿、消肿散结、回阳救逆，达到预防保健康复作用的方法。常用的艾灸方法有艾炷灸、艾条灸和温针灸。

灸法治疗流传已久，《扁鹊心书》中即指出："人于无病时，常灸关元、气海、命门、中脘……虽未得长生，亦可保百余年寿矣。"这说明古代养生家在运用灸法进行养生方面已有丰富的实践经验。时至今日，灸法仍是广大群众所喜爱的行之有效的养生方法。

知识链接

为什么选择艾作为灸法的材料

历史上，几乎能够发热的材料人类都曾尝试用于灸法的治病健身中，古代记载的有硫黄、黄蜡、麻叶、桑枝、桃枝、灯心草、线香等材料，近现代出现了电热灸、红外灸等灸法。但经过长时间的实践，艾灸因具有其他灸法不能替代的独特优势而成为人们养生治病的重要手段。首先，艾有特殊的性质。艾是多年生草本植物，根据《本草从新》记载，艾具有纯阳之性，可以理气血、除寒湿。其次，艾的通透力很强，可以通十二经，走三阴，善入脏腑，很多药力不能达到的地方，艾灸可以到达。最后，以现代医学研究来看，艾中含有很多有益的化学成分，具有杀菌、消毒、解热、镇静、活血等作用，对增强人体免疫力、改善血液循环有积极的推动作用。

二、灸法的作用

（一）温通经脉，行气活血

《灵枢·刺节真邪》说："脉中之血，凝而留止，弗之火调，弗能取之。"气血运行具有得温则行，遇寒则凝的特点。灸法其性温热，可以温通经络，促进气血运行。

（二）培补气元，预防疾病

《扁鹊心书》指出："夫人之真元乃一身之主宰，真气壮则人强，真气虚则人病，真气脱则人死，保命之法，艾灸第一。"艾为辛温阳热之药，以火助之，两阳相得，可补阳壮阳，使真元充足、人体壮健。"正气存内，邪不可干"，故艾灸有培补元气、预防疾病的作用。

（三）健脾益胃，培补后天

灸法对脾胃有着明显的强壮作用，《针灸资生经》指出："凡饮食不思，心腹膨胀，面色萎黄，世谓之脾胃病者，宜灸中脘。"在中脘穴施灸可以温运脾阳，补中益气。常灸足三里，不但能使消化系统功能旺盛，增加人体对营养物质的吸收，以濡养全身，亦可收到防病治病、抗衰防老的效果。

（四）升举阳气，密固肤表

《灵枢·经脉》云："陷下则灸之。"气虚下陷，清阳不得升散，则皮毛不任风寒，因而卫阳

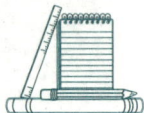

不固，腠理疏松。常施灸法，可以升举阳气，密固肌肤，抵御外邪，调和营卫，起到健身、防病治病的作用。

三、艾灸的方法

艾灸从形式上可分为艾炷灸、艾条灸、温针灸三种，从方法上又可分为直接灸、间接灸和悬灸三种。保健灸则多以艾条灸为常见，而直接灸、间接灸和悬灸均可采用。

根据体质情况及所需的养生要求选好穴位，将点燃的艾条或艾炷对准穴位，使局部感到有温和的热力，以感觉温热舒适，并能耐受为度。

艾灸时间可在 3 ～ 5 分钟，最长 10 ～ 15 分钟。一般来说，健身灸时间可略短，病后康复则施灸时间可略长。关于施灸的时间，春、夏二季宜短，秋、冬宜长；四肢、胸部施灸时间宜短，腹、背部位宜长；老人、妇女、儿童施灸时间宜短，青壮年则时间可略长。

关于施灸的时间，传统方法多以艾炷的大小和施灸壮数的多少来计算。艾炷是用艾绒捏成的圆锥形的用量单位，分大、中、小三种。如蚕豆大者为大炷，如黄豆大者为中炷，如麦粒大者为小炷。每燃烧一个艾炷为一壮。实际应用时可据体质强弱而选择，体质强者宜用大炷，体质弱者宜用小炷。

四、常用穴位灸法康养应用

一般来说，针刺保健的常用穴位大都可以用于保健灸法，同时包括一些不宜针刺的穴位，兹举例如下。

（一）足三里

常灸足三里可健脾益胃，促进消化吸收，强壮身体，中老年人常灸足三里还可预防中风。灸法：用艾条、艾炷灸均可，时间可掌握在 5 ～ 10 分钟。

古代养生家主张常在此穴施瘢痕灸，使灸疮延久不愈，以强身益寿。"若要身体安，三里常不干"，即指这种灸法。现代研究证明，灸足三里穴确可改善人体的免疫功能，并对肠胃、心血管系统等有一定的影响。

（二）神阙

神阙位于当脐正中处，为任脉之要穴，具有补阳益气、温肾健脾的作用。灸法：灸 7 ～ 15 壮，灸时用间接灸法，如将盐填脐心上，置艾炷灸之，有益寿延年之功。

（三）膏肓

膏肓位于第 4 胸椎棘突下旁开 3 寸处。常灸膏肓穴有强壮作用。灸法：艾条灸，15 ～ 30 分钟；艾炷灸，7 ～ 15 壮。

（四）中脘

中脘位于脐上 4 寸处，为强壮要穴，具有健脾益胃、培补后天的作用。一般可灸 5 ～ 7 壮。

（五）涌泉

脚趾卷屈，在前脚掌中心凹陷处取穴。此穴有补肾壮阳、养心安神的作用。常灸此穴，可强身健心，有益寿延年之功效。一般可灸 3 ～ 7 壮。

其他如曲池、三阴交、关元、气海等穴均可施灸，具有强身保健功效。

五、灸法的注意事项

1.施灸部位，宜先上后下，先灸头顶、胸背，后灸腹部、四肢。

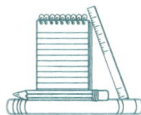

2. 施灸时，患者的体位必须平正、舒适，不能摆动。采用艾炷灸时，针柄上艾绒团必须捏紧，防止热灰滚落燃损皮肤或衣物。

3. 施灸时取穴要准，灸穴不宜过多，火力要均匀。

4. 灸后局部皮肤出现微红灼热属正常现象。如灸后局部起小疱，涂上少量红花油，可慢慢自行吸收。如水疱较大，可用无菌注射器抽去液体，外涂烫伤膏，并盖上消毒纱布，保持干燥，防止感染。

5. 熄灭后的艾炷应放入容器内贮存，以防复燃。

项目三　火罐养生康复技术

火罐养生康复技术即拔罐法，是以罐为工具，利用燃烧、抽吸、挤压等方法排出罐内空气，造成负压，使罐吸附于体表特定部位（患处、穴位），产生广泛刺激，形成局部充血或瘀血现象，从而达到防病治病、强身健体作用的一种治疗方法。

一、适用范围

拔罐法可用于治疗风寒湿痹而致的腰酸背痛、关节疼痛、虚寒性咳喘等，亦可用于疮疡和蛇毒咬伤的急性排毒。

二、罐的种类

罐的种类很多，目前临床上常用的有玻璃罐、竹罐、陶罐（图 9-1）等。

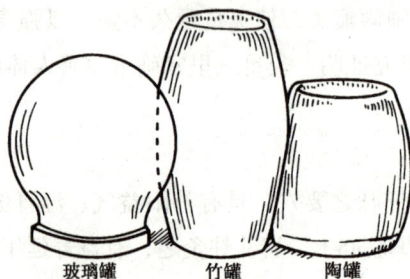

玻璃罐　　竹罐　　陶罐

图 9-1　常用罐

（一）玻璃罐

用玻璃制成，形如球状，肚大口小，口边外翻，有大、中、小三种型号。其优点是质地透明，可以看见罐内的情况，便于随时掌握情况；缺点是容易破碎。临床较普遍使用。

（二）竹罐

将直径 3 ~ 6cm 的细毛竹截成长 6 ~ 10cm 的竹筒，一端留节作底，另一端作罐口，制成壁厚 2 ~ 3mm、呈腰鼓形的竹罐。其取材容易，轻巧价廉，不易破碎；缺点是容易爆裂、漏气。竹罐在民间应用较为广泛。

（三）陶罐

用陶土烧制而成。这种罐的特点是吸拔力大，但质地较重，容易摔碎损坏，现临床极少使用。

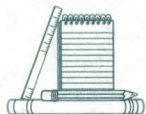

（四）代用罐

杯子、小口碗、玻璃罐头瓶等，只要瓶口光滑、无破损，均可使用。

三、操作方法

利用燃烧时火的热力排出罐内空气，形成负压，将罐吸在皮肤上。其具体操作有以下几种。

（一）闪火法

用镊子夹住 95% 的乙醇棉球，点燃后，在罐内中段绕一圈抽出，迅速将罐扣在应拔的部位上，即可吸附（图 9-2）。此法因罐内无火，比较安全，是最常用的拔罐方法。但须注意的是点燃的乙醇棉球切勿将罐口烧热，以免烫伤皮肤。

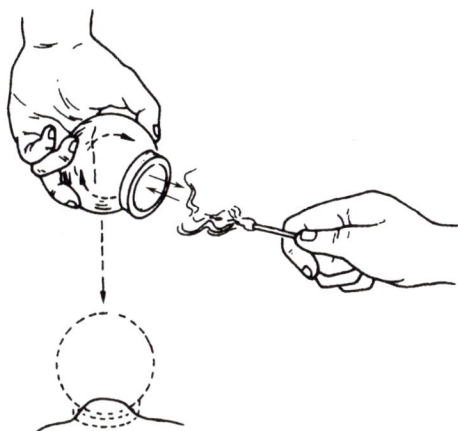

图 9-2　闪火法

（二）贴棉法

将大小适宜的 95% 乙醇棉花一小方块贴在罐内壁的下 1/3 处，以火点燃后，迅速扣在应拔的部位上，即可吸住。注意棉花不可太大、太厚，所蘸乙醇不可太多。此法易于掌握，适合初学者。

（三）投火法

将易燃的纸片点燃后投入罐内，不等纸片烧完便将罐扣在应拔的部位上，即可吸附（图 9-3）。民间多用此法。

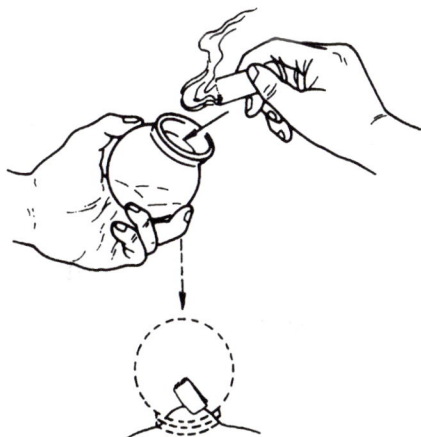

图 9-3　投火法

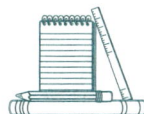

（四）架火法

用一不易燃烧和传热的物体，如小瓶盖等（其直径要小于罐口），放在应拔的部位上，上置小块乙醇棉球，点燃后迅速将罐子扣上，即可吸附。此法的吸附力较强。

（五）滴酒法

在火罐内滴入95%的乙醇1～3滴，翻倒火罐，使乙醇均匀地布于罐壁，然后点火使酒精燃着，迅速将罐子扣在应拔的部位上。这种方法须注意滴入的乙醇要适量，如过少不易燃着，若过多则会淌下灼伤皮肤。

以上各种方法，一般留罐10～15分钟，待施术部位皮肤充血、瘀血时，将罐取下。当罐大吸拔力强时，可适当缩短留罐的时间，以免起疱。

四、方法运用

临床拔罐时，可根据不同的病情需要运用不同的方法，常用的有以下几种。

（一）留罐法

留罐又称坐罐，即拔罐后，留罐10～15分钟，待局部皮肤充血，出现皮下瘀血时即可起罐。起罐时一手扶住罐体，另一手的拇指或食指按压罐口皮肤，使空气进入罐内，将罐取下。如果罐吸附力过强，不可硬行上提或旋转提拔，应以轻缓为宜。此法是常用的一种方法，一般疾病均可应用，而且单罐、多罐皆可应用。

（二）走罐法

走罐法亦称推罐法，即拔罐时先在所拔部位的皮肤或罐口上涂一层凡士林、液体石蜡等润滑剂，再将罐拔住。然后，医者用右手握住罐底，稍倾斜，即后半边着力，前半边略提起，慢慢向前推动，这样在皮肤表面上下或左右来回推拉，反复移动数次，直至皮肤红润、充血甚或瘀血（图9-4）。此法适用于面积较大、肌肉丰厚的部位，如脊背、腰臀、大腿等。

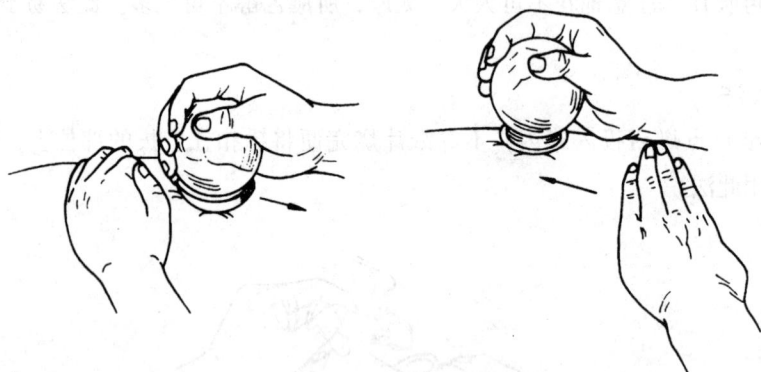

图9-4　走罐法

（三）闪罐法

闪罐法即将罐拔住后，立即起下，如此反复多次地拔住起下、起下拔住，直至皮肤潮红、充血，或瘀血为度。此法多用于局部皮肤麻木、疼痛或功能减退等疾患，尤其适用于不宜留罐的患者，如小儿、年轻女性的面部。

（四）刺血拔罐法

刺血拔罐法又称刺络拔罐法，即在应拔部位的皮肤消毒后，用三棱针点刺出血或用皮肤针叩打后，再将火罐拔于点刺的部位使之出血，以加强刺血治疗的作用。一般刺血后拔罐留置

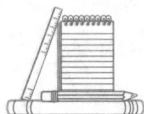

10 ～ 15 分钟，多用于丹毒、扭伤、乳痈等。

（五）留针拔罐法

留针拔罐法简称针罐，即在针刺留针时，将罐拔在以针为中心的部位上 5 ～ 10 分钟，待皮肤红润、充血或瘀血时，将罐起下，然后将针起出。此法能起到针罐配合的作用（图 9-5）。

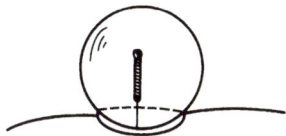

图 9-5 留针拔罐

五、注意事项

1. 拔罐时应选择肌肉丰满的部位，骨骼凹凸不平的部位不适合拔罐，皮肤水肿、溃疡处，以及大血管处、孕妇腰背部和乳头不宜拔罐。

2. 根据所拔部位选择适当的体位，冬季注意保暖，留罐时应盖好衣被。

3. 根据所拔的部位选择大小适宜的罐，罐口要光滑、无裂隙。

4. 拔罐时，应避免烧伤或烫伤皮肤。若起罐后出现水疱，水疱较小者，只需外敷无菌纱布，以防擦破；水疱较大者，可用无菌注射器抽出渗出液，再外敷无菌纱布，以防感染。

5. 高热、抽搐者不宜拔罐。

六、康养应用

火罐养生康复技术具有通经活络、行气活血、消肿止痛、祛风散寒等作用，是养生康复不可缺少的方法。本法多用于病邪为患的亚健康状态和多种疾病的康复治疗，如风寒湿痹腰背肩臂腿痛、关节痛、软组织闪挫扭伤及伤风感冒、头痛、咳嗽、哮喘、胃脘痛、呕吐、腹痛、泄泻、痛经、中风偏枯、高血压、眩晕、疮疡、痤疮、面瘫、中暑等，并可与针刺、灸法等配合使用。

项目四 刮痧养生康复技术

一、概念

刮痧养生康复技术是以中医经络腧穴理论为指导，通过特制的刮痧器具和相应的手法，蘸取一定的介质，在体表进行反复刮动、摩擦，使皮肤局部出现红色粟粒状或暗红色出血点等"出痧"变化，从而达到活血透痧作用的方法。该法因简、便、廉、效的特点，临床应用广泛，适合医疗及家庭保健。其还可配合针灸、拔罐、刺络放血等疗法使用，以加强活血化瘀、祛邪排毒的效果。

（一）刮痧的器具

刮痧器具应具备的特点：边缘光滑，易拿，易清洁消毒。

常用的刮痧器具有铜钱、瓷匙、硬币、有机玻璃扣、小陶瓷酒盅、火罐、水牛角或玉制的

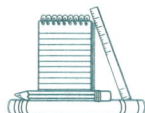

刮痧板等。

（二）刮痧的介质

刮痧的介质是指为了减少刮痧时的阻力，避免皮肤擦伤和增强疗效，在刮拭时应用刮痧器具蘸取的润滑油或活血剂。

常用介质有水、油（石蜡油、菜籽油、豆油、麻油）、刮痧活血剂（酒、薄荷油、红花油及中药提炼浓缩成的活血润滑剂）。

（三）瘀斑或痧痕

"痧"是民间的一种习惯叫法，一方面指"痧"疹征象，即皮肤出现红点如粟米，用手指触摸时稍有阻碍的疹点；另一方面是指"痧证"，又称"痧胀"或"痧气"，不是一种独立的病，而是一种毒性反应的临床综合征。

二、操作方法

刮痧常用的方法有平刮、竖刮、斜刮、角刮4种。其以轻刮为补，重刮为泻。操作时用手掌握着刮板，拇指与其余四指相对，蘸水或专用刮痧油，以30°～60°在刮痧部位由内向外、从上至下、单一方向刮拭皮肤，不要来回刮动。每一部位刮20下左右，直至皮下呈现红色或紫红色。刮痧部位应尽量拉长，用力要适中、均匀；治疗时刮痧板厚的一面对手掌，保健时刮痧板薄的一面对手掌。刮板与刮拭方向一般保持在45°～90°进行刮痧，要有一定的压力，至局部毛孔张开即可。在刮痧过程中，应保持刮痧板的湿润，刮动数次干涩时，要及时蘸油再刮，对不出痧或出痧少的部位不可强求出痧。若一次刮动即可出现深红色，可不断更换刮痧部位。刮背部时，可在脊柱两侧沿肋间隙呈弧线由内向外刮，每次刮8～10条，每条长6～15cm。骨骼、关节、肌肉丰满的部位与需要点穴的部位应采用刮痧板棱角点按刮拭。一般每个部位刮3～5分钟，最长不超过20分钟，以患者感到舒服为原则。操作完毕，清洁患者局部皮肤，或用手掌按摩，或搓热手掌按于出痧部位，并嘱患者饮热水，协助患者取舒适卧位，休息15～20分钟。一般第一次刮完等3～5天，痧退后再进行第二次刮治。

三、保健刮痧的部位、方向

（一）头面部

刮百会穴、太阳穴和眉心（图9-6，图9-7）。

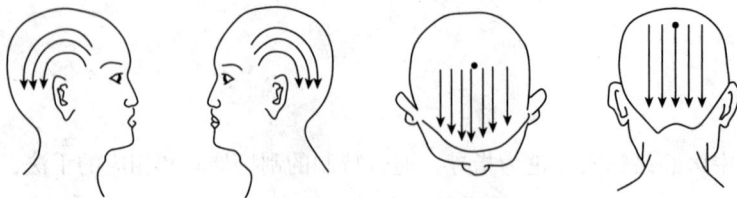

图9-6　头部刮拭法　　　　　　　　　图9-7　面部刮拭法

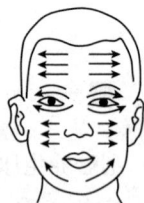

（二）颈项部

刮喉头左右两侧和项部。

（三）肩背部

刮两肩部、背部脊柱两旁（图9-8，图9-9）。

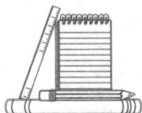

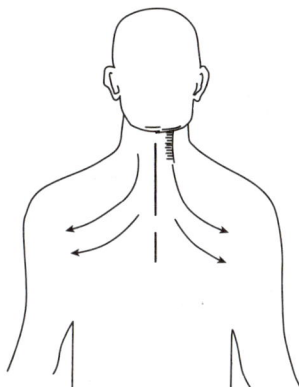

图 9-8　肩部刮拭法

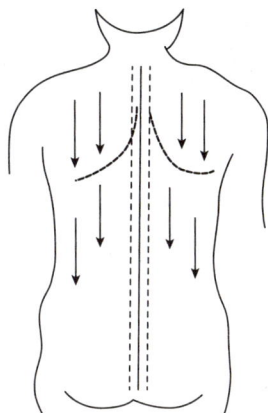

图 9-9　背部刮拭法

（四）胸部

沿肋间隙方向及胸骨中线刮痧，避开乳头（图 9-10）。

（五）腹部

一般从上到下，从左到右进行刮痧（图 9-11）。内脏下垂者须从下到上刮痧；便秘者，应沿结肠走向进行刮痧。

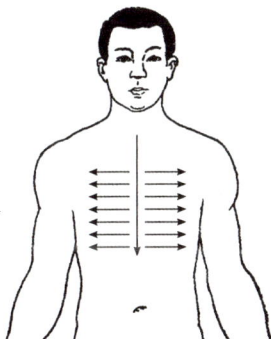

图 9-10　胸部刮拭法

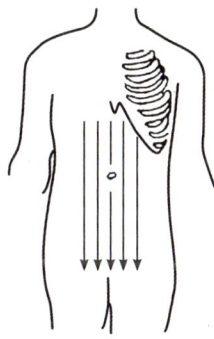

图 9-11　腹部刮拭法

（六）四肢

上肢部取肘内侧和外侧，下肢部取委中穴上下、大腿内侧，足跟部取跟腱处。

四、注意事项

1. 治疗刮痧时应避风和注意保暖，每次刮拭时间不可过长。

2. 有严重出血倾向者不宜刮痧；新发生的骨折患部不宜刮痧；外科手术瘢痕处 2 个月后方可局部刮痧。原因不明的肿块及恶性肿瘤部位禁刮。

3. 饥饿、运动、大出血后体质比较虚弱，不宜刮痧；化脓性炎症、渗液溃烂的局部皮肤表面及传染性皮肤病的局部禁刮；妇女经期、妊娠期下腹部禁刮。

4. 刮痧后 3 小时内忌洗澡，禁生冷、油腻之品，保持心情舒畅。

项目五　敷贴养生康复技术

敷贴养生康复技术是中医常用的临床外治方法之一。它是将各种不同的药物制成鲜药泥剂、

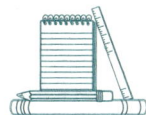

药汁剂、药液剂、水膏剂、醋膏剂、酒膏剂、油膏剂等，敷贴于患处或一定穴位上，通过药力作用于肌表，内传于经络、气血、脏腑及局部病灶，从而达到治疗疾病的一种方法。

一、适用范围

敷贴养生康复技术广泛应用于临床各科，如内科、外科、骨科、皮肤科、妇科、儿科及美容等。此法操作简单、取材方便、费用低廉、安全无痛苦，是值得推广、普及的一种外治方法。

二、康养机制

敷贴养生康复技术通过药力作用于肌表，内传经络、气血、脏腑，以达到扶正祛邪、舒畅气机、活血化瘀、调理脏腑的目的。

现代研究认为，影响药物透皮吸收的因素除药物的理化性质和药理性质以外，还与皮肤固有的可透性有密切的关系，而角质层是透皮吸收的主要屏障，敷贴剂一般以水为基质，其湿度对皮肤非常适宜，因此有助于表皮的水合作用和角质软化。

皮肤吸收药物的主要途径有以下四种：一是通过动脉通道，角质层转运和表皮深层转运，被吸收的药物通过一定的途径进入血液循环；二是水合作用，药物敷贴于体表局部形成一种汗水难以蒸发扩散的密闭状态，使角质层含水量提高，角质层经水合作用后，可膨胀呈多孔状态，易于药物穿透；三是表面活性剂的作用，敷贴药物中所含的表面活性剂可促进被动扩散的吸收，增加表皮类脂膜对药物的透过率；四是芳香类药物的促进作用，敷贴药物中的芳香类药物具有较强的穿透性和走窜性，可使皮质类固醇的透皮能力提高 8～10 倍。

敷贴药物的性能、气味、厚薄、归经及药理作用是敷贴疗效是否确切的重要环节。敷贴药物可直接作用于体表穴位或表面病灶，使局部血管扩张，加速血液循环，起到活血化瘀、清热拔毒、消肿止痛、止血生肌、消炎排脓、改善周围组织营养的作用；还可使药性通过皮毛腠理由表入里，或通过刺激穴位，以疏通经络，循经络传至脏腑，以祛湿散寒，调节脏腑气血阴阳，补虚泻实，扶正祛邪，从而达到治愈全身疾病的目的。

三、敷贴药的剂型

常用的敷贴药有鲜药泥剂、鲜药汁剂、药液剂、药糊剂、药膏剂、膏药 6 种剂型。制备方法有捣碓法、压轧法、煎煮法、调和法和熬制法等。

（一）鲜药泥剂

将新采集的鲜生药用水洗净后，切碎放入碓臼中，用碓槌反复捣击，将药物捣烂成泥状制剂。

应用方法：敷于一定的部位、穴位或患处，外盖油纸、纱布，用胶布固定，药干后更换新药。

制剂特点：制作方法简便，药量增减易于掌握，制剂呈泥状，由于药易变质，一般要现用现制。

制剂功效：具有消肿、泻热、拔毒的作用。

（二）鲜药汁剂

将新采集的鲜生药洗净后切碎，放入碓臼中捣烂成药泥状后，将药泥倒在纱布上，用纱布将药泥裹紧进行挤压，使药汁从药泥中排出，盛于器具内，制成药汁剂。

应用方法：将纱布或脱脂棉在鲜药汁里浸泡后，用浸过的纱布或脱脂棉敷于一定的部位、

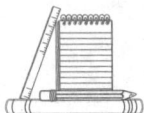

穴位或患处，外盖油纸或塑料薄膜，用胶布固定。

制剂特点：制作方法简单，应用方便。制剂呈液体状，药汁易变质，应现用现制。

制剂功效：具有清热解毒、消肿止痒、保护创面的作用。

（三）药液剂

将药物放于锅内，加水浸没药料，用文火煎煮后，去渣取液而制成药液剂。

应用方法：将纱布或脱脂棉在药液里浸泡后，用浸过的纱布或脱脂棉敷于一定部位、穴位或患处，外盖油纸或塑料薄膜，用胶布固定。

制剂特点：制作方法简便，应用方便，制剂呈液体状。

制剂功效：具有消肿、止痒、保护创面的作用。

（四）药糊剂

将药物研成细末，在药粉末里加入调剂，如水、油、酒、醋、蜜、茶等，调和均匀制成糊状，或用鲜药汁与面粉调制成糊状而制成糊剂。

应用方法：涂敷于一定部位、穴位或患处，外盖油纸、纱布或塑料薄膜，用胶布固定。

制剂特点：制作方法简单，应用方便。制剂呈糊状，以水为调剂的称为水糊膏，以油为调剂的称为油糊膏，以酒为调剂的称为酒糊膏，以醋为调剂的称为醋糊膏，以蜜为调剂的称为蜜糊膏，以茶为调剂的称为茶糊膏。

制剂功效：具有消肿泻热、消炎止痒、吸水、健肤活络、保护创面的作用，对热证、肿毒、损伤等疗效显著。

（五）药膏剂

药膏剂是一种硬糊剂，其将药粉直接和油脂类如猪油、羊油、松脂、麻油、黄白蜡、蛋清、饴糖、凡士林等调和均匀，制成硬糊状，从而制成膏剂。

应用方法：将药膏摊于棉垫或桑皮纸上，贴于一定部位、穴位或患处，用胶布固定。

制剂特点：制剂柔软、滑润，穿透性强，涂展性好，对皮肤无刺激性。

制剂功效：临床使用广泛，多用于干燥肥厚性皮肤病以及不够湿润的创面。

（六）膏药

膏药古称为薄贴，其将药粉配合香油、黄丹、蜂蜡等基质炼制而成硬膏，再将药膏摊涂在一定规格的布、皮、桑皮纸上而成。

应用方法：将膏药烤软，然后进行搓揉，将四周药料调抹厚薄匀称后贴于一定部位、穴位或患处。

制剂特点：遇温则烊化而且有黏性，能粘贴在患处，应用方便，药效持久，便于收藏携带，经济节约。

制剂功效：膏药由较多的药物组成，适合治疗多种疾病。

四、注意事项

1.所贴部位要严格消毒，注意药膏的软硬度和敷贴物的凉热，破口处可先用高锰酸钾溶液洗净脓血，拭干后再进行敷贴。

2.敷贴穴位时，穴位不宜过多，每穴药量宜小，敷贴面积不宜过大，时间不宜过久，以免引起其他不良反应。敷贴后若发生瘙痒，可在敷贴物外进行按摩。

3.敷贴脐部时，应把脐部擦洗干净后再敷贴。用膏贴时，温度不可过热。刺激性大的药物，或有脐病、脐部感染者禁止敷贴脐部。

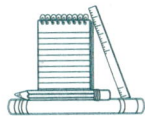

4.使用膏剂敷贴时，应防药膏因干燥而造成裂伤皮肤，引起疼痛或溃烂。若为硬膏，贴前应将膏药加温，微烤后再贴。注意温度要适当，避免过凉粘贴不牢或过热烫伤皮肤。

5.患处因敷贴而发生水疱、溃烂，可将敷贴物取下，涂以碘伏。大的水疱应以消毒针挑破，流尽液体后再涂碘伏。破溃的水疱部位应涂以消炎软膏，外用无菌纱布包扎，以防感染。

6.注意保暖，预防受凉。本法一般在室内进行，冷天或严寒季节进行敷贴时，室内宜加温，或覆盖衣被保温。

7.正确掌握敷贴时间。冰敷时间不宜过长，一般在20分钟左右。小儿皮肤薄嫩，不宜使用刺激性过强的药物，且敷药时间不宜过长。

8.正确掌握敷贴对象。对五官病患者热敷应特别小心，要无菌操作。对皮肤破损及药物过敏体质者，不宜使用药物敷贴。孕妇禁用麝香类有堕胎或不良反应的药物，以免引起流产或影响胎儿发育。治疗中出现不良反应，如疼痛、变态反应、病情加重等现象，应立即撤去药物。对某些病情凶险、来势急骤、证候复杂的危重患者，或对某些一时难以确诊者，不要盲目用药物敷贴，以免延误治疗。

9.正确掌握敷贴的温度。温度过高会烫伤皮肤，温度过低则影响疗效。

复习思考题：

1.临床常用的双手进针法有哪些？

2.灸法的主要作用是什么？

3.拔罐的运用方法有哪些？

4.刮痧的注意事项是什么？

5.敷贴药的剂型有哪些？

扫一扫，查阅
复习思考题
答案

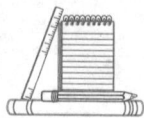

模块十　按摩养生康复技术

【学习目标】

1. 掌握保健按摩技术、足部按摩技术的常用手法及康养应用。

2. 熟悉常用保健按摩康养方法及保健按摩操作注意事项，足部按摩常用主要反射区的位置及基本操作套路。

3. 了解足部特殊反射区的定位和足部按摩常用的下肢经络及腧穴。

项目一　保健按摩技术

一、概述

保健按摩技术，是根据人体亚健康或疾病状态的需要，运用一定的按摩手法作用到人体的某些部位或腧穴上，以达到治疗和预防疾病的一种物理疗法。按摩养生康复技术历史悠久，常被用来养生防病，《备急千金要方》中记载："每日必须调气补泻，按摩导引为佳，勿以康健便为常然，常须安不忘危，预防诸病也。"保健按摩的主要作用是促进气血运行，疏通经络，调整脏腑功能，滑利关节，增强人体抗病能力。保健按摩手法操作要求做到均匀、柔和、有力、持久、深透，使患者感到轻松愉悦，身体得到调理或康复。

知识链接

《中国中医药报》于 2017 年 12 月刊登了《李业甫：推拿如用药，十指济苍生》。讲述安徽省中西医结合医院主任医师李业甫的故事，几乎等同于追溯安徽省中医推拿学科从无到有的发展史。即便是梳理全国中医推拿学科的历史脉络，也绝离不开李业甫的名字。在评选表彰的三届 90 名国医大师中，李业甫是唯一一位推拿从业者。医学生要增强中医药文化自信，李老先生终生从事推拿，仅仅用一双手就造福了患者上千万，是推拿人学习的榜样。党的十九大报告中提出"弘扬劳模精神和工匠精神"，作为医学生更应该具有探求至精至微之医理的精神，掌握至纯至熟之医术，精益求精，不断提高诊疗水平。

二、常用保健按摩手法

1. 擦法　以小鱼际或手背尺侧或掌指关节为着力处，置于施术部位；沉肩、垂肘，腕关节伸直或微屈向尺侧，施加压力后，通过肘关节的屈伸和前臂的旋转，带动腕关节屈伸，使着力处

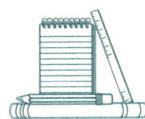

对施术部位产生搓压性刺激。搓法可分为拳搓、掌背搓、指间关节搓和前臂搓。

2. 揉法　用手掌大鱼际、小鱼际、掌根或手指螺纹面为着力点，吸定于一定部位，以肘部为支点，前臂主动摆动，做轻柔缓和的环旋运动，带动皮下组织一起运动。揉法可分为指揉、掌揉、鱼际揉等。

3. 摩法　用指面或掌面着力，以肩、肘关节的运动带动指面或掌面做环形摩动，要求不带动皮下组织。摩法可分为指摩法和掌摩法。

4. 擦法　以手掌、手指、鱼际等部位着力，以肩关节为支点，上臂主动做前后摆动，肘关节微屈伸，带动着力部位在施术部位进行快速直线往返摩擦运动，以透热为度。擦法可分为掌擦法、大鱼际擦法、小鱼际擦法、指擦法。

5. 推法　用指、掌、拳等部位着力，以肩关节为支点，上臂主动向前施力，带动施术部位做单方向直线推动。要求紧贴皮肤。推法可分为指推、掌推、拳推、肘推。

6. 抹法　以单手或双手拇指螺纹面或掌面着力于施术部位，以肘关节为支点，前臂或腕部主动摆动，使施力部位做上下或左右，直线或弧线往返抹动。要求重而不滞，轻而不浮。抹法可分为指抹法和掌抹法。

7. 搓法　肘关节屈曲，腕关节稍背伸，用双手掌面着力夹住肢体，以肩、肘关节为支点，双手掌面做相反方向、快速的搓动并做上下往返移动。要求快搓慢移。搓法可分为夹搓法和推搓法。

8. 按法　以指面、掌面或肘部着力，对体表进行垂直按压。要求逐渐用力，按而留之。按法可分为指按法、掌按法、肘按法。

9. 点法　用指端或屈曲的指间关节等部位着力，对施术部位逐渐向下垂直按压，受术者有酸、麻、重、胀等感觉后，缓慢收力。点法可分为拇指端点、屈拇指点、屈食指点。

10. 拿法　拇指和其余四指指面对称用力，对所施力部位进行拿捏、拿提、拿揉或抓拿等。拿法可分为三指拿法、五指拿法。

11. 捏法　用拇指与其他手指相对用力，对所施力部位的皮肉进行捏挤、提捻刺激。捏法可分为两指捏法、三指捏法、五指捏法、捏脊法。

12. 抖法　用双手握住受术者的上肢或下肢远端，施加一定的牵引力，通过前臂主动施力，做小幅度、快频率的上下抖动，使肌肉、关节有轻松感。

13. 拍法　五指并拢，掌指关节微屈，掌心空虚，腕关节放松，通过肘关节的屈伸发力，使前臂带动腕关节自由屈伸，带动虚掌有弹性和有节奏地拍击施术部位。

14. 击法　术者用指、拳、掌等着力处，通过肘关节屈伸发力，带动腕部屈伸，对施术部位进行击打。击法可分为指击法、掌根击法、拳击法等。

15. 叩法　掌握空拳，肘关节屈曲约90°，以空掌尺侧面为着力处，肘关节屈伸发力，带动前臂和空拳摆动，腕关节自然摆动，使空拳尺侧面有节奏地叩打体表。

16. 摇法　使关节沿运动轴方向做被动环转运动。摇法可分为颈项部摇法、四肢关节摇法、腰部摇法。以颈项部摇法为例：受术者取端坐位，颈项部放松，下颌微内收。术者立于其侧后方，一手托其下颌处，另一手扶其枕后部，双手稍向上用力拔伸，做顺时针或逆时针环转运动；或者一手扶住顶枕部，另一手托住下颌，双手协同用力，做顺时针或逆时针环转运动。

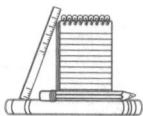

三、常用保健按摩康养方法

（一）自我按摩操作方法

1. 揉太阳 用中指指腹在两侧太阳穴旋转揉动，顺时针、逆时针各 10 ~ 15 次。可清神醒脑和防治头痛头晕、眼花视力下降等。

2. 点睛明 用两手食指指端分别点压双睛明穴，共 20 次左右。可养睛明目，防止近视眼，缓解视疲劳。

3. 揉丹田 将双手搓热后，用右手在脐下 3 寸处旋转揉按 20 ~ 60 次。常行此法可健肾固精，改善胃肠功能。

4. 摩中脘 双手搓热，重叠放在中脘穴处，顺时针方向摩 30 次，然后再以同样手法逆时针方向摩 30 次。常行此法可改善消化系统功能。

5. 擦颈百劳 双手搓热，先揉按颈百劳，再双手全掌交替擦颈项部 30 次。常行此法可舒筋活络，消除颈部疲劳，防治颈椎病、血管性头痛等。

6. 搓劳宫 以双手掌心相对，顺时针搓压劳宫穴 30 次；再用一手拇、食指相对搓另一手手指，从指根向指尖，五指依次进行；后用一手掌擦另一手的手背，双手交替进行；最后将两手掌心劳宫穴对搓，以热为度。常行此法可养心安神，调和内脏，活血润肤。

7. 擦命门、肾俞 先将双手搓热，再以手掌左右来回擦命门、肾俞穴 50 ~ 60 次，两手交替进行。此法可于睡前或醒后进行，也可日常休息时操作。每日擦腰部有强肾壮腰的作用，可防治肾虚腰痛、强直性脊柱炎、腰椎间盘突出等腰部疾病。

8. 擦涌泉 先将两手互相搓热，再用左手掌擦右足涌泉穴、右手掌擦左足涌泉穴，可反复擦搓 30 ~ 50 次，以足心感觉发热为度。此法适宜在临睡前或醒后进行，可温肾健脑、调肝健脾安眠、改善血液循环、强身健体，也可防治失眠心悸、头晕耳鸣等症。

（二）各部位保健按摩操作方法

1. 头面部操作手法 取仰卧位。

（1）轻抚前额：以双手掌用抹法轻快柔和地交替轻抹前额 5 ~ 7 次。

（2）开天门：以两手拇指指腹稍用力交替推抹印堂至神庭 5 ~ 7 次。

（3）大鱼际揉前额：四指微张开，用手掌大鱼际从前额一侧揉到另外一侧 3 ~ 5 次。

（4）揉印堂：以拇指指腹在印堂穴处按顺时针方向轻揉 5 ~ 10 秒。

（5）分推前额：以两手拇指指腹（或者大鱼际）沿前额中线分推至太阳 5 ~ 7 次。

（6）按揉太阳：以拇指或中指指腹按揉太阳 5 ~ 10 秒。

（7）捏眼眶：以两手拇、食指指腹相对用力捏上眼眶皮肤 3 ~ 5 次。

（8）点按眼周腧穴：以食指点按睛明，食指、中指、无名指点按攒竹、鱼腰、丝竹空各 5 ~ 10 秒。

（9）轻抹眼眶：以两手大拇指指腹从内向外轻抹眼眶，先抹下眼眶，再抹上眼眶，3 ~ 5 次。

（10）擦鼻侧：以两手食指或中指指腹快速擦鼻两侧 5 ~ 10 秒。

（11）点揉迎香，推抹鼻翼至颧髎：点按迎香穴 5 ~ 10 秒，从鼻翼推抹至颧髎穴 3 ~ 5 次。

（12）点按下关、颊车：以拇指或中指依次点按下关、颊车 5 ~ 10 秒。

（13）推抹水沟至地仓，点按承浆穴：以两手大拇指指腹从水沟推抹至地仓 3 ~ 5 次，点按承浆穴 5 ~ 10 秒。

（14）轻摩下颌：掌摩法交替抚摩下颌 5 ~ 7 次。

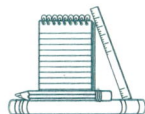

（15）摩面，轻拍面：四指弯曲，以指节背面依次摩面 3 ～ 5 次，以指腹轻拍面 3 ～ 5 次。

（16）点按头部督脉：以拇指依次点按头部督脉 3 ～ 5 次，指振百会穴，点按四神聪穴 5 ～ 10 秒。

（17）拿揉头部两侧，梳理头皮，轻叩头皮：以五指拿揉头部两侧足少阳胆经，五指梳理头皮，十指尖击法轻击头皮。

（18）耳部操作：以拇指揉、捏耳郭 3 ～ 5 次，再擦耳前、后两侧，轻轻振动外耳道 3 ～ 5 秒，提拉耳郭 3 ～ 5 次。

（19）仰卧位颈项部操作：以多指揉颈项两侧 3 ～ 5 次，用多指拨颈肌 3 ～ 5 次，勾点风池穴、风府穴 5 ～ 10 秒，最后做颈项部拔伸及摇法。

2. 胸腹部操作手法 取仰卧位，腹部操作时要求受术者屈膝。

（1）按压双肩：以双手掌根置于受术者前侧双肩部，垂直向下用力按压 3 ～ 5 次。

（2）按揉中府、云门：以双手拇指按揉中府、云门 5 ～ 10 秒。

（3）分推胸部：双手平放于受术者胸部中央，紧贴胸部自上而下向两侧胁肋部分推 3 ～ 5 次（女性避开乳房）。

（4）叠掌揉腹：双手叠掌置于脐部，以顺时针、逆时针方向按揉全腹 1 ～ 2 分钟。

（5）拿捏腹肌：双手放于受术者腹部，从术者对侧拿捏至术者站位一侧 3 ～ 5 次。

（6）点按腹部腧穴：以两手拇指指腹交替点按上脘、中脘、下脘等穴 5 ～ 10 秒，再依次点按天枢、气海、关元等穴 5 ～ 10 秒。

（7）摩腹：以双手掌环摩腹部 1 ～ 2 分钟。

（8）搓掌温脐：双手掌快速搓热，温肚脐 3 ～ 5 次。

（9）顺气归元：双掌用抹法自膻中穴交替抹至关元穴 3 ～ 5 次。

3. 上肢部操作手法 取仰卧位。

（1）推上肢：用掌推法自肩部至手指推 3 ～ 5 次。

（2）拿揉上肢：用五指拿揉法拿揉上肢 3 ～ 5 次。

（3）拨上肢：用拇指指拨法拨上肢内外侧 3 ～ 5 次。

（4）点上肢腧穴：用拇指指腹依次点揉曲池、手三里、内关、合谷等穴 5 ～ 10 秒。

（5）按揉腕关节：以双手拇指指腹交替按揉腕关节 5 ～ 8 次。

（6）抖腕，叉指扳掌：拇指在上，食指、中指二指在下，轻抖腕关节 5 ～ 7 次，再以双手食指、中指二指置于受术者指缝，拇指顶住中指，拉直上肢，振动腕关节 5 ～ 10 秒。

（7）手部操作：术者与受术者手指相扣，快速搓热掌心，摇腕关节 3 ～ 5 次，叩手掌心 5 ～ 7 次，再搓推劳宫穴 5 ～ 10 次，最后逐一捻动、拔伸手指。

（8）搓、抖上肢：双手掌对搓上肢 3 ～ 5 次，抖上肢 3 ～ 5 秒。

（9）摇、拔伸肩关节：做肩关节的摇法及拔伸法，最后以叩拍上肢结束。

4. 下肢前、内、外侧操作手法 取仰卧位。

（1）直推下肢：以掌推法依次推下肢前、内、外侧 3 ～ 5 次。

（2）㨰、拿、按揉下肢：依次用㨰法、拿法、叠掌按揉法放松下肢肌肉 2 ～ 3 分钟。

（3）拨膝眼：双手以叠拇指拨法拨受术者的内、外侧膝眼 2 ～ 3 次。

（4）抱揉膝关节：双手掌抱住膝关节两侧，交替揉动 30 秒至 1 分钟。

（5）点按下肢腧穴：分别点按足三里、血海、三阴交等穴各 5 ～ 10 秒。

（6）拨胆经、胃经：拇指以指拨法拨下肢部的足少阳胆经、小腿部的足阳明胃经 3 ～ 5 次。

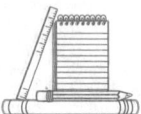

（7）活动下肢关节：受术者屈膝，术者一手握其踝关节，另一手扶其膝关节，顺时针、逆时针摇髋关节 3～5 次，再摇踝关节 3～5 次，最后抖下肢 3～5 次。

（8）叩拍下肢：依次采用空拳叩、虚掌拍下肢 20～30 秒。

5. 颈肩部操作手法　取俯卧位。

（1）拿揉颈项：以五指自上而下拿揉颈项 5～8 次。

（2）点揉棘突两侧：双手以拇指指腹自上而下点揉颈椎棘突两侧 2～3 次。

（3）拨颈肌：拇指以指拨法拨颈部肌肉 3～5 次。

（4）拿揉肩部：以双手拿揉肩部 5～8 次。

（5）滚肩部，点按肩部腧穴：以拳滚、掌背滚肩部 5～8 次，点按肩井、肩中俞、肩外俞、天宗、肩贞等腧穴各 5～10 秒。

（6）按揉双肩：以双掌按揉肩部 1～2 分钟。

（7）拨揉肩胛内侧缘：以双手叠拇指拨揉两侧肩胛内侧缘 3～5 次。

（8）叩击拍肩部：以小鱼际击法、空拳叩、虚掌拍肩部 30 秒至 1 分钟。

6. 背腰部　取俯卧位。

（1）分推背腰部：双掌自脊柱中线往背部两侧分推 3～5 次。

（2）按揉、晃背腰部：一手置于受术者肩胛内侧，另一手置于对侧髋关节，相对用力晃动背腰部 3～5 次，再叠掌按揉背腰部 3～5 次。

（3）拨揉夹脊穴：双手拇指重叠，从上至下拨揉夹脊穴 1～2 分钟。

（4）按揉膀胱经：叠掌，按揉足太阳膀胱经 2～3 次。

（5）滚背腰部：用双拳滚法滚背腰 30 秒至 1 分钟。

（6）点按肾俞，擦腰骶：以双拇指点揉肾俞穴 20～30 秒，再用小鱼际擦法快速横擦腰骶部，以透热为度。

（7）捏脊：用三指或五指捏法自下而上捏脊 3～5 次。

（8）擦八髎：用掌擦法快速擦八髎穴 30 秒。

（9）叩拍背腰部：以小鱼际击法、空拳叩、虚掌拍背腰 1～2 分钟。

（10）直推背腰部：自上而下推背腰 3～5 次。

7. 下肢后侧操作手法　取俯卧位。

（1）推下肢后侧：以掌推法自臀部推至踝关节 3～5 次。

（2）按揉臀部及下肢后侧，压环跳：叠掌，揉按臀部及下肢后侧 3～5 次，肘压环跳 5～10 秒。

（3）滚、拿下肢后侧：依次以滚法、拿法操作下肢后侧各 3～5 次。

（4）分压下肢后侧：双掌掌根相对，自上而下按压下肢后侧 3～5 次。

（5）指压膀胱经，点下肢腧穴：以拇指指腹按压下肢后侧中线 2～3 次，点按承扶、殷门、委中、承山各 10～20 秒，拿揉昆仑、太溪 10～20 秒。

（6）屈膝压髋，活动踝关节：一手置于腘窝，另一手握踝关节，屈膝压至臀部 3～5 次，再活动踝关节 3～5 次。

（7）搓推、叩足底：搓推足底 3～5 次，叩足底 3～5 次。

（8）叩拍下肢：以小鱼际击法、空拳叩、虚掌拍叩打下肢 1～2 分钟。

（三）操作注意事项

1. 皮肤病的病变损害处及破伤、烫伤处禁止使用按摩手法。

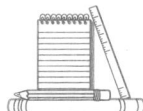

2.酒醉、饥饿、剧烈运动后禁用按摩手法。

3.妇女妊娠期、经期、产后未恢复者禁止在腰、臀、腹部施行按摩手法。

四、康养应用

保健按摩技术主要用于亚健康人群及常见不适病证的辅助治疗。

1.颈项部酸胀

（1）概述：颈项部酸胀常见于颈椎病和落枕，也可见颈项部劳累之后，晨起或劳累后易出现。其临床表现为颈项部酸胀不适、活动微受限，重者可见转侧不灵活；少见疼痛放射至肩背。轻者数日自愈，重者拖延数周不愈。查体可见颈项部肌肉压痛明显，肌张力增高。其产生的原因主要是卧姿不良、伏案过久、感受外邪等。

（2）操作步骤：取端坐位。①术者一手扶住受术者头部，另一手小鱼际自枕骨下缘向下推至大椎穴。②用拇指揉、拨项韧带，多指揉、拨胸锁乳突肌；拿揉、搽颈项部。③多指拿捏胸锁乳突肌，由上而下拿，两侧相同。④双拇指自上而下分别按揉两侧项韧带和两侧胸锁乳突肌。⑤双手拇指指腹自下而上推项韧带至风池。⑥术者一手扶住顶部，另一手拿揉颈项部，同时配合颈项部摇法，左右交替进行。⑦拇指点揉风池、风府、天柱、肩井、安眠等穴，拇指与多指拿揉颈肩部，小鱼际擦热颈项部，双手叩拍肩部，结束操作。

（3）注意事项：颈部活动幅度及力度不可过大，以免发生意外。

2.疲劳性腰痛

（1）概述：疲劳性腰痛，一般是由慢性劳损引起的腰骶部肌肉、筋膜等软组织疼痛不适的症状。其临床表现为腰骶部一侧或两侧酸痛或胀痛，时轻时重，反复发作。根据肌肉劳损的部位，可有广泛的压痛。疼痛多在劳累后加剧，休息后减轻，并与气候变化有关。下肢活动一般无明显障碍，但活动时有牵制不适感。在急性发作时，各种症状明显加重，并有肌肉痉挛、脊柱侧弯、下肢牵制等症状。兼受风湿者，患处喜热怕冷，局部皮肤粗糙，感觉迟钝。疲劳性腰痛的发生主要由腰部过度疲劳、体位不当或年老肾虚等原因造成。

（2）操作步骤：取俯卧位。①双掌根自上而下推受术者脊柱两侧，双手掌分推腰部。②双拳搽腰部，掌根揉腰部，并叠拇指拨揉腰部。③以拇指与多指在腰两侧做拿法，往返虚掌拍腰两侧。④一手固定腰骶部，另一手将双下肢抬起离开床面，做轻度的后伸和左右旋转。⑤以双拇指点腰部夹脊穴，拇指或肘尖点按肾俞、气海俞、三焦俞、关元俞、阿是穴及委中、承山。⑥用掌横擦命门穴、肾俞一线及八髎穴。⑦掌揉腰部并做空拳叩击，以虚掌拍手法结束操作。

（3）注意事项：活动腰部时不可乱扳，以免发生意外。应注意腰部休息，并纠正不良姿势。

项目二　足部按摩技术

一、概述

足部按摩技术是在中西医基本理论和现代反射学原理的指导下，运用各种手段（包括手法、药物、器具等）作用于足部，通过刺激足部的经络、常用保健腧穴及足部反射区来防治疾病的方法。

随着年龄的增长、脏腑及气血的盛衰，人的步履状态也随之发生变化。古人所说的双足行

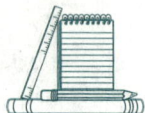

动状态的变化——十岁好走、二十好趋、三十好步、四十好坐、五十好卧正是人体生长、发育和衰老的一个标志。在十二经脉中，足经（包含足三阳经和足三阴经）上下贯穿人体的主干，因足经是树的主干，足是树的根系，故双足就成为反映全身健康状况的最敏感地带。双足通过经络与脏腑器官有着多种复杂的联系，从而构成了足部与全身的统一性和整体性。"树枯根先竭，人老足先衰"说明了足与人体衰老有密切关系。所以，按摩双足的反射区及经络和腧穴，能预防和调理全身各组织器官的病理变化。

知识链接

关于足部按摩的古籍记载：①《史记》记载了医者俞跗（一位通过摩脚治病的医生），并记载了足部按摩是帝王将相的保健和医疗手段。②《黄帝内经》介绍了人体足部的经络和腧穴。③东汉张仲景在《伤寒杂病论》中记载有浸足等外治疗法。④唐代诗人白居易在《病后寒食》中写道："斗擞弊袍春晚后，摩挲病脚日阳前。"⑤《修龄要旨·祛病八法》中记载了足部按摩的具体方法。

知识链接

赵展展是浙江省杭州市的一名足疗师。他凭借一手"捏脚"的绝活被评为全国技术能手。凭借这一荣誉，他获评杭州市高层次 C 类人才，享受 125 万元住房补贴，在杭州实现了安家梦。"职业无贵贱，用心才重要。""三百六十行，行行出状元。""80 后"足疗师赵展展的奋斗故事引发了众多网友的讨论和点赞。足疗师获评高层次人才，体现了地方政府对技能人才价值和贡献的肯定，彰显了社会对青年走技能成才之路的认可。任何劳动者只要肯学肯干肯钻研，练就一身真本领，掌握一手好技术，就能立足岗位，成长成才。

二、足部常用的反射区位置及应用

1. 肾

【位置】位于双足足掌第 1 跖骨与跖趾关节所形成的"人"形交叉后方的凹陷处。

【应用】各种肾脏疾患；与输尿管、膀胱反射区作为基本反射区来排毒解毒。

2. 输尿管

【位置】位于双足足底自肾脏反射区至膀胱反射区之间，呈一带状弧形区域。

【应用】输尿管相关疾病。

3. 膀胱

【位置】位于内踝前下方双足足底内侧舟骨下方，呈扇形区域。

【应用】膀胱相关疾病。

4. 尿道及阴道

【位置】位于双足足跟内侧，自膀胱反射区斜向上延伸至距骨与跟骨之间缝。

【应用】泌尿系统感染、男科和妇科疾病。

5. 前额

【位置】10 个足趾的趾端，且左右交叉。

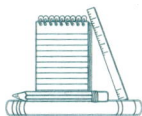

【应用】前额相关的头面五官、脑等疾病。

6. 垂体

【位置】位于双足大趾趾腹的中央部位。

【应用】内分泌失调，小儿发育不良，遗尿，更年期综合征。

7. 三叉神经

【位置】位于双足（外侧）大趾近第2趾的一侧，且左右交叉。

【应用】三叉神经痛，偏头痛，面神经麻痹，腮腺炎，失眠。

8. 小脑及脑干

【位置】位于双足大趾趾腹靠近第2趾骨处，且左右交叉。

【应用】小脑及脑干功能失调性疾病，如肌肉运动、张力疾患，脑震荡，脑肿瘤；高血压，失眠，头晕，头痛。

9. 鼻

【位置】位于双足大趾趾甲内侧延伸到趾甲根部，第1趾间关节前，且左右交叉。

【应用】鼻部疾患，上呼吸道感染。

10. 头部（大脑）

【位置】位于双足大趾趾腹全部，且左右交叉。

【应用】大脑及其相关疾病。

11. 眼

【位置】位于双足第2趾与第3趾根部（包括足底和足背两个位置），且左右交叉。

【应用】结膜炎、近视、远视、老花眼、白内障等眼部疾病。

12. 耳

【位置】位于双足第4趾与第5趾根部（包括足底和足背两个位置），且左右交叉。

【应用】各种耳部疾病，如外耳道炎、耳鸣、重听等。

13. 颈项

【位置】位于双足大趾根部横纹，且左右交叉。

【应用】颈项酸痛、颈部软组织损伤等颈项部相关疾病。

14. 颈椎

【位置】位于双足大趾内侧，第1节趾骨处。

【应用】颈椎及其相关疾病。

15. 甲状旁腺

【位置】位于双足足底内侧缘第1跖趾关节前方的凹陷处。

【应用】甲状旁腺功能低下引起的缺钙症状如筋骨酸痛、抽筋、手足麻痹或痉挛，白内障等。

16. 甲状腺

【位置】位于双足足底第1跖骨与第2跖骨之间，呈弯带状（即靴形）。

【应用】甲状腺疾病及其相关疾病，肥胖症，心悸，失眠等。

17. 肾上腺

【位置】位于双足足底第1跖骨与跖趾关节所形成的"人"形交叉点稍外侧。

【应用】心律不齐，昏厥，炎症，过敏，哮喘，风湿病，关节炎，肾上腺皮质功能不全。

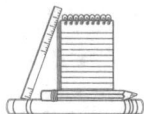

18. 肺及支气管

【位置】肺反射区位于双足斜方肌反射区后方（向足跟方向），自甲状腺反射区向外到肩反射区约一横指宽的带状区域。支气管敏感带：自肺反射区中部向第3趾延伸。

【应用】肺、支气管及其相关疾病。

19. 心

【位置】位于左足足底第4跖骨与第5跖骨间，在肺反射区的后方（向足跟方向）。

【应用】常作为操作前心脏反射区的检查及寻找操作的平均力度之用；用于心脏疾患。

20. 脾

【位置】位于左足足底第4、5跖骨之间，心脏反射区后（向足跟方向）一横指处。

【应用】贫血，皮肤病，食欲不振，消化不良，发热，炎症；可增强免疫功能。

21. 胃

【位置】位于双足足底第1跖趾关节后方（向足跟方向），约一横指幅宽。

【应用】胃部疾患，失眠，免疫力下降。

22. 胰

【位置】位于双足足底内侧胃反射区与十二指肠反射区之间。

【应用】消化系统，胰脏疾患，糖尿病。

23. 十二指肠

【位置】位于双足足底第1跖骨与楔骨关节前方（向足趾方向），胃及胰反射区的后方（向足跟方向），呈"C"形。

【应用】胃及十二指肠疾患，如腹胀、消化不良、十二指肠溃疡等。

24. 小肠

【位置】位于双足足底中部凹入区域，被升结肠、横结肠、降结肠、乙状结肠及直肠等反射区所包围。

【应用】消化系统疾患。

25. 横结肠

【位置】位于双足足底中间，横越足底，呈一横带状。

【应用】消化系统疾患，如腹泻、腹痛、胃肠炎等。

26. 降结肠

【位置】位于左足足底，沿骰骨外缘下行至跟骨外侧前缘，与足外侧线平行成竖条状的带状区域。

【应用】消化系统疾患，如腹泻、腹痛、胃肠炎等。

27. 乙状结肠及直肠

【位置】位于左足足底跟骨前缘，呈一横带状。

【应用】乙状结肠及直肠肛门疾患。

28. 肛门

【位置】位于左足足底跟骨前缘，乙状结肠及直肠反射区的末端。

【应用】便秘、痔疮等肛肠病变。

29. 肝

【位置】位于右足足底第4与第5跖骨间，在肺反射区的后方（向足跟方向）。

【应用】肝脏疾患；重症肝炎患者，此处不宜久按。

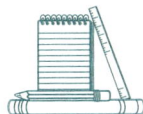

30. 胆囊

【位置】位于右足足底第 3 与第 4 跖骨间，在肺反射区的后方（向足跟方向），肝反射区之内侧。

【应用】胆囊疾患。

31. 升结肠

【位置】位于右足足底小肠反射区外侧与足外侧平行的带状区域，从跟骨前缘、骰骨外侧上行至第 5 跖骨底部。

【应用】消化系统疾患。

32. 腹腔神经丛

【位置】位于双足足底中心，分布在肾反射区与胃反射区附近。

【应用】消化系统的神经性疾患。

33. 生殖腺

【位置】位置一：双足足底跟部中央处。位置二：双足外踝后下方跟腱前方的三角形区域。

【应用】男科、妇科、生殖、内分泌系统疾病，如性功能低下、不孕症、月经不调、痛经、更年期综合征。

34. 腰椎

【位置】位于双足足弓内侧缘，楔骨至舟骨下方的带状区域。

【应用】腰椎疾患。

35. 骶骨及尾骨

【位置】位于双足足弓内侧缘，舟骨后方到跟骨前缘。

【应用】骶骨、尾骨疾患，生殖、二便疾病，坐骨神经疾病。

36. 臀部及坐骨神经（内、外侧）

【位置】位于双足足跟内、外侧面，沿跟骨后下方内侧、外侧转向上，为呈 "L" 形的带状区域。

【应用】臀部及坐骨神经（内、外侧）所支配的运动及感觉障碍。

37. 前列腺或子宫

【位置】位于足跟骨内侧，踝骨后下方的三角形区域。

【应用】前列腺及其相关疾病，子宫及其相关疾病。

38. 下腹部

【位置】位于双足腓骨外侧后方，向上延伸约 4cm 的一带状区域。

【应用】下腹部所有器官及其相关疾病，如泌尿、生殖、男科、妇科疾病。

39. 扁桃体

【位置】位于双足足背，足大趾近节趾骨上，肌腱的左右两侧。

【应用】上呼吸道感染，扁桃体炎症，免疫力低下。

40. 胸部淋巴腺

【位置】位于双足足背第 1 跖骨及第 2 跖骨间缝处。

【应用】各种炎症，发热，囊肿；可增强免疫功能及抗癌能力。

41. 内耳迷路

【位置】位于双足足背第 4 跖骨和第 5 跖骨间缝的前端，止于第 4、5 跖趾关节。

【应用】内耳迷路平衡失调引起的以眩晕为主的疾病。

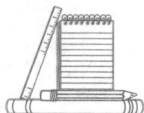

42. 胸

【位置】位于双足足背第 2、3、4 跖骨所形成的椭圆形区域。

【应用】胸及乳房疾患，如乳腺炎、乳腺增生等。

43. 上、下身淋巴腺

【位置】位于外、内踝前，由距骨与外踝、内踝构成的凹陷部位。

【应用】各种炎症，发热，囊肿，肌瘤，蜂窝织炎；可增强免疫功能。

三、足部特殊反射区的定位及操作手法

1. 降压点　位于双足足底，足大趾近节基底部。用单食指叩拳法由趾端向足跟端压刮。

2. 头痛点、感冒点　位于双足掌内侧舟骨下方的稍凸起处的后方，即内尾骨反射区的边缘。用单食指叩拳法直接点按。

3. 止泻点　位于双足跟内尾骨、外尾骨反射区的交会处。用单食指叩拳法直接点按。

4. 失眠区　位于足底，第 5 趾根部。用拇指尖端施压法直接按揉。

5. 失眠点　位于足底，跟骨前缘，足底生殖腺反射区前方稍内侧。用单食指或中指叩拳法直接点按。

6. 躯体淋巴结　位于第 1～5 趾背面，近心端第 1 趾骨和第 2 趾骨关节处。用拇指指腹按压法直接按揉。

7. 闪腰点　位于输卵管反射区与横膈膜反射区之间。用拇指指腹按压法自后向前推按。

8. 输卵管或输精管　位于足背横纹前的横带状，其两端内连于前列腺及子宫，外连于卵巢及睾丸反射区（外生殖腺）。用双食指刮压法自中央向两侧刮压。

四、足部按摩常用下肢经络及腧穴

（一）足阳明胃经

1. 足三里

【定位】犊鼻穴下 3 寸，胫骨前嵴外一横指（中指）。

【应用】胃痛、腹胀、泄泻、便秘等胃肠病，下肢痿痹，失眠，虚劳羸瘦。

2. 丰隆

【定位】当外踝尖上 8 寸，条口外，胫骨前嵴外两横指（中指）。

【应用】咳嗽痰多，头痛，眩晕，便秘，腹胀。

3. 解溪

【定位】足背踝关节横纹中央凹陷处，当㖦长伸肌腱与趾长伸肌腱之间。

【应用】腹胀，便秘，踝关节疼痛，头痛，眩晕。

（二）足太阴脾经

1. 公孙

【定位】在第 1 跖骨基底部的前下方，赤白肉际处。

【应用】胃痛，呕吐，腹痛，腹胀，泄泻，痢疾，肠鸣，心痛，胸闷。

2. 三阴交

【定位】在小腿内侧，当内踝尖上 3 寸，胫骨内侧缘后方。

【应用】腹痛，泄泻，月经不调，痛经，不孕，遗尿，头痛，眩晕，失眠，健忘。

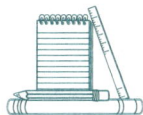

3. 阴陵泉

【定位】在小腿内侧，当胫骨内侧髁后下方的凹陷处。

【应用】腹痛，腹胀，泄泻，水肿，小便不利，遗尿，膝痛。

（三）足太阳膀胱经

1. 承山

【定位】在腓肠肌肌腹下，用力伸足，当肌腹下出现"人"字的凹陷处。

【应用】腰背痛，转筋，下肢瘫痪，腹痛便秘，痔疮。

2. 昆仑

【定位】外踝尖与跟腱之间的凹陷处。

【应用】头痛，项强，目眩，足跟痛，难产，癫痫。

3. 申脉

【定位】外踝高点直下方的凹陷中。

【应用】失眠，癫狂，痫证，头痛，目眩，腰腿痛。

（四）足少阴肾经

1. 涌泉

【定位】足底（去趾）前1/3，屈足卷趾时足前部最凹陷处。

【应用】头痛，昏厥，小便不利，大便难，失音，小儿惊风，癫痫。

2. 太溪

【定位】内踝尖与跟腱之间的凹陷处。

【应用】齿痛，耳聋，耳鸣，眩晕，失眠，遗精，咳喘，消渴，月经不调，腰痛，足跟痛。

3. 照海

【定位】内踝尖下方的凹陷处。

【应用】小便频数，尿闭，月经不调，子宫脱垂，失眠，咽喉肿痛。

4. 复溜

【定位】太溪穴直上2寸，跟腱前缘。

【应用】腹胀，水肿，泄泻，下肢痿痹，身热无汗，盗汗。

（五）足少阳胆经

1. 阳陵泉

【定位】腓骨小头前下方的凹陷处。

【应用】胁痛，口苦，黄疸，半身不遂，下肢痿痹，脚气，小儿惊风。

2. 悬钟

【定位】外踝高点上3寸，腓骨前缘处。

【应用】胸胁胀痛，颈项强痛，咽喉肿痛，半身不遂，膝及踝关节疼痛，脚气。

3. 足临泣

【定位】足背第4、5跖骨结合部前方，小趾长伸肌腱外侧的凹陷处。

【应用】目赤肿痛，乳房胀痛，月经不调，瘰疬，足背肿痛。

（六）足厥阴肝经

太冲

【定位】在足背第1、2跖骨结合部前方的凹陷处。

【应用】头痛，眩晕，目赤肿痛，小儿惊风，月经不调，痛经，崩漏，下肢痿痹，足背肿痛。

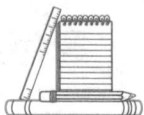

五、常用手法

1. 单食指叩拳法

【操作】以一手握足固定，另一手半握拳，食指弯曲，以第 1 指间关节顶点为施力点按摩。

【应用】应用最广，多用于点状、带状反射区。

2. 单拇指指腹按压法

【操作】一手握足固定，另一手以拇指指腹为施力点按摩。

【应用】多用于带状区域或用力较轻的反射区。

3. 单食指桡侧刮压法

【操作】一手握足固定，另一手拇指、食指张开，以拇指固定，食指弯曲呈弯曲镰刀状，以食指桡侧施力刮压按摩。

【应用】多用于三角形及短带状反射区。

4. 拇指尖端施压法

【操作】一手握足固定，另一手以拇指指端施力按压。

【应用】多用于小脑及脑干、三叉神经、鼻等反射区。

5. 双指钳法

【操作】一手握足固定，另一手食指、中指弯曲成钳状夹住受术者的大趾，以拇指放在食指中节桡侧加压施力按摩。

【应用】多用于颈椎反射区、甲状旁腺反射区。

6. 双拇指指腹推压法

【操作】双手食指、中指、无名指及小指固定足部，以双拇指指腹同时施力推压。

【应用】多用于肩胛骨反射区、胸反射区。

7. 双指或三指叩拳法

【操作】一手持足，另一手半握拳，以食指、中指或食指、中指、无名指的第 1 指间关节顶点施力按摩。

【应用】多用于小肠反射区、肘反射区。

8. 双食指刮压法

【操作】双手拇指固定足部，双手食指弯曲呈镰刀状，以双手食指侧缘同时施力分别刮压。

【应用】多用于膈反射区。

9. 单食指推压法

【操作】一手半握拳，拇指、食指略张开，以拇指支撑固定，食指第 1 节桡侧缘为着力点，拇指与食指相对加压用力进行捏拿或推刮。

【应用】多用于内耳迷路、胸部淋巴腺、喉与气管及食管反射区。

10. 拇指叩拳法

【操作】一手持足，另一手半握拳，半握拳一手的拇指弯曲，以拇指的第 1 指间关节为着力点，或点按或刮压或按揉。

【应用】此法可用于大多数反射区。

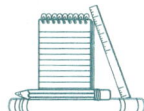

六、准备工作、禁忌证及注意事项

（一）足部按摩前的准备工作

按摩室保持适宜温度，通风，空气新鲜；受术者清洁双足，修剪趾甲；施术者清洁双手，修剪指甲，不宜佩戴饰物。

（二）足部按摩的施力要求

有力，均匀，柔和，持久，深透。

（三）足部按摩的时间

每次按摩一般45分钟到1小时，每周1～2次为宜，治疗则可每天1～2次。

（四）足部按摩的禁忌证

1. 出血性疾病、中毒、精神类疾病、高热、传染病、心脏病等内外科的急重症。

2. 女性经期、妊娠期。

3. 极度虚弱、空腹、暴饮暴食者。

（五）足部按摩的注意事项

1. 饭前30分钟及饭后1小时以内不宜做足部按摩。

2. 接受此疗法前宜适量饮水，治疗后30分钟内尽可能多饮水。

3. 情绪极度不稳定者，应在适当时间施术；心脏病、肾病、糖尿病、肝病及癫痫患者，施术力度和时间应适度控制好。

4. 若因手法不当引起局部红肿、瘀血，可涂一些红花油或樟脑酊等，待局部恢复正常后再进行按摩。按摩时尽量避开骨骼突起处，以防损伤骨膜。

5. 对敏感区应避免重度刺激，对儿童及多数女性、老人及久病之人，宜用轻手法刺激。

七、基本操作

【预备式手法】

1. 双手预热。

2. 活动足部关节。双手顺时针、逆时针用力摇踝关节各3圈，背伸、跖屈各2次。

3. 涂按摩油、放松右脚，各部位快速搓热后包右脚，接着开始左足的涂油、放松、搓热等手法。

【正式手法】

（一）基本反射区操作

1. 单食指叩拳法点和刮肾、输尿管、膀胱反射区。

2. 单拇指指腹推压法推尿道及阴道反射区。

（二）足趾和足底反射区的操作

1. 拇指叩拳法刮前额反射区。

2. 拇指尖端施压法推三叉神经、小脑及脑干反射区。

3. 拇指叩拳法点垂体反射区，刮大脑反射区。

4. 拇指指腹横推颈项反射区，双指钳法推颈椎反射区，拇指尖端施压法推鼻反射区。

5. 食指叩拳法点眼、耳反射区，放松及活动足趾和跖趾关节。

6. 单食指叩拳法刮斜方肌、肺及支气管反射区。

7. 双拇指指腹按压推支气管敏感带。

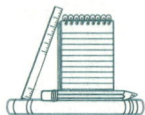

8.双指钳法按压甲状旁腺反射区，拇指指腹推压法从下往上推甲状腺反射区。

9.单食指叩拳法按压心脏、脾反射区。

10.单食指叩拳法按压胃、胰、十二指肠反射区。放松，各部位快速搓热。

11.单食指叩拳法点按肾上腺、腹腔神经丛、肾、输尿管、膀胱反射区，拇指指腹推压法推尿道及阴道反射区。

12.多指叩拳法刮小肠反射区。

13.单食指叩拳法刮横结肠、降结肠、乙状结肠及直肠反射区，点肛门反射区。

14.单食指叩拳法点失眠点、生殖腺反射区。

15.空拳叩击足底和足跟。放松，各部位快速搓热。

（三）足内侧反射区的操作

1.拇指指腹按压法推颈椎、胸椎、腰椎、骶骨及尾骨反射区，点公孙穴。

2.单食指桡侧刮压法刮臀部及坐骨神经内侧反射区。

3.单食指桡侧刮压法前列腺或子宫反射区。

4.拇指指腹按压法推髋关节内侧反射区，点照海穴。

5.拇指指腹按压法点按太溪穴，推直肠及肛门反射区，点揉复溜穴、三阴交穴。放松，各部位快速搓热。

（四）足外侧反射区的操作

1.单食指叩拳法点按肩反射区，双指叩拳法点按肘反射区，单食指叩拳法点按膝反射区。

2.单食指桡侧刮压法刮臀部及坐骨神经外侧反射区。

3.单食指桡侧刮压法刮睾丸或卵巢反射区。

4.拇指指腹按压法推髋关节外侧反射区，点申脉穴。

5.拇指指腹按压法点揉昆仑穴，推下腹部反射区。放松，各部位快速搓热。

（五）足背反射区的操作

1.双拇指尖端施压法推上颌、下颌反射区。

2.双拇指指腹按压法点扁桃体反射区。

3.双拇指尖端施压法点喉与气管、食管、内耳迷路反射区，点足临泣穴。

4.单拇指推压法推胸部淋巴腺，点太冲穴。

5.双拇指指腹推压法推胸反射区。

6.双拇指指腹推压法推肩胛骨反射区。

7.双食指桡侧刮压法刮膈反射区。

8.双手同时单食指叩拳法点内、外肋骨反射区。

9.双手同时单食指叩拳法点上、下身淋巴腺反射区，单拇指腹推压法点解溪穴和推腹股沟。放松，各部位快速搓热。

（六）小腿整理放松

1.掌揉小腿内侧，掌推脾、肝、肾三条经络，拇指指腹点揉阴陵泉穴。

2.掌揉小腿外侧，掌推胃经、胆经两线。

3.拿小腿。

4.擦胃经、胆经。

5.点揉足三里、丰隆、阳陵泉、悬钟等穴。

6.屈膝，多指揉小腿后侧。

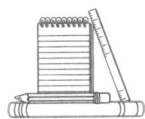

7. 拿小腿后侧。

8. 分抹小腿，指拨膀胱经，指压膀胱经，点承山穴。

9. 晃小腿后侧，虚掌拍小腿，从上到下依次 2 遍。

（七）右足不同于左足的反射区的操作手法

单食指叩拳法点刮肝（升）、胆（降）反射区；单食指叩拳法点盲肠及阑尾、回盲瓣反射区，刮升结肠反射区。

【收式手法】

操作结束前用毛巾擦净足上的按摩油；空拳叩小腿内、外侧，足背，足内、外侧，足底；双手拍打足十趾，双手同时按摩双足基本反射区，双拇指同时擦热双足涌泉穴，活动双踝关节，提抖双下肢，结束操作。

八、康养应用

足部按摩康养技术主要用于亚健康人群的日常保健调理及以下常见病的调理。

1. 感冒

（1）处方：肾、输尿管、膀胱、大脑、三叉神经、鼻、肺及支气管、上身淋巴腺、胸部淋巴腺、扁桃体、咽喉、头痛点、感冒点等反射区。

（2）操作要领：注意按摩前用热水浸足直到全身发热，微出汗，再采用足部反射区常用按摩手法对以上反射区进行按摩，每次约 30 分钟，每日 1 次，一般治疗 3 ～ 5 次即可。

2. 便秘

（1）处方：胃、十二指肠、小肠、直肠、肛门、腹腔神经丛、横结肠、降结肠、脾、胰等反射区。

（2）操作要领：采用足部反射区常用按摩手法对以上反射区进行按摩，每次约 30 分钟，每日 1 ～ 2 次，10 次为 1 个疗程。

3. 高血压

（1）处方：头、脑干、肾上腺、腹腔神经丛、肾、肝、输尿管、膀胱、心脏、降压点等反射区。

（2）操作要领：采用足部反射区常用按摩手法对以上反射区进行按摩，每次约 30 分钟，每日按摩 2 次，10 天为 1 个疗程。

4. 高脂血症

（1）处方：脾、胃、肝、头部、脑干、肾上腺、腹腔神经丛、肾、输尿管、膀胱等反射区。

（2）操作要领：采用足部反射区常用按摩手法对以上反射区进行按摩，每日按摩 1 次，每次约 30 分钟，15 天为 1 个疗程。

5. 糖尿病

（1）处方：胰、胃、十二指肠、升结肠、横结肠、降结肠、小肠、脑垂体、肾、输尿管、肾上腺、膀胱、甲状腺、腹腔神经丛等反射区。

（2）操作要领：采用足部反射区常用按摩手法对以上反射区进行按摩，每次约 30 分钟，每日按摩 1 ～ 2 次，7 ～ 10 天为 1 个疗程。

6. 月经不调

（1）处方：腹腔神经丛、肾、输尿管、膀胱、肾上腺、脑垂体、甲状腺、颈项、子宫、卵巢、腹股沟、腰椎、骶椎等反射区。

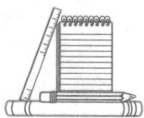

（2）操作要领：采用足部反射区常用按摩手法对以上反射区进行按摩，每次约30分钟，每日1次，一般治疗2个月左右。

7. 前列腺肥大

（1）处方：肾上腺、肾、生殖腺、前列腺、膀胱、尿道、大脑、脑垂体、甲状旁腺、上身淋巴腺、下身淋巴腺、骶骨等反射区。

（2）操作要领：采用足部反射区常用按摩手法对以上反射区进行按摩，每次约30分钟，每日按摩1次，10天为1个疗程。

知识链接

关于足部按摩的常用谚语及名句

1. 树老根先竭，人老足先衰。

2. 足是人之底，一日一次洗，每晚一盆汤，温足促健康。

3. 饭后三百步，不用进药铺。

4. 每天踏个早，保健又防老。

5. 春天洗脚升阳固脱，夏天洗脚暑湿可祛，秋天洗脚润肺濡肠，冬天洗脚丹田温灼。

6. 东坡擦脚心，并非随观音，只为明双目，世事清浊分。

复习思考题：

1. 按摩技术调理疲劳性腰痛的操作步骤是什么？

2. 足部按摩的禁忌证、注意事项的内容是什么？

扫一扫，查阅
复习思考题
答案

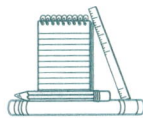

模块十一　生活养生康复技术

> **【学习目标】**
>
> 1. 掌握养生技术中的睡眠养生。
> 2. 熟悉养生技术中的起居养生。
> 3. 了解环境养生。

　　生活养生康复技术，是按照中医基本理论和原则，应用中医养生康复的基本方法，对日常生活的各个方面进行合理安排和调养，使人体气血畅通，阴阳平衡，以达到延年益寿效果的养生康复技术。

　　日常生活的内容琐碎而繁多，尤以日常起居、睡眠及周围环境等对人们的身心健康影响较为明显。古代养生学家对此早有论述，如《素问·上古天真论》就指出："食饮有节，起居有常，不妄作劳，故能形与神俱，而尽终其天年，度百岁乃去。"可见，自古人们就非常重视日常生活的科学调配对人体的保健作用。

项目一　起居康养

　　起居康养主要指起卧作息和日常生活的各个方面有一定的规律并合乎自然界和人体的生理常度。它要求人们起居作息、日常生活要有规律，这是强身健体、延年益寿的重要原则。

一、起居有常

　　古代养生家认为，人的寿命长短与能否合理安排起居作息有密切的关系，人们的起卧休息只有与自然界阴阳消长的变化规律相适应，才能有益于健康。一年四季，寒暑往来，四时阴阳变化具有春生、夏长、秋收、冬藏的特点，《素问·四气调神大论》指出：春季阳气升发，万物蓬勃始生，人应"夜卧早起，广步于庭"；夏季阳气旺盛，万物生长茂盛，应"夜卧早起，无厌于日"；秋季阳气渐收，阴气渐盛，应"早卧早起，与鸡俱兴"；冬季阴气最盛，应"早卧晚起，必待日光"。又如一日之中，平旦之时阳气从阴始生，日中之时阳气最盛，黄昏时分则阳气渐虚而阴气渐长，深夜之时则阴气最为隆盛。人们在白昼阳气偏盛时活动，而夜晚阳气衰微时则要安卧休息，故古有谚语"日出而作，日入而息"，这样可以起到保持阴阳二气平衡协调的作用。

（一）康养机制

　　清代名医张隐庵说："起居有常，养其神也，不妄作劳，养其精也。"说明起居有常具有调养神气的重要作用。若能起居有常，合理作息，人就会精力充沛，生命力旺盛；反之，起居不定，不能合乎自然规律和人体常度来安排作息，日久则神气衰败，导致精神萎靡，生命力衰退。

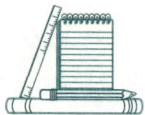

周期性的变化规律是宇宙间普遍的现象，从天体运动到生物体的生命活动，都有自己内在的规律和周期性变化。因此，合理安排日常起居，使之有序化，符合自然界规律，则能使人脏腑功能统一协调，并能提高人体对自然环境的适应能力，从而避免发生疾病，达到健康长寿的目的。

知识链接

现代科学证实，规律的生活作息能使大脑皮层在机体内的调节活动形成有节律的条件反射，促进人体生理活动有规律、正常地进行。例如，如果养成了定时进食的习惯，到了吃饭时间，胃液就会大量分泌而产生饥饿感，此时摄入食物可以达到最大的消化吸收效果。

（二）康养注意事项

《黄帝内经》告诫人们，如果"起居无节"，将"半百而衰也"。就是说，在生活中，起居作息毫无规律，恣意妄行，就会引起早衰以致损伤寿命。《管子·形势》也指出："起居不时，饮食不节……则形体累而寿命损。"生活规律破坏，起居失调，则精神紊乱，脏腑功能损坏，身体各组织器官都可产生疾病。特别是年老体弱者，生活作息失常对身体的影响更为明显。只有建立合理的作息制度，休息、劳动、饮食、睡眠皆有规律，并持之以恒，才能增进健康，尽终天年。

二、劳逸适度

"劳"为劳动，泛指人的体力和脑力的劳动，此即为"动"。"逸"指人的身体和心理上的休息，此为"静"。中医养生强调，动以养形，静以养神。孙思邈《备急千金要方·道林养性》说："养性之道，常欲小劳，但莫大疲及强所不能堪耳。"劳和逸的标准是"中和"。只有动静结合，才可形神兼备，通畅气血，协调平衡，保持生命活动的旺盛。

（一）康养机制

1. 调节气血，增强体质　在生命过程中，"静"是相对的，"动"是绝对的，只有动静结合，劳逸适度，才能起到真正的保健作用。经常合理地从事一些体力劳动，有利于活动筋骨，通畅气血，强健体魄，使生命充满活力。

知识链接

现代医学研究认为，劳动能促进血液循环，改善呼吸和消化功能，提高基础代谢率，兴奋大脑皮质，加强对机体各部的调节能力，还能调节精神，缓解烦躁情绪等。

休息也是生命的需要，它是消除疲劳、恢复体力和精力、调节身心的重要方法。现代研究证明，疲劳会降低身体的抗病能力，使身体易受到病菌的侵袭。有人给疲劳和不疲劳的猴子同时注射等量病菌，结果发现疲劳的猴子被感染得病，不疲劳的猴子却安然无恙，这说明合理休息是增强机体免疫能力的重要手段。

2. 提高智力，防止衰老　所谓"劳"，不仅指体力劳动，还包括脑力劳动，科学用脑也是养生保健的重要方面。它要求人们既要勤于用脑，注重脑力功能训练和开发脑力的潜能，又要注重对大脑的保养，防止疲劳过度。在实际生活中，许多人由于惰性的原因，往往容易犯"懒于动脑"的毛病。因此，应大力提倡用脑，保持大脑常用不衰。

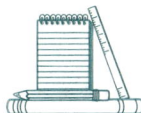

知识链接

实验证明，在相同年龄组的人群中，经常用脑的人比很少用脑的人，脑萎缩概率少，脑空洞体积小。因而得出结论，经常性合理用脑可以预防衰老，增加智力，尤其是能够预防阿尔茨海默病。

（二）康养注意事项

1.劳而勿伤　《素问·宣明五气》曰："久视伤血，久卧伤气，久坐伤肉，久立伤骨，久行伤筋，是谓五劳所伤。"这里的"久"字即过度之意。为了防止劳作之伤，《备急千金要方·养性序》提出了劳而不伤的具体方法："养性之士，唾不至远，行不疾走，耳不极听，目不极视，坐不久处，立不至疲，卧不至懵。"这些方法的提出，均说明劳作过度会耗气伤血，故把握适度的原则是关键。

2.逸勿太过　过劳可以伤人，过度安逸同样可致病，尤其是老年人，绝不能因年龄大而不参加适当的劳动。"用进废退"，越不劳动，其体力丧失得越快，故老年人应经常参加一些力所能及的劳动。实践证明，绝大多数长寿老人一生都未脱离过体力劳动和脑力劳动。清代曹庭栋《老老恒言》说"学不用而废"，故提倡老年人不断学习，老有所学，老有所为。

中国的传统起居养生法有数千年的历史，《素问·上古天真论》有云："上古之人，其知道者，法于阴阳，和于术数，食饮有节，起居有常，不妄劳作，故能形与神俱，而尽终其天年，度百岁乃去。"可见，我国古人很早就认识到人类的寿命长短与能否合理安排起居作息时间有着密切的关系，非常重视合理起居对人体的养生保健作用。所以，无论是在工作还是在生活中，我们都要注意劳逸结合、动静适宜。

项目二　睡眠康养

睡眠康养，是指根据自然界与人体阴阳变化的规律，采用合理的睡眠方法和措施，保证充足而高质量的睡眠，以尽快消除机体疲劳，保持充沛精力，从而防病健体、延年益寿的养生方法。

古人云："养生之诀，当以睡眠居先。"人的一生中，有1/3的时间是在睡眠中度过的，这既是生理的需要，也是健康的保证和恢复体力的必要途径。但要获得高质量的睡眠，又取决于睡前、入睡、卧室、卧具等相关环节的安排是否合理妥当。

一、睡前调摄

睡前调摄即做好睡眠前的准备工作，这是保证良好睡眠的前提。

（一）睡前宜调和情志

《景岳全书》曰："心为事扰则神动，神动则不静，是以不寐也。"因此睡前应防止情绪过激，保持安静平和的心态。

（二）睡前需刷牙漱口

临睡前刷牙漱口能清理掉一日饮食残渣，并附带除去一些牙菌斑。由于晚上睡觉时唾液基本停止分泌，对牙菌斑的抑制作用大减，客观方便了牙菌斑利用食物残渣分解酸性物质侵蚀牙

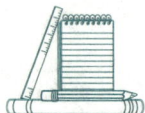

齿。所以，睡前刷牙对保护牙齿特别重要。

（三）睡前宜泡脚与足底按摩

俗话说："养树需护根，养人需护脚。"护脚要讲究科学。用热水泡脚，不但可以疏通经脉，促进脚部的血液循环，而且能降低局部肌张力，对消除疲劳、改善睡眠大有裨益。泡脚水温以热而不烫，自觉舒适为度。泡完后用毛巾擦干，继而坐在床上准备足底按摩。

最简单有效的足底按摩，就是用手搓擦足底的涌泉穴，俗称"搓脚心"。涌泉是足少阴肾经的要穴，也是生物全息学中肾脏在脚部的反射区。现代医学研究证明，经常刺激脚底能调节自主神经和内分泌功能，促进血液循环，有助于消除疲劳，改善睡眠，防治心脑血管疾病。足底按摩的方法很多，一般以涌泉处皮肤发热、微微发红为度。

（四）睡前不宜进食

临睡前进食会增加胃肠负担，既影响入睡又损害身体。前人有"胃不和则卧不安"之说，故睡前不进食也是养生要求之一。

（五）睡前不宜大量饮水和饮茶

睡前饮水过多会使膀胱充盈，排尿次数增多，特别是老年人，肾气已虚，固摄功能减弱，过多饮水后势必增加夜尿而影响休息，当然，少量饮水是可以的，有利于稀释血液，防止血液过于黏稠。睡前饮茶也不利于睡眠，茶叶中含有的咖啡因能兴奋中枢神经，使人难以入睡。

二、睡眠时的调摄

入夜睡眠时卧室的环境宜静，光线宜暗，避免大脑兴奋，提高入睡质量，做到安睡以养元气。

（一）睡眠姿势与方位

古今医家都认为，普通人最佳卧姿为右侧卧位，即身体侧向右边，微屈双腿，双上肢自然前置，躯体呈弓形，如古谚所云"卧如弓"。这样的睡姿有利于全身肌肉完全放松，消除疲劳，而且因为心脏位置较高，不会使心脏受到压迫。当然，人在熟睡以后睡姿不可能一成不变，正如《普济方》中指出的："人卧一夜当作五度反复，常逐更转。"整个睡眠过程中保持不变的卧姿是不符合生理要求的，一夜之间人总得变换卧姿，但仍以右侧卧为佳。

睡眠的方位也很重要，历代养生家对此论述较多，主张也不尽相同，但多数认为宜东西而卧，因头为诸阳之会、气血升发之所向，而东方震位主春，能够升发万物之气，故头向东卧，可保证清升浊降、头脑清楚。另外，勿北首而卧。《备急千金要方·道林养性》提出："头勿北卧，及墙北亦勿安床。"现代也有报道，头北足南而卧的老人，其脑血栓发病率较其他卧向更高，虽然证据并不充分，但大多数人还是认为最好避免北首而卧。

（二）睡眠时间

由于年龄、体质、季节和环境等的不同，每个人的睡眠时间也有所差异，通常成年人每天有 6 ~ 8 小时的正常睡眠就足够了，老人与小儿可适当增加，以醒后周身感觉舒适、头脑清醒、精力充沛为佳。古代养生家还有睡"子午觉"的说法，即每天于"子时"（23 时到第二天 1 时），"午时"（11 时到 13 时）入睡。因子午之时乃阴阳交接之际，体内阴阳气血失衡，应该静卧，以候气复。现代研究表明，尤其是老年人，睡午觉可以降低心脑血管病的发生率。当然，午睡时间一般在 0.5 ~ 1 小时为佳，多睡无益。

（三）睡眠禁忌

我国古人有"睡眠十忌"：一忌仰卧，二忌忧虑，三忌睡前恼怒，四忌睡前进食，五忌睡卧

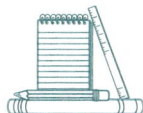

言语，六忌睡卧对灯光，七忌睡时张口，八忌夜卧覆首，九忌卧处当风，十忌睡卧对炉火。借鉴古人经验，对提高睡眠质量大有裨益。

马王堆汉墓出土的医书《十问》中说："一夕不卧，百日不复。"在人的一生中，睡眠占有极为重要的地位，要想健康长寿，就要采用合理的睡眠方法和措施，保证高质量的睡眠，消除机体疲劳，养蓄精神，以达到强身益寿的目的。

项目三　环境康养

环境是指在人们周围的所有客观事物的总和，包括自然环境和社会环境。中医环境养生技术，是根据天人相应的原理，强调人的活动要顺应天时、地利、人和的整体保健观，指导人们选择和创造适宜的生活环境，使其与人体生命活动的规律协调一致，从而预防疾病、增强体质，达到保养生命的目的。

一、自然环境与养生

自然环境是指人类生存和发展所依赖的各种自然条件，包括天然存在的气候环境、地理环境和人类建立的生活居住环境，尤其是居住环境，可以充分发挥人的主观能动性，加以合理地选择、利用以及改造，达到保健防病的效果。

（一）气候环境养生

气候与人体健康关系密切，中医养生在防病保健上很强调气候的重要性。《素问·五常政大论》记载"必先岁气，无伐天和"，强调防病治病必须掌握气候的变化特点。四时气候呈现出春温、夏热、秋燥、冬寒的节律性变化，人体脏腑经络的气血运行、津液代谢也相应地发生适应性的改变，人们也必须按照不同季节的气候特点进行养生保健才能保证身心健康，从而延年益寿。具体内容可参考本教材模块十二。

（二）地理环境养生

我国幅员辽阔，地形复杂，生活在不同地域的人，体质不同，好发疾病也不同，养生保健的措施也因地理环境的不同而各异。

1. 高原山地的养生　在我国，山地约占全国面积的33%，高原约占全国面积的26%，大多分布在西部地区。其中，地表形态在海拔500m以上，相对落差200m以上者称为山地；海拔在1000m以上，面积广大，有比较完整的大面积隆起地区称为高原。

（1）有利因素：山地高原地域环境中，对人体健康较为有利的是海拔在1500m左右的山区。首先，这些地区空气清新，负离子含量高，有助于改善呼吸功能；其次，环境污染较少，不易发生传染病；再次是生活方式健康，山区居民饮食中纤维素和维生素较多，脂肪含量少，加之经常爬山、辛勤劳作使消耗较大，因此心脑血管疾病的发病率较低；最后是心境较为平和，山区树木成林，风景宜人，噪声小，有助于调节紧张的情绪，使人心情愉悦、心境平和。这些因素都有助于延年益寿。

（2）不利方面：山区通常海拔较高，空气中含氧量低，尤其是初到高原的人，容易出现高原反应；气温普遍较低，昼夜温差较大，易引发呼吸道疾病、冻伤等；高原的日照强烈，长期、大量的紫外线照射易引起角膜炎、白内障、皮肤病等。

2. 平原地区养生　陆地上海拔在200m以下，相对高度差在50m以内，地势低平，起伏和

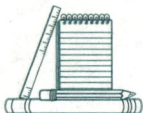

缓的地区称为平原。

（1）有利因素：首先，平原地区气候宜人，空气干湿适度，对神经、心血管、消化系统都有很好的保健效果；其次，平原中有丰富的矿泉资源，饮用含不同化学微粒的矿泉水可增强机体免疫力，预防动脉硬化、冠心病和高血压等；最后，浴用温泉一般对运动系统疾病、皮肤病、外伤后遗症等均有良好的治疗康复效果。

（2）不利因素：主要表现为某些地方病如地方性氟中毒、血吸虫病等危害人们的健康，应注意针对这些不良因素进行预防保健。

3.滨海地区养生 海滨即位于陆地与大海之间的前沿线，是潮汐中间的地带。海岛则指海洋中四面环水的陆地。我国有辽阔的海疆，漫长的海岸线、众多的港湾和星罗棋布的岛屿形成了蔚为壮观的自然景象，为人们提供了一个颇具特色的生活环境。

（1）有利因素：首先，海滨海岛气候温润，空气清新，阳光明媚，环境开阔，令人心旷神怡；其次，宽广松软的海滩为人们进行海水浴和日光浴提供了天然场所；此外，沿海区域和海岛物产丰富，既盛产各种蔬菜水果，又有品类繁多的海产品，保证了人们全面均衡的营养，十分有利于养生保健。

（2）不利因素：主要表现为海洋污染和地方性高碘甲状腺肿。

（三）居住环境养生

居住环境是指住所及其周围的自然环境，可分为居室周边环境和居室内环境。适宜的居住环境可促进人类的健康长寿。《孟子·尽心上》指出："居移气，养移体，大哉居乎！"说明人们很早就认识到居住环境对保障人类健康和养生的意义。

1.住宅周边环境 人一生大约有一半以上的时间是在住宅环境中度过的，如何选择住宅，建造一个舒适清静、有益于身心健康的生活环境，对我们每一个人来说都至关重要。

（1）住宅选址：古人大多主张居住地最好依山傍水、气候宜人，但在实际生活中不易办到，我们只能因地制宜，尽量选择可以基本保证健康、愉悦生活的环境。可以从以下几个方面考虑：首先，宜选空气清新之处，有条件者应尽可能在依山傍水的地方购建住房；其次，要避免环境污染，环境污染的原因主要是生产污染、生活污染和交通运输污染，因此购置的住房应尽可能远离工矿企业、交通要道、垃圾填埋场等地；再次，不要居住在有高压电、高辐射、高电磁的地方；最后，居住环境宜安静，少噪声。

（2）住宅朝向：就我国大部分地区而言，住房的最佳朝向是"坐北朝南"，其好处有两个，一是有利于室温调节，二是有利于室内采光。我国地处北半球，太阳的位置多偏南，只有夏天才到达头顶，这时温度偏高，太阳光线与南墙的夹角小，房屋接受太阳的辐射热量反而减少，尤其是中午前后，太阳几乎直射地面，强烈的阳光照不到室内，避免了室温过高。反之，冬季时阳光可以从南面门、窗户斜射进来，有利于提高室内温度，且光照时间长。正因为"坐北朝南"的住房符合我国大部分地区的实际，在民间也有"有钱不盖东西房，冬不暖来夏不凉"的说法。因此，在条件允许的情况下，大部分住宅尤其是北方的住宅方位最好是坐北朝南。当然南方的情况又有所不同，不可一概而论。南方的住宅方位最好是偏向东南，这样能够在炎热的夏季更多地让清凉的东南风刮进住宅，同时又能顾及冬季的暖阳。

总之，理想的住宅环境应该是阳光充足，空气流通洁净，避免潮湿，避开污染，绿化优美和四周安宁等。

2.室内环境 常人每天除了工作以外，约有2/3的时间是在家中度过的，室内的小环境更直接影响人们的生活与健康。因此，良好的居室环境就显得十分重要。我们可以从以下几个方面

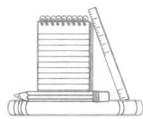

改善居室环境。

（1）注意通风换气：据调查，房间的空气质量是室外的 1/20，室内空气污染比室外更复杂更严重。因此，每天要保证定时开窗通风，这样做除了可以排出室内湿热秽浊之气、增加空气负离子外，还可直接接受阳光照射，起到杀菌消毒的作用，尤其是厨房与厕所更应保持良好的通风。

（2）做好清洁卫生：包括经常打扫房间，使窗明几净；衣被定期洗换；各种用具、食具要经常擦洗；菜刀、菜板要生熟分开等。另外，不要把各种电器都放在卧室内，入睡前最好关闭电脑、路由器等电器，减少电磁辐射污染。

（3）注重科学装修：许多装饰材料含有甲醛等有害物质，装修后很长一段时间都会不断挥发出来，从而危害健康。所以新装修好的房屋需经常开窗通风，最好有半年以上的空置时间。当然，选择少污染、无污染的材料更加符合环保要求并有利于健康。

（4）种植净化空气的植物：如吊兰、常春藤、芦荟、菊花等植物，除了美化功能外，还能吸收空气中的有害物质，尤其是吊兰，既易于栽种，而且吸收甲醛的能力较强，有"绿色净化器"的美称。居室中放置一些这类植物，可以在一定程度上降低空气中有害物质的浓度，达到洁净空气的效果。

二、社会环境与养生

社会环境包括社会政治、生产力、生产关系、经济条件、劳动卫生条件、生活方式及文化教育等各种社会关系。社会环境对人的体质以及疾病的发生有直接影响。就历史发展的总趋势来看，人类寿命是随着科学的发展和社会的进步而不断增长的，人类寿命的长短与社会环境的关系极为密切。这里重点讨论社会政治、经济状况与养生的关系。

1. 社会政治与养生　人与社会环境是辩证统一的，社会环境一方面供给人们所需要的物质生活资料，满足人们的生理需要；另一方面又制约着人们的心理活动，影响着人们生理和心理上的动态平衡。一旦人体 – 社会稳态失调，就会导致疾病的产生。因此，疾病与社会状况有着密切的关系。

社会环境不安定，特别是在兵荒马乱的战争时代，人民生活在水深火热之中，更易受到疾病的侵扰。中华人民共和国成立之前，我国广大人民群众饱受战争的摧残，饥寒交迫，健康得不到保障，平均寿命只有 35 岁左右，能高寿者甚少。中华人民共和国成立后，人民生活在安定的环境中，不论是精神生活还是物质生活都得到了相应的提高，人口的平均寿命在 1978 年即比中华人民共和国成立前延长了近一倍。统计显示，2023 年，我国人均预期寿命已达到 78.6 岁。《"健康中国 2030"规划纲要》指出，到 2030 年，我国人均预期寿命为 79.0 岁，反映出中国人口质量良好的发展态势，广大民众享受到了社会的稳定与经济发展带来的成果。

2. 经济环境与养生　李中梓在《医宗必读·富贵贫贱治病有别论》中指出："大抵富贵之人多劳心，贫贱之人多劳力……劳心则中虚而筋柔骨脆，劳力则中实而骨劲筋强……故富贵之疾，宜于补正，贫贱之疾，宜于攻邪。"其非常明确地阐明了诊病和养生保健要注意社会因素影响的观点。社会经济之所以能对人群的健康产生极大的影响，关键是因为物质资料的生产活动是人类社会生存和发展的基础，为人群的健康成长和后代的延续提供了必要的物质条件。如一些经济发达的国家，由于生产力水平高，科学技术先进，劳动条件优越，人们的物质文化生活丰富，营养状况良好，因此，这些国家的人群健康状况比经济不发达国家要好得多，平均寿命要长得多。世界卫生组织（WHO）2019 年公布的各国平均寿命排行，前十位的均是经济发达国家和地

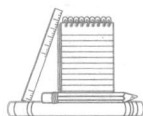

区，其中前三位分别是日本（84.3 岁）、瑞士（83.4 岁）、韩国（83.3 岁）。

《素问·疏五过论》指出"凡欲诊病者，必问饮食居处，暴乐暴苦，始乐始苦，皆伤精气，精气竭绝，形体毁沮"，非常明确地阐明了疾病诊治要注意社会心理因素。随着医学研究的进步，社会因素和心理保健对人类健康的重要性越发明显。大量资料分析表明，诸如心脑血管疾病、癌症等严重危害人们健康的疾病，其致病与死亡原因多与社会因素、心理因素密切相关。可见，防病保健并非单纯医学本身的问题，而是需要将社会学的基本理论和研究方法与医学相结合，才能全面认识疾病、防治疾病，从根本上提高人类的健康水平。

复习思考题：

1. 日常起居生活中如何顺应阴阳的变化？

2. 入睡前做好哪些准备有助于保证良好的睡眠？

3. 古代养生家提及的睡"子午觉"有何意义？

扫一扫，查阅
复习思考题
答案

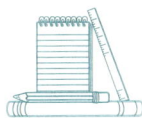

模块十二　时节养生康复技术

【学习目标】
　　1.掌握时节养生康复技术中的四时养生法则。
　　2.熟悉时节养生康复技术中的防病保健。
　　3.了解时节养生康复技术中的节气康养。

项目一　四时康养

四时康养，是指随着四季气候流转，跟随气的变化节奏来调养身体。《素问·四气调神大论》指出："夫四时阴阳者，万物之根本也。所以圣人春夏养阳，秋冬养阴，以从其根，故与万物沉浮于生长之门。逆其根，则伐其本，坏其真矣。"

人生活在自然界中，与大自然息息相关。人若能顺应自然规律，遵循四季的特性，重视审时避邪，则健康无病。反之，则会产生不适，甚至发生疾病。正如《灵枢·本神》所说："故智者之养生也，必顺四时而适寒暑……如是则僻邪不至，长生久视。"

春夏季节，自然界阳气升发，万物生机盎然，人们应该充分保护体内的阳气，使之充沛旺盛；秋冬时节，万物敛藏，人们应该顺应自然界收藏之势，收藏阴精，使精气内聚，以润养五脏，抗病延年。

一、春季康养

春季是四时之首，是指从立春、雨水、惊蛰、春分、清明、谷雨至立夏前一日的春三月，不同于习惯上的正月、二月、三月。此时，阳气开始生发，天气逐渐转暖，自然界生机勃勃，万物欣欣向荣。春季康养应顺应阳气生发的特点，重点着眼一个"生"字。

（一）春季康养技术

春季康养要求在起居、精神、饮食、运动等方面都必须顺应春天阳气升发、万物始生的特点去调摄。

1.起居康养　《素问·四气调神大论》曰："春三月，此谓发陈，天地俱生，万物以荣，夜卧早起，广步于庭，被发缓形……"也就是说，春天的三个月是万物生发的季节，也是一年的开始。在春天，万物都蕴藏着勃勃生机。小草在沉默了一个冬天后，开始拱动沉睡的大地，慢慢地吐露出新绿，而人的阳气也随着春天的到来而开始升发。在万物萌动的季节，人们也要随着自然晚睡早起，但入眠的时间不能晚于子时；早上随着太阳的升起，人们开始充满活力的一天。

春天是肝气升发的季节，因此要让身体彻底放松。披发宽衣在庭院中缓缓地散步，同时要避免野外春风对初升阳气的攻伐，让肝气在身心舒畅欢愉的状态下顺畅地舒发出来。

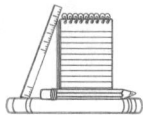

2.情志康养　《素问·四气调神大论》曰:"春三月······被发缓形,以使志生,生而勿杀,予而勿夺,赏而勿罚,此春气之应,养生之道也。逆之则伤肝,夏为寒变,奉长者少。"又说:"逆春气,则少阳不生,肝气内变。"

春季是万物萌发、生长的时节,人们的情绪也像"蠢蠢欲动"的小草一样,随着肝气的升发开始产生波动。因此,在春季要保持和平的心态,不要有杀伐之心、抢夺之欲、苛责之态和无名之怒,从而保证体内的生机和精神的充实与和谐。如果情志调节不当导致肝的升发过度或肝气郁结,在夏天就会发生由于肝木不旺产生的寒病,如腹泻等。

3.饮食康养　春季饮食调养,应顺应春季的升发及肝经当令的特点。

(1)宜少酸多甘:肝属木,五味为酸,酸味食物有收敛的作用,如果在肝经当令的春天过食酸味的食物会影响肝气的升发。此外,肝木克脾土,适当补充甘味的食物,如山药、大枣等,可以避免肝气对脾胃的克伐。

(2)宜微温助阳:春季饮食,可适当食用微辛微温的食物,如葱、姜、蒜、韭菜、香菜等,以助人体阳气的升发,但是不宜常吃,更不宜食用太过辛温的食物,因为辛温食物有发散的作用,久服反而耗散人体的阳气。如发散不当或温补太过,甚至助长邪气,则会引发宿疾,如哮喘、麻疹、过敏性疾病等。

(3)宜多食蔬菜:春季多食蔬菜,特别是绿色蔬菜,如菠菜、芹菜、莴苣、油菜等,不仅有助于肝气的升发,从而更好地完成疏泄功能,而且对因冬季进补所致内热偏亢者,还可起到清热解毒、通利二便的作用。另外,多食蔬菜还有助于预防口角炎、舌炎、皮肤病等疾病的发生。

知识链接
饮食康养举例
①菊花枸杞子茶:枸杞子15g,菊花15g。开水泡茶,早、晚各1次,可适当增减次数。功效:清肝,明目,补肾。
②茉莉花茶:茉莉花15g,甘草5g。开水泡茶,早、晚各1次,可适当增减次数。功效:疏肝解郁,行气化痰。
③油焖春笋:油焖的目的是去掉春笋的寒气,更能发挥春笋的疏肝作用。

4.运动康养　适度的运动不仅有助于身体气血的运行,而且有助于肝的升发和疏泄。但运动不宜过量,以免大汗淋漓而损伤阳气,以运动后身体轻松、精力充沛、心情舒适为宜。一般宜选择简单易行且富有兴趣的活动,如散步、慢跑、春游、放风筝、荡秋千等。老年人还可选择一些简单的保健功法,如八段锦、五禽戏、易筋经等。

(二)春季防病保健
春季气候转暖,为顺应春天阳气升发的特点,应注意保养身体防病调摄。

1.预防木火刑金导致的疾病　春天是肝经当令的季节,肺金的克制是为了避免肝木的过度升发。也正因如此,喜润不喜燥的肺金更容易被过度升发的肝火所灼烧,即"木火刑金"。

(1)预防咽喉肿痛、头痛发热:①适度锻炼,增强肺卫功能,注意通风保暖,少食辛辣燥热的食物。②通过保健按摩来调理身体,帮助肝提高疏泄功能,常用穴位有太冲、行间、足三里、曲池、迎香等。

(2)预防皮肤病(春季皮炎、荨麻疹等):肺气遭到过度升发肝火的攻伐后,皮肤过敏、皮

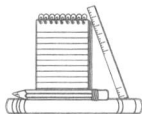

炎、荨麻疹都是常见病证。

防护措施：①适度锻炼，增强肺卫功能，注意防风。②少食辛辣，适当摄入滋阴润肺的食物，如银耳、莲子等。

2. 预防高血压   肝气升发过度，肝阳上亢，会导致头晕目眩、头痛目胀等，血压升高是其常见症状。

防护措施：①注意休息，保证睡眠，适度锻炼，调畅情志。②可以通过按摩、刮痧、拔罐等，帮助人体疏泄肝火以减轻身体的压力。如推太冲穴、摩涌泉穴等都可以起到很好的保健作用。③每晚用热水泡脚有助于稳定血压。

3. 预防精神类疾病   肝主情志，情志不舒是引发春季精神类疾病的重要因素。同时，精神类疾病的复发在春季也较为常见。

防护措施：①以疏肝解郁、调畅情志为主，避免引发肝火的各种不良因素。②适度锻炼，保证睡眠。③增加户外活动、延长光照时间对疾病恢复都会有很多帮助。

4. 预防女性的疾病   人的生命采天地之阳气，乾道成男，坤道成女。坤，厚德载物，包容积聚，下行。女性具有强大的包容能力，因此在万物升发的春天应对自然之气更为敏感。在春季，女性无论是在情绪上的波动还是在身体上（尤其是生殖系统）的变化都更为明显，因此对女性而言，疏肝解郁更为重要。古语有"女子伤春，男子悲秋"之说。

二、夏季康养

（一）夏季康养技术

从立夏、小满、芒种、夏至、小暑、大暑至立秋前一日为夏三月。

《素问·四气调神大论》曰："夏三月，此谓蕃秀，天地气交，万物华实，夜卧早起，无厌于日，使志无怒，使华英成秀，使气得泄，若所爱在外，此夏气之应，养长之道也。逆之则伤心，秋为痎疟，奉收者少，冬至重病。"

夏天，是阳光普照、充满能量、万物蓬勃生长的季节。大自然的阴阳之气在夏天充分交会，正因如此，自然界的生命才能够吸收太阳的能量而散发出向上蒸腾生长的力量。因此，夏季康养在起居、精神、饮食、运动等方面都必须顺应夏天阳气生长、湿热之邪气重的特点去调摄。

1. 起居康养   在火热的夏季，心经当令，作息应顺应自然而晚睡早起，午时小睡以养心神。白天，充分感受阳光赋予生命的生机，在大自然阳气的推动下，将秋冬瘀积在身体中的寒湿顺势排出体外，排掉瘀积、补养阳气，为秋天收获丰硕的果实做好准备。同时，炎热的夏天大量出汗，腠理开泄，易被风寒湿邪侵袭，因此，不应汗出当风，要注意躲避空调。

2. 情志养生   《素问·四气调神大论》曰："夏三月……使志无怒……使气得泄，若所爱在外，此夏气之应，养长之道也。逆之则伤心，秋为痎疟，奉收者少，冬至重病。"所以夏季情志养生重在养心。

夏天，是一个外向并充满能量的季节。在这个季节，无论是对于自然界的生命还是人的内心，都是充分表达的时节。人们更容易在这个季节将内心的感受表达出来。而夏季的炎热与五行属火的心相应，火热炎上，易扰心神，因此在情志的调节中不能压抑不良情绪，要寻找适当的宣泄途径，就像夏天要透彻地出汗一样，将不良情绪排解掉。如果人们没有顺应自然，排解秋冬在身体中的瘀积，到了秋天就会生疟疾，到冬至的时候必生重病。

3. 饮食康养   夏季炎热，饮食应以清热解暑、补充阴津、养护脾胃为原则。

（1）宜清热解暑类食物：此类食物是夏季不可缺少的食物，如苦瓜、西瓜、黄瓜等。饮食

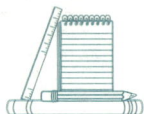

中适当加一些苦味的食物如苦瓜，不仅可以降心火除烦，还可以增进食欲，健脾胃，但不建议多吃。

（2）宜补养心阴类食物：夏天炎热，身体大量出汗容易伤津耗气，从而引发倦怠无力、头昏头痛、食欲不振等状况，因此养心是关键。心气不足的人可以多吃东北的大黄米，而赤豆既能祛湿又能补血。此外，生脉饮、玉屏风散亦是夏日里非常好用的中成药。同时，还要注意水液的补充。

（3）宜祛除湿寒类食物：夏天是人体祛病的好季节，也就是人们常说的"冬病夏治"。比如体内湿寒较重者，可服用生姜大枣汤，并借助夏季大自然充足的阳气以祛邪健身。

（4）宜清淡食补：夏季，阳气外越于体表，脾胃防卫功能较弱。因此在炎热的夏季，最重要的就是避免寒凉饮品，否则在伤害脾胃的同时，还抑制了体内气机的宣泄而导致秋冬寒病。可适当多食含优质蛋白的食物，少吃大油大腻的食物，忌食冷饮，以免滋生痰湿之邪。

4. 运动康养　夏天是阳气最旺的季节，养生要顺应阳盛于外的特点，加强运动，帮助身体排出湿寒，但要注意保护阳气。

（1）旅游、爬山和散步等活动：可以使心血管系统和呼吸系统功能得到锻炼。

（2）游泳：能提高人的呼吸系统和心血管系统的功能，也可以使脂肪较好地代谢，避免肥胖。

（3）钓鱼：可以养心养性，提高人的视觉和头脑的反应能力。

但夏季运动也需要注意以下事项：晨练不宜过早，以免影响睡眠；运动时控制好强度，避免出汗过多损伤心阴；切忌运动出汗后喝冷饮、吹空调。

（二）夏季防病保健

1. 预防中暑

（1）防止在烈日下曝晒，作业环境要保持通风，野外作业时最好穿浅色或白色的衣服，戴草帽。

（2）注意劳逸结合，保证睡眠时间充足。

（3）注意饮食，饮用消暑解渴的饮品，一般常服绿豆汤，可以多吃些西瓜，尤其是西瓜汁，中医称它为"天生的白虎汤"。

2. 预防急性肠胃炎、细菌性痢疾

（1）注意饮食卫生。

（2）多食大蒜对肠道传染病的预防和治疗都有一定效果。

（3）及时就医，控制病情。

3. 预防痱子、疖子

（1）保持皮肤的清洁、干燥，常洗温水澡以保持汗腺通畅，浴后要及时擦干并扑些痱子粉，身体出汗后要及时擦干汗液。生痱子后，不可用热水烫洗及肥皂擦，也不可用手抓。

（2）选择透气、吸湿性能好的衣料做衣裤。不宜穿紧身衣裤，否则汗气不易透散；也不宜穿质地太硬的衣服，否则会使皮肤不断地受摩擦刺激，使痱子不断增加。

4. 预防日光性皮炎

（1）避免在阳光下曝晒，并注意保护皮肤，高温时可戴变色镜或墨镜，穿白色或浅色的长衣衫。

（2）应保持皮肤的湿度，防止皱纹的产生，可用皮肤保湿剂。

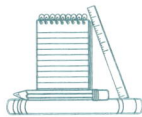

三、秋季康养

(一)秋季康养技术

从立秋、处暑、白露、秋分、寒露、霜降至立冬前一日为秋三月。

秋季,阳气始收,阴气始长。《素问·四气调神大论》曰:"秋三月,此谓容平,天气以急,地气以明,早卧早起,与鸡俱兴,使志安宁,以缓秋刑,收敛神气,使秋气平,无外其志,使肺气清,此秋气之应,养收之道也。逆之则伤肺,冬为飧泄,奉藏者少。"

随着秋气的收敛,人们的情志也要趋于平和,减少身体的外散之气以应对秋的肃杀。秋收,以收为主。如果在秋天还过度消耗,冬天就会完谷不化,也就无法藏精了。因此,秋季康养在起居、精神、饮食、运动等方面都必须顺应秋天的阴气渐生、燥邪渐重的特点,养阴润肺,减少过度消耗。

1.起居康养

(1)秋天的气是肃杀之气,"秋风扫落叶"是很形象的描述。秋天不再有夏天的潮湿,取而代之的是秋高气爽的干燥。这时人的毛孔开始收缩,以保护夏阳补充给身体的阳气。因此,作息时间改为早睡早起,也就是听见公鸡打鸣就起床,即"早卧早起,与鸡俱兴。"

(2)适时、缓慢增减衣服,以免感冒。俗话说,"一场秋雨一场寒","春捂秋冻"。秋风肃杀,天气渐凉,但经过一个夏天阳光的照射,大地的温度仍然保持着温暖,因此秋天的衣服不宜过厚。但白露之后早晚皆凉,此时不可再行"秋冻",应及时添加衣物,以防受寒而生病。诸如秋季腹泻、感冒等,多是因天气转凉后未及时增添衣物所致。

2.情志养生　秋天,度过了春天萌动和发陈,经历了夏天阳光明媚的旺盛生长,该让身体平和地收获了。人们摆脱了夏的黏腻,更能体会秋高气爽带来的赏心悦目,即荣平,也就是淡定平和。反之,如果没有在春发、夏长的过程中疏泄瘀滞、培补阳气,到了秋天就会感觉到秋天的情绪——"愁"了。秋天,花木开始凋零,万物萧索,往往令人触景生情,产生凄凉悲切之感。因此,我们要收敛心神,以免被秋的肃杀之气所伤害。

3.饮食康养

(1)宜适当进补:俗话说"入夏无病三分虚",因此秋季是进补开始的季节。初秋平补,可多食鱼、瘦肉、家禽、蛋奶以及山药、大枣、黑芝麻、桂圆等。仲秋润补,一是适当多吃滋阴润燥之品,如蜂蜜、百合、银耳、萝卜、鳖肉等;二是酸甘化阴,宜进食带有酸味的食物,如葡萄、石榴、柠檬、山楂等。晚秋滋补,调整脾胃,可用芡实、大枣或者花生仁炖汤。

(2)宜少辛多酸:秋季肺经当令,秋燥易伤肺。因此,秋天宜少食辛辣刺激之品,如葱、姜、蒜、韭菜、辣椒等,多食些滋阴润燥之品,如银耳、蜂蜜、鸭蛋、梨、藕、百合等。银耳百合莲子羹是非常适合秋季的滋阴润肺之品。同时,为防肺气太盛克伐肝木,还应多食酸以强肝木。酸味能生津止渴,还可起到收敛的作用。

4.运动康养　秋季天高气爽,空气清新,坚持适度的体育运动不仅可以调养肺气,提高肺脏的功能,而且有利于增强身体的抗寒能力,以及对外界环境的适应能力。然而秋时阳气渐收,阴气渐生渐长,天气由温转凉,运动强度应减小,运动方式应缓和趋静,使阳气逐渐收藏,以顺应"秋收"之势。日常可选择平衡类运动项目,诸如太极拳、八段锦、健身舞、登山、慢跑等。运动以微汗为宜,以免耗伤阳气。运动后多注意休息,以恢复体力。

另外,秋季风景秀美,此时徒步缓行,或登高望远,也是较好的运动,既能活动周身、增强体质,又能观览胜景、陶冶情操。尤其是高山深林,空气清新宜人,负离子含量较高,置身

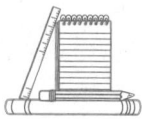

于如此环境，心情愉悦而舒畅。但莫长途跋涉，否则易身热汗出，不利阳气收敛。

（二）秋季防病保健

1. 预防秋燥　秋季肺经当令，秋的肃杀和燥气容易耗伤人体的阴津。秋天喉痒、呛咳最为常见，滋阴润肺是首要之举。

（1）可以用生梨炖冰糖，或者用生梨一个去心，加入川贝粉 3g、冰糖 5g，隔水蒸服。

（2）注意生活规律，加强锻炼，增强抗病力。

（3）适当保持室内的湿润度。

（4）多食瓜果蔬菜，适量饮水，少食辛辣，戒烟酒。

2. 预防伏暑　秋季要预防疫毒和滞下的发生。秋天疫毒的病变，即西医所称的流行性乙型脑炎，常表现发热、头痛如劈、呕吐、嗜睡等，10 岁以下儿童多见。预防的最好方法就是搞好环境卫生，努力灭蚊，挂好蚊帐，避免蚊子叮咬。可服用板蓝根冲剂预防和治疗。

3. 预防哮喘　秋季天气渐凉，燥气不可不防。五脏中肺应于秋，为娇脏，易感受燥邪。秋季感冒、咳喘等多发，多因燥邪侵犯所致。因此出门宜戴口罩，以减缓燥邪伤肺，同时可防灰防尘。此外，秋燥易伤津液，致使皮肤皲裂等，因此早起洗漱后宜外用润肤之物，使皮肤保持滋润，以减缓燥邪所伤。

4. 预防悲秋　秋日凄凉肃杀，易勾起忧郁的心绪，引发悲秋伤怀之感。因此，秋季情志调养应注意调节心境。特别是老年人，可通过体育活动，或登高望远等，到大自然中去领略美景，以缓解秋日萧瑟的负面影响。子女亲朋等也应多加劝说陪伴，让老人喜而忘忧，乐而忘悲。

四、冬季康养

（一）冬季康养技术

从立冬、小雪、大雪、小寒、大寒至立春前一日为冬三月。

《素问·四气调神大论》曰："冬三月，此谓闭藏，水冰地坼，无扰乎阳，早卧晚起，必待日光，使志若伏若匿，若有私意，若已有得，去寒就温，无泄皮肤，使气亟夺，此冬气之应，养藏之道也。逆之则伤肾，春为痿厥，奉生者少。"冬三月是一年中最冷的季节，这个季节的康养是为一年的活动补充精血，也就是古人所说的"初夏养阳，秋冬养阴"。

冬季康养，主要指通过饮食、起居、运动、情志与药物等手段，达到保养精气、强身健体、延年益寿的目的。

1. 起居康养

（1）宜早睡晚起：冬季夜长日短，天气寒凉阴冷，因此冬季起居应顺应养"藏"之道，要关闭所有开泄的气机。冬季，水冻地裂，自然界流动的水以冰冻的形式来封藏阳气，因此在这个季节最需要保护的就是阳气，此时早睡晚起，保证充足的睡眠尤为重要。应随着太阳的升起开始一天的活动，只有如此才能做到不扰乎阳。从传统养生学的角度讲，冬季适当地增加睡眠时间，有利于人体阳气的潜藏和阴精的积蓄，使人体达到"阴平阳秘，精神乃治"的健康状态。

（2）宜防寒保暖：冬季气温极低，因此冬季起居，防寒保暖尤为重要。冬季穿衣，要做到轻软、保暖、舒适，保证身体不受风寒侵袭。冬季的多发病，诸如感冒、咳嗽、哮喘等，多是因未能及时添衣防寒所致。老人、儿童抗寒能力弱，更应注意防寒保暖。此外，冬季还要注意控制皮肤的开泄，洗澡的次数要比夏季有所减少。另外，足部保暖也非常重要。因为寒从脚上起，足部受寒势必影响内脏。如果违逆自然之道必然伤肾，这样在春天到来时就会萎靡不振、四肢厥冷。

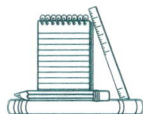

2. 情志康养　冬季严寒，阳气潜藏，阴气盛极，草木凋零，蛰虫伏藏。因此冬季情志调养，关键是把藏神于内，要以安定清静为根本，以保持精神上的愉快和情绪上的稳定。《黄帝内经》中"使志若伏若匿，若有私意，若已有得"的意思是说，在冬季应避免各种不良情绪的干扰和刺激，让心情始终处于淡泊宁静的状态，遇事做到含而不露，秘而不宣，使心神安静自如。

另外，藏神也包含少欲之意。此处的"欲"，不仅仅指性欲。物质和精神上的过度追求，都是欲望。因欲望过度，易催动相火，使相火妄动，不利于收藏。总之，冬季是总结、修复的季节。在历经春发、夏长、秋收之后，关上门窗，在温暖的环境中品味、享受一年的收获，同时，身体的各种损耗也是在冬藏中修复的。

3. 饮食康养　在民间有这样的说法："三九补一冬，来年无病痛。""今年冬令进补，明年三春打虎。"冬季是封藏的季节，因此冬令进补是补充精血、修复身体的最好季节。冬季补养是次年春天升发的基础。

（1）宜培补肾阴：冬三月，大地冰封，万物凋零，生命进入休眠的状态。一是为减少消耗以应对冬天的寒冷，二是为下一个轮回的春天积蓄能量，准备充足的精气。此季肾经当令，培补肾阴尤为重要。在饮食上，可适当多食黑芝麻、黑米、黑豆、核桃、猪肉等。

（2）宜增苦减咸：五脏中肾应于冬，五味中咸味入肾，因此冬季饮食应适当补益肾气。味咸的食物入肾，色黑的食物补肾。诸如黑芝麻、黑豆、黑米等皆能补益肾气，食用时可用咸味之品调和使之入肾。但食咸应有度，不可久食多食，否则肾水过旺，易克制心火，使水火制化失宜。因此冬季饮食还应适当增加苦味食物，使心气得到补养，避免肾水旺而损伤心火。

（3）宜适当温补：冬季天寒地冻，人体阳气内藏，因此冬季饮食可以适当温补，一则可以祛寒，二则补益阳气。在食物的选择上，宜用甘温、辛温。如羊肉甘温，能温中益气；牛肉甘温，能温肾壮阳；花椒辛温，能温中散寒；胡椒辛温，能温化痰饮；小茴香辛温，能温中暖胃；板栗咸温，能温肾强腰等。此外，龙眼肉、鸡肉、黄鱼、鲈鱼、大枣、鹿肉等都可以适当选择食用。

（4）忌呆补：冬令虽宜进补，但不可呆补，否则易生痰火。性味甘凉之品，诸如白萝卜等，不妨适当服用，以防滋补碍胃。萝卜味辛甘凉，具有消积化痰、调畅气机、清热生津的功效，食之有利于脾胃运化，能够起到顺气消食、清热化痰、宽肠通便的作用。民间自古就有"冬吃萝卜夏吃姜，不用医生开药方"之说。现代研究也认为，常吃萝卜能促进胃肠蠕动，有助于体内废物的排出。

4. 运动康养　俗话说，"夏练三伏，冬练三九"。冬季天气虽然寒冷，但身体强壮之人仍可适当户外运动，诸如跑步、滑冰，甚至冬泳等，但不可勉力求强，以免损耗阳气，招致病患。若天气极冷，则不宜锻炼。若冒风迎雪，反不利于健康。此外冬季运动，目的是强卫气，增强抗病能力，盲目过度锻炼反而会损耗阳气，使之潜藏不足，影响春之升发。因此冬季运动应注意潜藏阳气，同时要防寒防冻。

冬季运动，应注意运动的频次不宜过多，强度不宜过大，运动后应注意保暖以免受寒。运动的方式不必追求户外，室内运动也可强身健体，诸如练拳、做操、打乒乓球等，但要注意活动场所应保持空气流通。冬季锻炼建议在阳光充足、空气新鲜和避风的地方做一些轻松的运动，不宜过早晨练。

（二）冬季防病保健

1. 预防上呼吸道疾病　干燥的冷空气降低了呼吸道的抵抗力，极易使人发生上呼吸道感染。故冬季防病，重点是预防支气管炎、感冒或流行性感冒等。在冬季里，要密切关注天气变化，

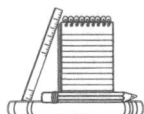

当有暴冷天气时要及时增加衣被，尤其注意头、颈、脚下的保暖，并注意室内通风。

2.预防心脑血管疾病　冬季天气寒冷，心脑血管疾病等也易多发，故素有此类疾病的人需密切观察身体状况，一旦出现不适，诸如心悸、胸闷、胸痛等，应及时就医。

3.预防胃肠道疾病　冬季早晚温差较大，冷空气活动频繁，脾胃容易受寒，在注意保暖的同时，一日三餐要吃温热的食物。

4.预防寒湿痹证、冻疮　冬季天气寒冷、干燥，寒湿痹证也易多发；人的手、脚、耳朵等部位血液循环较弱，容易被冻伤或长冻疮。因此，冬季要注意这些部位的防寒保暖，同时加强运动锻炼，提高耐寒能力。

知识链接

冬令补药介绍

进补的中药，根据不同的性味、功能与应用范围，一般分为四类，即补气、补血、补阴和补阳，以适用于气虚、血虚、阴虚和阳虚的不同虚证表现。

补气药：其性味多属甘平或微温，主要功效为益肺气、养心气、补脾气，适用于精神萎靡、肌肉消瘦、肢体乏力、食欲不振、大便稀溏，或气短喘息、声音低微、易出虚汗、心悸气促、脉微无力等。

补阳药：其性味多属辛、苦、咸、温，主要功效为壮肾阳、助心阳、温脾阳，适用于神疲乏力、腰膝酸软、多尿遗尿、阳痿、遗精、舌淡脉沉，或头晕目眩、筋骨不健、手足痿软、妇女不孕、小儿迟齿、迟行等症。

补血药：其性味多属甘温或者甘平，主要功效为养心血、补肝血，适用于血虚诸症，如面色萎黄、唇甲苍白、眩晕心悸、目昏耳鸣、失眠健忘，以及妇女经少、色淡，甚至经闭。

补阴药：其性味多甘寒，具有养阴、生津、润燥的功效，适用于各种阴虚液亏之症，如肺阴虚的津少口渴、咽燥、舌红、苔光绛，肝阴虚的眩晕目涩、手足震颤、少寐多梦，肾阴虚的腰膝酸软、耳鸣遗精、午后潮热、夜间盗汗等。

项目二　节气康养

节气康养，是指在特定的季节和节气，通过适当调整生活起居和饮食，来维护和促进身体健康。节气康养，是基于自然的周期性变化，通过不断的实践和总结，发展出的一种健康养生方法，体现了天人合一的养生思想，追求的是人与自然和谐共生。古人把五天称为一候，三候称为一气，也就是十五天为一个节气，六个节气为一个季节，四个季节为一年。一年二十四个节气中，立春、立夏、立秋、立冬、夏至、冬至、春分、秋分是最关键的养生节气点，也是养生的最佳时机。在此主要介绍"四立"康养、"二至"康养、"二分"康养。

一、"四立"康养

"四立"，是指立春、立夏、立秋和立冬四个节气。

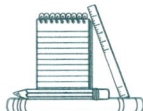

（一）立春康养技术

立春，是二十四节气的第 1 个节气，时间点在每年的 2 月 4 日至 6 日之间。立春，意味着冬季的结束和春季的开始，此时养生保健要注意以下方面。

1. 宜食辛散，助阳升发　春在五脏应肝，春天阳气升发，肝气也宜升发。为了助益肝气升发，宜多食辛散之物，如香菜、韭菜、葱、荠菜等。同时，为了避免升发的肝气克伐脾土，饮食还要少酸多甘。

2. 多动少静，重点养阳　春天阳气升发，多到室外运动有利于肝气疏泄，排出冬天产生的瘀滞，同时要避免野外春风对初升阳气的攻伐。

3. 宜喜勿怒，免动肝气　春季阳气上升，要力戒暴怒，更忌讳抑郁，以免影响肝的疏泄功能。

（二）立夏康养技术

立夏，是二十四节气中的第 7 个节气，时间点在每年的 5 月 5 日至 6 日之间。立夏，表示即将告别春天，是夏日天的开始，此时养生保健要注意以下方面。

1. 早起花间走，颐养心神　从立夏开始，昼长夜短，人们随着明媚的夏阳也开始早起。因夏日炎热，锻炼宜在晨起时，可以减少大量出汗，避免伤害心气。另外，清晨起来在住所附近的林荫花间散步，还有助于体内阳气的升华，增强身体的新陈代谢功能。

2. 午睡转眼睛，效率倍增　立夏后天气炎热，昼长夜短，不少人觉得睡眠不足，这时午睡就显得非常重要，闭目养神其实也是在养心。如果能在午睡一开始就做做转眼球的练习，不但会提高午睡质量，还能有效缓解视疲劳。其具体方法是双目从左向右转 9 次，再从右向左转 9 次，然后紧闭片刻，再迅速睁开眼睛。

3. 晚归"拿五经"　很多人有早上梳头的习惯，但晚上梳头的很少。这里教大家一个新的梳头方式，不是用梳子，也不是普通梳法，而是用手指，即"拿五经"：用五指分别点按头部中间的督脉，两旁的膀胱经、胆经，左右相加，共 5 条经脉。可以回家稍事休息后梳 3～5 次，每次不少于 3 分钟，晚上睡前最好再梳 3 次。中医学认为，头为"诸阳之会"，梳头"拿五经"可以刺激头部的穴位，调节神经功能，促进新陈代谢。经常"拿五经"可使人的面容红润，精神焕发，还能防治失眠、眩晕、心悸、中风等。

4. 夏季要补阳，忌食冷饮　夏季炎热，人体皮肤毛孔开泄，阳气外越于体表，脾胃的防卫能力是四季中最弱的时候。如果贪冷饮，就会使脾阳受到损伤，发生腹痛、腹泻、咳嗽气喘等疾病。在夏季饮食方面，平常阳气虚弱的人可适当服用温热补阳的中药，借夏季自然界阳气旺盛之机助养自身的阳气。

（三）立秋康养技术

立秋，是二十四节气中的第 13 个节气，时间点在每年的 8 月 6 日至 7 日之间。立秋，表示即将告别夏天，是秋天的开始，此时养生保健要注意以下方面。

1. 立秋伊始，早防秋燥　秋季到，空气燥。预防秋燥对肺阴是非常重要的，正所谓"木之为舟，无水不行；治燥之法，以润为贵"。秋日在饮食上要注意滋养津液，可适量饮开水、淡茶、豆浆等，并适当选能够润肺清燥、养阴生津的食物，如秋梨、甘蔗、荸荠、柿子、百合、银耳等。要少吃辛辣刺激、油炸食物及干燥的膨化食品，因为此类食物易生燥化热，多食无益。

2. 宜少辛多酸，均衡营养　立秋以后气温由热转凉，人体的消耗也逐渐减少，食欲开始增加。因此，立秋时节是人体适宜进补的开始。人们可以根据这一节气的特点，科学地摄取营养和调整饮食，以补充夏季的消耗，而进补的原则是少辛多酸。《素问·脏气法时论》云："肺主

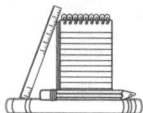

秋，肺收敛，急食酸以收之，用酸补之，辛泻之。"可见酸味收敛肺气，辛味发散泻肺，秋天宜收不宜散，所以要尽量少吃葱、姜、蒜、韭菜、辣椒等辛味之品，适当多食酸味果蔬以助养肺。

3.宜贴秋膘，节制饮食 立秋之后，人的脾胃功能逐渐恢复，比起夏季来食欲明显好转，因此立秋后也是贴秋膘的好时候。但这时也是体重增加最快的时候，肥胖者、需要控制体重者需要注意节制饮食，适量运动，以免体重增长过快。

4.宜"春捂秋冻"，宜"早卧早起" 立秋时节，在起居上要做到"早卧早起"，"早卧"可调养人体的阳气，"早起"则可使肺气得以舒展，防止收敛太过。秋季适当早起，还可减少血栓的形成，对预防脑血栓等缺血性疾病有一定意义。一般来说，秋季以晚9～10点入睡，早晨5～6点起床比较合适。

而我国自古以来就流传着"春捂秋冻，不生杂病"的谚语。"秋冻"，不能简单地理解为"遇冷不穿衣"，而是"适当增衣"，以让自己略感凉而不感寒为宜。"秋冻"的另外一层意思是晚秋可适当拖延增加衣服的时间，但要以自己能接受为限度。

（四）立冬康养技术

立冬，是二十四节气中的第19个节气，时间点在每年的11月8日前后。立冬，表示即将告别秋天，是冬天的开始。立冬养生，重在"收藏"与"保暖"。此时养生保健要注意以下方面。

1.宜温热补益类食物 立冬说明进入了严寒的冬天，冬天最需要保护的就是阳气。为防寒凉之物伤阳，应避免食用生冷食物，可适当多食温热补益的食物，如羊肉、牛肉、虾、芝麻、核桃等。

2.适度运动锻炼 中医学认为，"动则养阳，静则养阴"。冬日阳气减弱，阴气较盛，因此冬季除应防寒防冻外，还需注意适当运动，以助阳气更好地封藏。但应量力而行，不可勉力求强，以免损耗阳气。

3.保证充足睡眠 睡眠同饮食一样，都是养生的重要方面。立冬时节，提倡早睡晚起，最佳的睡眠时间是在亥时后入睡，辰时起床，也就是"夜卧晚起，必待日光"。

4.注意护脚保暖 俗话说"寒从脚上起"，脚是离心脏最远的部位，血液循环较差，脂肪薄，保暖能力差，所以要特别注意护脚保暖。冬季健脚即健身，可每天坚持用温热水洗脚，最好同时按摩和刺激双脚穴位；每天坚持步行半小时以上，活动双脚；早晚坚持搓揉脚心，以增进血液循环。

二、"二至"康养

（一）夏至康养技术

夏至，是二十四节气中的第10个节气，时间点在每年的6月22日或23日。夏至是阳极的一天，也就是一年中阳气最盛的日子。从夏至的第二天开始，阳气开始减弱，阴气开始上升了，此时养生保健应注意以下方面。

1.重在"养心" 夏至天气逐渐闷热，人会感觉心烦气短，这是暑热耗气伤津所致；同时暑热多兼湿，人会感觉头身困重。因夏在五脏中应心，因此夏至康养主要是调心养心。饮食上忌食过热、性温的食物，可以选用一些应季食材，如绿豆、苦瓜等，以清心除烦，宁心安神。

2.讲究吃面 俗话说，"冬至饺子夏至面"。夏至吃面的习俗，不仅是为了庆祝丰收，也是应节气养生。夏至暑热难耐，人们往往食欲不振。此时新麦已经下来，最适宜吃清香的新麦。吃一碗清爽的新麦面条，不仅能够带来味觉上的享受，而且能够补充人体所需的营养。面条以绿豆面、荞麦面最佳，绿豆面可以清热解毒，荞麦面可以降脂减肥。

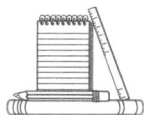

3.不可贪凉 俗话说，"冬吃萝卜夏吃姜"。夏至暑热渐盛，人体的阳气盛于外，而体内的阳气是相对不足的。此时若摄入过多的生冷食物，则会严重损伤人体的阳气。因此，可适当食用辛热的生姜，利用生姜发汗祛寒的功能来帮助身体排出体内的湿寒。

知识链接

冬病夏治

冬病夏治是中医学一种独有的特色疗法，是根据《素问·四气调神大论》中的"春夏养阳"的原则创立的，是中医"治未病"理论的一种具体体现。

穴位敷贴是现在运用最广泛的一种方法，其采用一定的药物，通过辨证选取穴位，把这些药物敷贴在穴位上，通过长时间刺激穴位，最终达到治疗的目的。夏季"三伏天"是一年中阳气最旺盛的时候，此时人体阳气发泄，气血趋于体表，皮肤松弛，毛孔张开。于"三伏天"在穴位上贴敷药物，易于渗透皮肤，疏通经络，调节脏腑，提高机体的抗病能力，从而达到预防疾病的目的。"三伏贴"需要从头伏开始，每伏敷贴1次，连贴3次，尽量连续敷贴3年。这样可以增强机体的免疫力，对慢性阻塞性肺疾病、支气管哮喘等有良好的防治效果。

（二）冬至康养技术

冬至，是二十四节气中的第22个节气，时间点在每年的12月22日或23日。冬至这天，我国开始进入数九寒天，也就是人们常说的"进九"。数九天是一年中最冷的节气，也是多种急慢性疾病病情加重或复发的时期，同时"冬至一阳生"，"气始于冬至"，此时生命活动已处于低谷并开始向旺盛转化，因此冬至也是养生的重要时机。此时养生保健要注意以下方面。

1.艾灸神阙 冬至是阴阳二气自然转化的时机，也是激发人体阳气上升的最佳时间。在冬至前后4天，一共9天，可以通过艾灸神阙穴来温阳散寒、活血通络。其方法是把艾条点燃后熏烤肚脐周围，以温热为度，不要烫伤皮肤，每次20分钟左右。

2.防寒保暖 冬至到小寒、大寒是一年中最冷的时候，应注意防寒保暖，合理调节饮食起居，保证充足的睡眠，保持良好的心情，适当进行御寒锻炼，适当户外晒太阳。

3.饮食宜温补 冬至时节，天气寒冷，应多食温补类的食物，如羊肉、鸡肉、牛肉、鱼类等，以保证能量的供给。同时，应增加蔬菜水果的摄入，以保证营养的均衡。此外，中医学认为黑色与肾相应，此时还可适当食用黑色食物，如黑豆、黑芝麻等，以助于补肾养精。

三、"二分"康养

（一）春分康养技术

春分，是二十四节气中的第4个节气，时间点在每年的3月21日左右。《春秋繁露》记载："春分者，阴阳相半也，故昼夜均而寒暑平。"春分，意味着昼夜将平分。俗话说，"春分不养生，来年把病生"。春分养生保健应注意以下几个方面。

1.调肝养肝，舒畅情志 春在五行中应肝，故春分重在养肝。肝喜条达恶抑郁，故春季养肝重在保持心情舒畅。春分时节，春光明媚，草木葱郁，应常到户外活动。户外清新的空气不仅让人耳目一新，而且有利于肝气的疏泄。户外运动锻炼不仅能强身健体，而且能使气血通畅。踏青、登山、打太极拳等都是很好的春季运动方式。

2.适时增衣，御寒保暖 春分之时，天气变化不定，过敏物质也增多，肺部易受外邪侵袭。

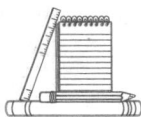

此时应顺应季节变化，合理增减衣物。注意防寒保暖，科学进行"春捂"。老人及体弱多病者，穿衣可下厚上薄，注意下肢和脚部保暖，以保护身体的阳气。另外，可适当多晒太阳，以利祛散寒邪。

3. 调理旧疾，预防新病　春分是一年四季中昼夜均等的时节，也是寒温各半、阴阳平衡的时节。此时万物新生，百草回芽，人体的阳气也开始上升，同时不但旧病易发，新病也易添，如肺炎、肝炎、麻疹、高血压、过敏性哮喘、心脑血管疾病等都在春天易发和易添。因此，春分时节要特别注意调养和预防。

4. 饮食均衡，阴阳互补　春分时节，肝气旺而脾气弱，肝旺易致烦躁，脾虚易致疲乏。此时可适当吃些酸性食物，如山楂、西红柿等，以防肝气升发太过；还适当多吃甘平食物，如牛奶、豆制品等，以补脾土之虚，使身体保持阴阳平衡。另外，时令蔬菜如豆芽、莴苣等也应多吃，以增强脾胃之气。滋肝益肾之品，如枸杞子、花生等均可适当食用。

5. 适当午休，应对春困　俗话说"春困秋乏"。春分之后，日渐长夜渐短。人体的阳气经过冬季的敛藏，在春季开始外放，这种向上的阳热之气促使万物生长发育。此时应当早睡早起，如果觉得困乏，不妨适当午休以消除疲劳。但应对"春困"不能单靠多睡，而应适当运动，促进血液循环，以使阳气升发。此外，早晚多梳头能够通达阳气，有助于消除疲劳，防止春困。

（二）秋分康养技术

秋分，是二十四节气中的第 16 个节气，时间点在每年的 9 月 22 日左右。秋分之日，全球各地昼夜等长。秋分日后，北半球昼短夜长，气温逐日下降。秋分养生保健应注意以下几个方面。

1. 适当"秋冻"　俗话说，"春捂秋冻，不生杂病"。秋分之后，气温逐渐下降，寒凉日渐加重，但这个转变有一个过程，如果过早穿上厚衣，身体得不到冷锻炼，御寒能力就会减弱，不利于适应季节变化。适当的"秋冻"可以激发防御能力，提高人体的免疫力，但要因人而异，适可而止，量力而行，不可盲目追求，以防凉燥伤人。

2. 调整起居　《素问·四气调神大论》曰："秋三月……早卧早起，与鸡俱兴……"意思是说，秋季应早睡早起。秋季早睡早起是顺应"养收之道"，如此，既能让肺气得以收敛，也顺应了阳气的舒长。

3. 调节饮食　秋分过后，饮食应清淡滋润，少吃辛辣油腻，避免暴饮暴食，同时应戒烟限酒。可适当吃滋阴润肺之物，如雪梨、莲藕、百合等，以养阴润肺生津，防止燥邪伤肺。

4. 愉悦心情　秋季草木凋零，一派肃杀之景，让人易生悲秋之情。悲易伤肺，过度的悲伤会耗伤肺气，而喜可胜悲，因此可经常"笑一笑"，既宣发肺气，又愉悦心情。另外，秋分之后，重阳将至，登高远望也是乐事，既可开阔心胸，又可愉悦心情。

知识链接

节气养生，天人相应

二十四节气反映的物候特征说明自然界的一切都与节气密切相关。人是自然界的一部分，不能脱离天地自然而生存。二十四节气不仅指导农耕，还指导着人们的生活起居，人体组织器官的功能活动无不受节气变化的影响而出现周期性的盛衰。在中华优秀传统文化中，"天人相应"是非常重要的思想。人只有尊重和顺应自然才能够与大自然和谐共生，这就要求人们的饮食起居、劳作休息等都需顺应四时阴阳，符合季节转换之变。正如《素问·四气调神大论》中云："阴阳四时者，万物之终始也，死生之本也，逆之则灾害生，从之则苛疾不起，是谓得道。"

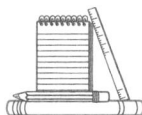

二十四节气歌

春雨惊春清谷天，夏满芒夏暑相连。

秋处露秋寒霜降，冬雪雪冬小大寒。

上半年来六廿一，下半年是八廿三。

每月两节不变更，最多相差一两天。

复习思考题：

一、A1 型题

1. 中医学认为正确的四时康养是（　　　）

　　A. 春秋养阳　　　　　B. 夏季养阴　　　　　C. 秋冬养阳

　　D. 春秋养阴　　　　　E. 春夏养阳

2. 下列哪个不是中医养生的基本原则（　　　）

　　A. 天人合一　　　　　B. 顺应自然　　　　　C. 起居饮食

　　D. 形神共养　　　　　E. 阴阳平衡

3. 下面有关四时康养中正确的是（　　　）

　　A. 春季养肺　　　　　B. 夏季养脾　　　　　C. 秋季养肝

　　D. 冬季养肾　　　　　E. 长夏养心

4. 三伏天暑湿较重，宜食的化湿之物是（　　　）

　　A. 香菜　　　　　　　B. 冬瓜　　　　　　　C. 百合

　　D. 绿豆　　　　　　　E. 萝卜

5. 根据中医理论五味适量有益五脏，适量的苦味食品有益于（　　　）

　　A. 肝　　　　　　　　B. 心　　　　　　　　C. 脾

　　D. 肺　　　　　　　　E. 肾

6. 根据中医理论五味适量有益五脏，适量的甘味食品有益于（　　　）

　　A. 肝　　　　　　　　B. 心　　　　　　　　C. 脾

　　D. 肺　　　　　　　　E. 肾

二、问答题

1. 简述立冬康养技术。

2. 简述夏至康养技术。

扫一扫，查阅复习思考题答案

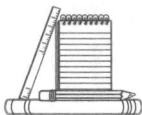

模块十三　两性养生保健技术

【学习目标】

1. 掌握女性养生保健技术。

2. 熟悉男性养生保健技术。

3. 了解性生活养生保健技术。

男女由于性别的不同，生理、心理都有不同程度的差异，但养生最基本的原则是相同的。养生的目的是健康长寿，而健康是身体与精神状态良好、社会状态安定的体现。《黄帝内经》有"恬淡虚无，真气从之，精神内守，病安从来"的说法，也就是说五脏之气安定，方能健康长寿。

关于男性、女性生理特征、生长发育、衰老的周期及规律，《黄帝内经》有非常详细的论述。因性别的不同，男女生长、发育、养生各有其特点。

项目一　男性养生保健技术

《素问·上古天真论》中关于男女发育的问题，是从讨论人的衰老及生育问题开始的："帝曰：人年老而无子者，材力尽邪？将天数然也？岐伯曰……丈夫八岁，肾气实，发长齿更。二八，肾气盛，天癸至，精气溢泻，阴阳和，故能有子。三八，肾气平均，筋骨劲强，故真牙生而长极。四八，筋骨隆盛，肌肉满壮。五八，肾气衰，发堕齿槁。六八，阳气衰竭于上，面焦，发鬓颁白。七八，肝气衰，筋不能动。八八，天癸竭，精少，肾脏衰，形体皆极，则齿发去。"

男性的发育周期为 8 年，第一个发育高峰是 8 岁，这时候男子肾气充实，头发生长，乳牙脱落，恒牙长出。肾精充足的男孩，头发茂密，乳牙更换彻底。如果有些孩子先天肾精亏虚或精血不足，表现为头发发黄、细软，牙齿更换不完全或牙齿缝隙比较宽，就需要注意调理，应以培补肾阴为要。比如可以用烤熟的核桃仁、炒熟的黑芝麻，这种食疗比较简单易行且有效。但要注意少吃过甜的食物，否则会伤害肾气。必要的时候可以进行适当的中药调理。

知识链接

钱乙，北宋著名的儿科医生，其根据《金匮要略》所载金匮肾气丸创立的六味地黄丸（组方：熟地黄，山药，山茱萸，泽泻，茯苓，牡丹皮）就是针对纯阳之体，肾阴不足，发育迟缓的小儿的。在使用六味地黄丸时，需要经医生准确辨证。

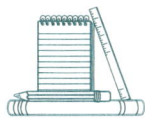

男性第二个发育周期，16岁，此时肾气充盈，是男孩与男人的分水岭，第二性征开始发育，胡须、喉结是这个生长阶段的重要特征。同时，骨骼开始粗壮，生殖器官发育并具备了繁衍后代的能力。阳气旺盛的男子抗寒能力强，精力旺盛，精满溢泻甚至会出鼻血。这个时期的男孩虽然"精满溢泻"，但身体、智力发育还没有到高峰，所以这个年龄阶段并不是生育的最佳年龄。这时的男孩子开始注意异性，由于身体发育的特殊阶段，会有梦遗或手淫的现象。梦遗、手淫会泄掉肾的精和气，如果过度手淫或过早生育则会影响身体、智力的发育。

第三个周期，24岁，肾气平和，筋骨强劲，智齿开始生长，此时身高的发育也到了最高峰，从这个年龄开始才是婚育的最佳年龄阶段。除了常见的食疗补肾，叩齿、提肛都是简单易行且有效的补肾方法。

第四个周期，32岁，身高不再上长，精气充实到身体的各个部分，于是筋骨粗壮，肌肉丰隆，这个阶段是男性最具性感的年龄阶段。喉结、胡须和宽宽的肩膀都是这个年龄阳刚男性的标志。但是从这个年龄开始，男性的身体开始慢慢走向衰落。因此，从这时开始要注意作息、饮食，不要过度消耗精力。

第五个周期，40岁，头发开始脱落，牙齿开始松动。

第六个周期，48岁，阳明精气开始衰竭，面色憔悴，发鬓斑白。《黄帝内经》中的"年半百而动作皆衰"说的就是这个年龄阶段，人的所有功能都开始衰退。

第七个周期，56岁，肝气衰，关节韧带的活动开始出现迟滞，手足运动开始不灵活并且失去生殖能力，有人因为肝气不舒而出现阳痿及性功能障碍。这个时期要控制性生活节奏，调养肝血。饮食上可多添加猪皮、蹄筋、大枣、核桃之类的食物，除此以外还要注意中药调节，如山茱萸、枸杞子等都是滋补肝肾的有效药材。

第八个周期，64岁，天癸枯竭，精气耗衰，肾脏也走向衰微，精子数目、成活率、活动能力均降低，身体开始出现各种病证。但是每个人的衰老节奏是不同的，如果善于调养，即使八八也不会天癸竭。这种调养，不是到了八八六十四岁才开始，而是在人体发育的整个阶段均要合理调配，不透支肾精。

对男性来讲，养生需要注意以下三点。

1. 养成良好的生活习惯。

2. 养成规律的运动习惯。

3. 正确释放情绪，不过于压抑情绪。

知识链接

现代社会的生活节奏与我们祖先的时代已大相径庭，熬夜、用眼过度、烟酒过度、纵欲是现代人生活中常见的标签，这样的生活习惯造成肝血肾精的过度消耗，人们在欢愉的夜光中透支着自己的生命。男性在消化、内分泌系统方面的问题也频繁出现，比如高血脂、高血压、高尿酸、高血糖等。因此，在上述病证出现时，应尤为注意肝胆功能的调理。

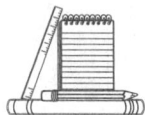

项目二　女性养生保健技术

女性的生长发育周期不同于男性的 8 年，而是 7 年。《素问·上古天真论》中记载："女子七岁，肾气实，齿更发长。二七而天癸至，任脉通，太冲脉盛，月事以时下，故有子。三七，肾气平均，故真牙生而长极。四七，筋骨坚，发长极，身体盛壮。五七，阳明脉衰，面始焦，发始堕。六七，三阳脉衰于上，面皆焦，发始白。七七，任脉虚，太冲脉衰少，天癸竭，地道不通，故形坏而无子也。"

女性的第一个发育周期是 7 岁，乳牙脱落，恒牙开始生长，女娃由黄毛丫头变成满头乌发的女孩。女孩告别了青梅竹马，两小无猜的时期，开始有了性别意识，开始穿花裙子并注重梳妆打扮了。这个时期对女孩来说非常重要，除了要注重营养以外还要保证睡眠，只有睡眠充足，不过度消耗肾精才能让身体正常发育。营养结构不合理、光照时间过长会激发肾精提前启动，造成早熟。此外，熬夜、用眼过度都会过多地消耗肾精。

第二个周期，14 岁，任脉畅通，太冲脉盛，女孩开始了第一次月经，乳房开始发育。这里需要强调的是，任脉畅通是女孩开始向女人发育的重要条件。这个时期非常重要，月事来临，避免过度劳累、不贪凉是保证女孩青春期发育的重要因素。除此以外，月事造成女孩气血的损失，因而饮食要均衡，避免青春期贫血。

第三个周期，21 岁，肾气平和，智齿长出，身高不再上长，性器官发育成熟。窈窕的身材、丰满的胸部、如桃花般的面色，是女孩这个阶段最美丽的展现。这个时期是肾精充养身体器官，令其发育完善的时期。

第四个周期，28 岁，筋骨坚强，毛发浓密，身体强壮，是女人的生理高峰。28 岁之前是生育的最好时期，也是女性由青春年少向成熟风韵少妇过渡的最美年龄。

第五个周期，35 岁，胃、大肠的气血供应开始下降，女性的面色开始晦暗，头发开始脱落。此时只有调理好胃和大肠，让胃和大肠的气血充盈，才能保证这个阶段身体状况的稳定和良好的气色。

第六个周期，42 岁，三阳经脉气血衰退，面色开始发黑、发黄、发暗，甚至出现皱纹，头发开始变白。如果这个时期能够照顾好六腑，也就是维护好胃肠、胆囊的消化功能，女性仍然会有如桃花般的面色。

第七个周期，49 岁，任脉空虚，肾精不足无法化生元气，同时太冲脉衰微，大部分女性开始绝经，身体出现衰老的征象，也不再具备繁衍能力。这个阶段是女性更年期的开始，很多女性出现比较明显的情绪变化，此期可以通过辨证论治采用中药进行调理，以顺利度过更年期。

对女性来讲，养生需要注意以下三点。

1.保证充足的睡眠。

2.丹田温暖是保证女性正常发育、繁衍后代、健康美丽的前提。

3.由于每月的月事，失血是女性每月要面临的问题，如果营养、保养不当，可能会导致贫血的发生。

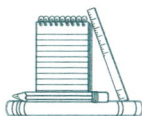

项目三　性生活养生保健技术

性行为是人类的天性，是人类生活的重要内容，适度和谐的性生活有益于身心健康，同时有助于养成正确认识性行为的态度，培养健康的性观念，提升自我保护意识，从而促进社会和谐。

房事养生，即性生活养生，就是根据人体生命活动规律即生理心理特点，采取健康适度的性行为，或通过必要的保健方法，调节男女性事活动，和谐夫妻生活，以强身健体、祛病延年的养生保健方法。

性生活是人类的一种本能，是人类最基本的需求之一，男女之间的性行为不仅具有原始的生殖繁衍功能，也是人们生活、健康保养的重要内容。现今社会，作为以生殖功能为目的的性生活在人们生活中所占的比重越来越小，人们更注重高质量的性生活带来的愉悦和健康。因此，了解和掌握性生活保健法对人们的养生保健有着积极、重要的作用。

性生活和物质生活、精神生活被列为人类三大生活内容。性生活对人类而言，可概括为合乎天地之道，合乎生理之道，合乎社会之道。如果不能按照人的生理规律及身体状况健康地进行性生活，无论男女都会发生各种疾病，甚至会影响寿命。《抱朴子》记载："人复不可都绝阴阳。阴阳不交，则坐致壅郁之病，故幽闭怨旷，多病而不寿也。任情肆意，又损年命。唯有得其节宣之和，可以不损。"禁欲，阴阳不相交合，就会造成精神、情绪抑郁不畅，精道闭塞不通，气血瘀滞，脏腑功能失调而滋生病变，而纵欲更会损耗人的精气，缩短寿命。

据《史记·扁鹊仓公列传》所述，济北王侍者韩女经常腰背痛，时冷时热并且月经紊乱，淳于意诊脉后断定其病是因为性生活得不到满足而引起的。清代诗人袁枚在其著作《小苍山房文集》中记载了商人汪令闻长期离家在外，出现身体不适，请徐灵胎先生为其诊治。徐灵胎诊脉后断其乃因长期缺乏性生活，故劝其回家与妻子相聚。

性生活健康与否对任何年龄的人都有不可忽视的影响。老年人如果长期性压抑，亦会出现身体免疫功能降低，焦虑、紧张、抑郁等症状。

古代君王因封建帝制，皇宫内美女如云，君王多因纵欲而少有长寿者。

健康有益的性生活，是因性别、年龄、身体状况、四时的不同而调整节律的性行为。

一、性生活的原则

（一）顺应天性、自然，健康性生活

顺从自然的生理欲望，进行适当的性生活，也就是说性欲是自然而然激起的，任何勉强的性交或应付式的性交都不是顺应天性的自然的性生活。另外，健康性生活的全过程是自然而然地进行和完成的，不会出现任何身体和心理上的不舒适感觉，同时性交后不影响睡眠及次日的精神状态。

（二）顺应身体、年龄，健康性生活

由于年龄、身体状况不同，性生活的频率也应各不相同，应"各随气力"。

中医学认为"精"是人体重要的生命活性物质，因此，"精盈必泻，精出必补"。性生活的时间间隔应由"精"的充盈程度来决定。由于人有体质强弱、年龄老幼之不同，精的生成时间也不一致，因此性生活施泻的频率亦因之不同。《素女经》及《备急千金要方》都载有关于性交频

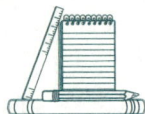

率的规律：泄精的间隔随着年龄的增长而延长，20 岁 4 日一泄，30 岁 8 日一泄，40 岁 16 日一泄，50 岁 21 日一泄，体弱者行房间隔延长 1 倍，60 岁则应闭精不泄了。

（三）顺应四时，健康性生活

《素问·四气调神大论》将人与自然、与四时变化的关系进行了详细的论述。作为天地之气化生的产物，人的生命、精神活动与自然之气不可分割。因此，人类的生命活动必须顺应四时变化的规律。性生活作为人类生活中重要的组成部分，也必须随着春发、夏长、秋收、冬藏的自然规律而变化。

《素问·四气调神大论》曰："春三月，此谓发陈，天地俱生，万物以荣……"在万物复苏，大地充满生机的春天，人的欲望也会随之而起。春天，性生活的次数较之收藏的冬日明显增多。

"夏三月，此谓蕃秀，天地气交，万物华实……"阳光明媚、万物生长的夏天是阳气最盛的季节，因此夏季是性生活频率最高的时节。

"秋三月，此谓容平……使志安宁，以缓秋刑……"秋天，地气清明，为顺应秋的收敛，应精神内守，不急不躁，不使意志外泄。因而，秋季时性生活的频率比炎热的夏季要明显减少。

"冬三月，此谓闭藏……无泄皮肤，使气亟夺……"白雪皑皑、寒冷的冬季是万物生机潜伏闭藏的季节，此时不宜让毛孔开泄出汗，以免耗伤阳气。所以，冬季是性生活次数最少的季节。如果在冬季纵欲必会伤到肾经，有损健康。

二、性生活技巧

1.相互尊重，前奏怡养情志　性生活是一种心身高度协调的生理心理活动过程，性生活过程中是以彼此尊重、情感深厚为前提来进行的身体的密切接触，而达到的身心和谐统一的愉悦感受。如果不考虑对方感受而强行交合，古人称之为"绝"，这样做对身心会有非常大的伤害。另外，男女双方在性心理、性生理方面存在着较大的差异，女性的性欲冲动产生较慢且常处于被动状态。因此，在性生活前奏，应由男性采用各种技巧激发女性进入兴奋状态，以达到两情相悦的境界。

此外，要把握好交合的时机和泄精的节奏。交合的前提，男性具"怒、大、坚、热"四至之象，女性具"九气"之征，即肝、心、脾、肺、肾精气充盈，出现呼吸急促、低吟呻鸣等状态，是交合的最佳时机。

2.交合技巧　古代养生家认为交合当以浅刺为主，深刺不宜过多，提倡"八浅二深"之法。阴茎应多在阴道浅部"左右研磨"，"细细抽拔"，如此快感更强，效果更佳。至于泄精的时机，须等到女方出现性快感和性高潮时，方是射精的良机。这样可使男女双方同时达到性高潮，从而最大限度地获得愉悦，使性生活真正起到养生保健作用。

三、性生活禁忌

性生活是身心高度合一的生命体验，因此必须是在男女双方最佳生命状态时进行，方能享受到性生活带来的巨大愉悦，起到养生保健作用。然而，欲海无涯，只有理智地把握性生活节奏，才会不因一时的欲望而伤害身体。

在心情不佳、愤怒、恐惧、忧虑、悲伤的情绪下进行性生活会对健康造成损害。不考虑身体承受能力，过度频繁地进行性生活会对身体会造成更大的伤害。强力交合必耗精，耗精必伤肾，伤肾必造成骨骼的虚损，甚至损耗寿命。

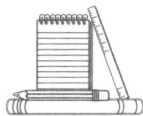

酒后、病中、经期、产后、哺乳期、逆时交合都会损伤身体健康。此外，药物刺激、过度手淫对身体造成的伤害更是难以修复的。

复习思考题：

1. 以下不属于男性发育周期的是（　　　）

    A. 8 岁　　　　B. 16 岁　　　　C. 24 岁　　　　D. 32 岁　　　　E. 35 岁

2. 以下属于女性发育周期的是（　　　）

    A. 8 岁　　　　B. 16 岁　　　　C. 24 岁　　　　D. 32 岁　　　　E. 35 岁

3.《黄帝内经》中，肾气充盈，男孩与男人的分水岭的是（　　　）

    A. 8 岁　　　　B. 16 岁　　　　C. 24 岁　　　　D. 32 岁　　　　E. 40 岁

4.《黄帝内经》中（　　　）而天癸至，任脉通，太冲脉盛，月事以时下，故有子。

    A. 一七　　　　B. 二七　　　　C. 三七　　　　D. 四七　　　　E. 五七

5.《黄帝内经》中（　　　）任脉虚，太冲脉衰少，天癸竭，地道不通，故形坏而无子也。

    A. 七七　　　　B. 二七　　　　C. 三七　　　　D. 四七　　　　E. 五七

6. 一般情况（　　　）岁之前，是生育的最好时期，也是女性由青春年少向成熟风韵少妇过渡的最美年龄。

    A. 18 岁　　　　B. 22 岁　　　　C. 28 岁　　　　D. 32 岁　　　　E. 40 岁

7. （　　　）季是性生活频率最高的季节。

    A. 春　　　　B. 夏　　　　C. 秋　　　　D. 冬　　　　E. 以上皆是

8. 以下不属于性生活禁忌的是（　　　）

    A. 愤怒　　　　B. 经期　　　　C. 新产后　　　　D. 酒后　　　　E. 男女双方心情愉悦

9. 对女性来讲，养生需要注意的是（　　　）

    A. 保证充足睡眠　　　　B. 腹部要凉　　　　C. 喜食冷饮

    D. 经期同房　　　　E. 熬夜

10. 女性更年期开始的年龄约是（　　　）

    A. 35 岁　　　　B. 42 岁　　　　C. 49 岁　　　　D. 56 岁　　　　E. 40 岁

扫一扫，查阅
复习思考题
答案

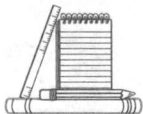

模块十四　不同体质养生康复技术

【学习目标】

1. 掌握体质的概念，不同体质的康养原则及康养技术。

2. 熟悉不同体质的分型。

3. 了解体质差异形成的原因。

人的体质有着很大的差异，不同的体质有不同的生理和心理特征，对疾病的易感性也不相同。因此，养生康复应辨体质施行，这样才能最大限度发挥中医养生康复技术的功效，达到延年益寿的目的。

项目一　体质分型

一、体质的基本概念

体，指形体、生理；质，指特质、性质。体质是指人类群体中个体禀赋于先天，受后天多种因素影响，在其生长发育和衰老过程中，所形成的结构和功能上相对稳定的特征，这种特征往往决定其生理反应的特异性、对某些致病因素的易感性和病变过程的倾向性。

体质是在中医理论发展过程中形成的病理生理学概念，是机体在先天、后天因素的影响下，因脏腑、经络、气血、阴阳等盛衰偏颇而形成的素质特征。中医的体质概念充分体现了"天人合一"的整体观和"形神合一"的生命观。

二、体质差异形成的原因

人体禀受于先天，长养于后天，因而体质的形成、发展和变化受到机体内外环境诸多因素的影响。如种族、家族遗传、婚育以及胎养等先天禀赋，决定着个体体质的相对稳定性。饮食营养、生活起居、精神情绪、自然环境、社会环境等后天因素，对体质的发展变化也具有重要影响。

1. 先天因素　《灵枢·决气》载："两神相搏，合而成形，常先身生。"先天因素即"禀赋"，指人出生以前在母体内所禀受的一切特征，既包括父母双方所赋予的遗传性，又包括子代在母体内发育过程中的营养状态。人体精血禀受于父母，父母的体质特征通过遗传使后代具有类似父母的个体特征。父母双方元气的盛衰、营养状况、生活方式、精神因素等都直接影响子代禀赋的强弱。母体妊娠时胎儿发育的营养状况对体质特点的形成也起着重要的作用。如过食辛辣燥热等食物，则可使胎儿形成阳盛体质；若营养不足，体虚多病，则易使胎儿形成气血虚弱之

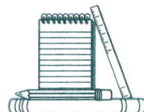

体。先天禀赋是体质差异的决定性因素，也是保持体质相对稳定的重要条件。

2.性别因素　男女性别不仅形成各自不同的解剖结构和体质类型，而且在生理特性方面也会显示出各自不同的特点。一般来说，男子性多刚悍，女子性多柔弱，男子以气为重，女子以血为先。

3.年龄因素　"一岁年龄一岁人"，人体的结构、功能与代谢的变化同年龄有关，从而形成体质的差异。《灵枢·营卫生会》指出"老壮不同气"，即年龄变化对体质有一定影响。

4.精神因素　由于人的精神状态能影响脏腑气血的功能活动，所以可改变体质。如《素问·阴阳应象大论》载"怒伤肝""喜伤心""思伤脾""忧伤肺""恐伤肾"，提示了情志异常变化伤及脏腑，可影响不同体质的形成。

5.地理环境因素　人类和其他生物一样，其形态结构、功能活动在适应客观环境的过程中会逐渐发生变化。地理环境不同，则气候、物产、饮食、生活习惯等多有不同。《素问·异法方宜论》在论证不同区域有不同的体质、不同的多发病和不同的治疗方法时，特别强调了不同地区的水土、气候以及饮食、居住等生活习惯对体质形成的重要影响，说明了地理环境对体质的变异既是重要因素，又是复杂因素。

三、体质的分型

中医对人体体质所做的分型，古今有别。古代医家依据《黄帝内经》所论对体质进行分型，主要有阴阳五行分型、阴阳太少分型、禀性勇怯分型及体形肥瘦分型四种。随着中医学的发展，现代中医体质分型法着眼于阴阳气血津液的盛衰虚实，把人体分为平和质、气虚质、阴虚质、阳虚质、痰湿质、湿热质、气郁质、血瘀质、特禀质九种体质。

项目二　辨体康养

体质具有一定的稳定性，又具动态可变性。合理的饮食、舒畅的情志及适度的运动可改善体质，促进身心健康；反之，则可使体质衰弱，进而导致各种疾患。运用中医天人合一的整体观念，对不良体质进行调养，可达到"五脏元真通畅，人即安和"（《金匮要略·脏腑经络先后病脉证》）的健康状态。

本节着重介绍阴虚、阳虚、气虚、痰湿、湿热、血瘀、气郁、特禀等体质的康养方法。至于平和体质，应根据年龄、性别、职业等的差异，采用不同的康养方法，不在本部分讨论。

一、阴虚体质

（一）体质特征

阴虚体质往往由慢性消耗性疾病，或热病后期，或房劳内伤，或失血耗液而致阴液亏乏，以口燥咽干、手足心热等阴虚内热表现为主要特征。

表现：形体消瘦，面色多潮红或颧红，常有灼热感，手足心热，口燥咽干，唇红微干，心中时烦，多喜饮冷，便干尿黄，不耐春夏，舌红少苔或无苔，脉细弦或细数等。

肺阴虚：伴干咳少痰、潮热盗汗等。

心阴虚：伴心悸健忘、失眠多梦等。

肾阴虚：伴腰酸背痛、眩晕耳鸣、男子遗精、女子月经量少等。

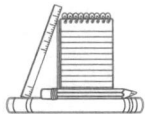

肝阴虚：伴胁痛、视物昏花等。

（二）康养原则

滋阴降火，镇静安神。

（三）康养技术

1.情志康养　阴虚体质之人由于阴液亏虚，阳气不能内敛，火扰心神，故常见性情急躁、心烦易怒、遇事易激恼。精神调养应遵循"恬惔虚无""精神内守"之养神大法。平素加强自我修养，常读提高涵养的书籍，聆听优雅和缓的古典音乐，自觉地养成冷静、沉着的习惯。学会控制自己的情绪，在生活和工作中，少与人争，以减少激怒。注意节制欲念，保持心态平和，从而保精养神。

2.饮食康养　饮食康养以滋阴潜阳为原则，宜食用芝麻、糯米、蜂蜜、奶制品、甘蔗、蔬菜、水果、豆腐等清淡之品，并着意食用寒凉清润之沙参粥、百合粥、枸杞子粥、桑椹粥、山药粥等。条件许可者，可食用燕窝、银耳、海参、淡菜、龟肉、蟹肉、冬虫夏草、老雄鸭等。不宜食用温燥、辛辣、香浓的食物，如葱、姜、蒜、韭、薤、椒等。烹制以蒸煮为主，不宜采用煎炸、烧烤等烹调方式。

3.运动康养　阴虚体质者，阳气偏亢，应尽量避免剧烈、耗氧量大的运动方式，以防汗出过多，加重气阴耗损。着重调养肝肾功能，以太极拳、八段锦等平缓柔和的锻炼方式为宜。

4.药物康养　可选用滋阴清热、滋养肝肾之品，如女贞子、五味子、墨旱莲、麦冬、天冬、黄精、玉竹、玄参、枸杞子、桑椹、龟甲等，常用方剂有六味地黄丸、大补阴丸等。由于阴虚体质又有肾阴虚、肝阴虚、肺阴虚、心阴虚等的不同，故应随其阴虚部位和程度进行调补，如肺阴虚宜服百合固金汤，心阴虚宜服天王补心丸，脾阴虚宜服慎柔养真汤，肾阴虚宜服六味地黄丸，肝阴虚宜服一贯煎，并慎用辛温燥烈方药。

二、阳虚体质

（一）体质特征

阳虚体质多由先天不足、久病体虚、寒邪伤阳致阳气不足，以畏寒怕冷、手足不温等虚寒表现为主要特征。

表现：形体白胖或面色淡白无华，恶寒喜暖，倦怠乏力，手足不温，口淡唇白，喜热饮，小便清长，大便溏薄，舌质胖嫩、色淡，苔白滑，脉弱或沉迟无力；性格内向，耐夏不耐冬，易感受湿邪等。

（二）调养原则

温补脾肾，温阳化湿。

（三）康养技术

1.情志康养　阳气对神具有温养作用，故《素问·生气通天论》说"阳气者，精则养神"。阳气不足之人性格多沉静、内向，常表现出精神萎靡不振、情绪明显低落、注意力不集中、思维能力下降等。因此，要善于运用多种方法振奋精神，调节情绪，消除或减少不良情绪的影响。如可采用歌舞的方法，结合肢体舞蹈和歌曲演唱调动活力，提升阳气。

2.饮食康养　应多食味甘辛，性温热，具有温补作用的食物，如羊肉、狗肉、鸡肉、麻雀肉、鹿肉、黄鳝、樱桃、龙眼、生姜、葱、韭菜、辣椒等。此类食物可温脾补肾、温阳化湿，有利于改善阳虚体质。根据"春夏养阳"的法则，夏日三伏，每伏可食附子粥或羊肉附子汤一次，配合天地阳旺之时，以壮人体之阳。不宜多食生冷、苦寒、黏腻的食物。即使是盛夏，也

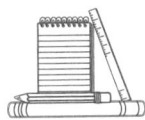

不可过食寒凉之物，而生姜、羊肉等温热食物反宜多食，正所谓"冬吃萝卜夏吃姜"。饮品以温开水为主，不宜饮用凉茶及可乐等碳酸饮料。

3.运动康养　因"动则生阳"，故阳虚体质之人要加强体育锻炼，宜采取以振奋、提升阳气的运动锻炼方式。其具体项目可视体力强弱而定，如散步、慢跑、太极拳、五禽戏、八段锦、内养操、工间操、球类活动和舞蹈活动等。在运动的同时可结合日光浴、空气浴以强壮卫阳。气功锻炼，可坚持做强壮功、站桩功、保健功、长寿功等功法。阳虚之人要选择在温暖明媚的天气进行户外锻炼，不宜于阴冷天气或潮湿之地进行长时间运动锻炼。运动量不宜过大、运动形式不宜过激、过猛，切忌大汗淋漓，否则大汗伤阳，加重阳虚。

4.药物康养　可选用补阳祛寒、温养肝肾之品，常用药物有鹿茸、海狗肾、蛤蚧、冬虫夏草、巴戟天、淫羊藿、仙茅、肉苁蓉、补骨脂、杜仲、续断、菟丝子等，方药可选用金匮肾气丸、右归丸、全鹿丸等。若偏心阳虚者，宜桂枝甘草汤加肉桂常服，虚甚者可加人参；若偏脾阳虚者，可选择理中丸或附子理中丸；脾肾两虚者，可用济生肾气丸。阳虚体质者慎用甘寒、苦寒的药物。

三、气虚体质

（一）体质特征

气虚体质是指人一身之气不足，以气息低弱、脏腑功能状态低下导致疲乏、气短、自汗等表现为主要特征。

表现：全身疲乏无力，精神萎靡不振，少气懒言，语言低微，自汗怕动，舌质淡而胖嫩，脉虚无力等。

（二）康养原则

补益脾肺，升阳举陷。

（三）康养技术

1.情志康养　气虚之人多性格内向胆小，缺乏决断能力，情绪不稳定，时常精神不振、健忘、注意力不集中。故在日常生活中，应振奋精神，逐渐培养乐观豁达的生活态度。保持平和的心态，避免过度思虑、精神紧张。当烦闷不安、情绪不佳时，可听音乐，欣赏戏剧，观看幽默的相声或小品，以消除烦恼，振奋精神。

2.饮食康养　饮食以选择性质平和而偏温补的食物为佳，如粳米、糯米、小米、黄米、大麦、山药、小麦、马铃薯、大枣、胡萝卜、鸡肉、鹅肉、兔肉、鹌鹑、牛肉、狗肉、青鱼、鲢鱼等。若气虚甚，可选用人参莲肉汤补养。不宜多食生冷、黏滑、苦寒、辛辣刺激性食物，少食油腻及不易消化的食物。

3.运动康养　气虚体质者体能、耐力常显不足，故宜选择较为柔缓的锻炼方式，如广播操、太极拳、散步、慢跑、按摩四肢及胸腹等。气功可练"六字诀"中的"吹"字功。如运动强度过大、运动时间过长，则易出现疲劳、汗出、气短喘促等正气耗散之象，加重气虚，故应防止过度运动。

4.药物康养　气虚之人可选用味甘性温，具有健脾益气作用的药物，如人参、黄芪、茯苓、白术、大枣、山药等。气虚明显者选用补气方剂。偏于脾气虚，常见纳呆、腹胀者，宜选四君子汤、参苓白术散或人参健脾丸、补益资生丸等；偏于肺气虚，经常感冒者，宜选补肺汤、玉屏风散；偏于肾气虚，夜尿频多者，可选肾气丸。

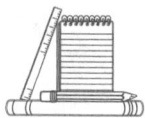

四、痰湿体质

（一）体质特征

痰湿质，亦称为"腻滞质"，由于痰湿凝聚，以形体肥胖、腹部肥满、口黏苔腻等痰湿表现为主要特征。

表现：平素身体肥胖，或嗜食肥甘，神倦嗜睡，身重懒动，口中黏腻或便溏，舌体胖，舌苔多滑腻，脉濡或滑等。

（二）调养原则

健脾利湿，化痰降浊。

（三）康养技术

1.情志康养　痰湿体质者气机容易受阻，气机失于调畅可见精神抑郁、情绪低落，故要调节心情，以主动积极的心态来面对生活和工作，多与家人和朋友沟通，可多听欢快、愉悦的音乐，观看喜剧或励志的影视作品。

2.饮食康养　饮食以清淡为主，常食用具有健脾利湿、化痰降浊的食物，如薏苡仁、赤豆、绿豆、白萝卜、荸荠、枇杷、白菜、芹菜、扁豆、蚕豆、包菜等。尽量减少对肉类、海鲜等肥甘厚味之品的摄入。

3.运动康养　痰湿之体质多形体肥胖，身重易倦，故应长期坚持体育锻炼，散步、慢跑、球类、武术、八段锦、五禽戏，以及各种舞蹈均可选择。活动量应逐渐增强，让疏松的皮肉逐渐转变成结实、致密之肌肉。气功锻炼，以站桩功、保健功、长寿功为宜，加强运气功法。

4.药物康养　痰湿之生与肺、脾、肾三脏关系最为密切，故药物调养以调补肺、脾、肾三脏为重点。若因肺失宣降，津失通调，液聚生痰者，当宣肺化痰，方选二陈汤；若因脾不健运，湿聚成痰者，当健脾化痰，方选六君子汤或香砂六君子汤；若肾虚不能制水，水泛为痰者，当补肾化痰，方选金水六君煎。

五、湿热体质

（一）体质特征

湿热体质多由长期居住在低洼潮湿处，或嗜食油腻、甜食，或长年饮酒等，导致湿热内蕴，以面垢油光、口苦、苔黄腻等湿热表现为主要特征。

表现：平素面垢如油，易生痤疮，口苦口干，身重困倦，心烦倦怠，眼筋红赤，大便燥结，黏滞不爽，小便短赤，男性阴囊潮湿，女性带下量多，舌质偏红，苔黄腻，脉多滑数。

（二）调养原则

清热化湿，分消走泄。

（三）康养技术

1.情志康养　湿热体质之人性格多外向，情绪易激动，多怒，好动，不喜静。故平日要加强道德修养和意志锻炼，培养良好的性格，如常读古代文学经典，聆听古典音乐，陶冶情操，沉静心智。有意识地控制自己，遇到可怒之事，用理性克服情感上的冲动。

2.饮食康养　饮食以清淡为主，主食多选择薏苡仁、赤豆、绿豆、大米等清热利湿之品。可多食蔬菜、水果，如空心菜、苋菜、芹菜、丝瓜、苦瓜、黄瓜、莲藕等。少食油炸、烧烤及肥甘滋腻、助湿生热的食物。忌辛辣燥烈的食物，如辣椒、蒜、姜、葱等。另外，牛肉、狗肉、鸡肉、鹿肉等温阳食物宜少食用。酒性辛热上行，湿热之人力戒酗酒。

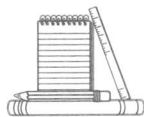

3.运动康养　积极参加体育活动，可经常进行大运动量的锻炼，因适当汗出可使湿热邪气有外泄之机，游泳锻炼是首选项目。此外，跑步、武术、球类等也可根据爱好进行选择。

4.药物康养　可以常用绿茶、白茶、苦丁茶等以沸水泡服代茶饮。大便黏滞不爽者，可用荷叶、丝瓜络等泡水代茶饮；心烦易怒、口苦目赤者，宜服龙胆泻肝丸。

六、血瘀体质

（一）体质特征

血行不畅，以肤色晦暗、舌质紫暗等血瘀表现为主要特征。

表现：平素面色晦滞，口唇色暗，肌肤甲错，常有出血倾向，皮肤局部有瘀斑，舌质有瘀斑或瘀点，脉细涩或结代等。

（二）调养原则

活血化瘀，通经止痛。

（三）康养技术

1.情志康养　血瘀体质之人常心烦、焦躁、健忘或忧郁、苦闷、多疑，内心孤独感强烈。因此，在情志调摄上应培养积极、乐观的生活态度，精神愉快则气血和畅，营卫流通，有利于血瘀体质的改善。反之，苦闷、忧郁则可加重血瘀倾向。

2.饮食康养　可常食桃仁、油菜、山慈菇、黑豆、山楂、玫瑰花等有活血祛瘀作用的食物，米酒、黄酒和红酒等低度酒可少量常饮。

3.运动康养　气血贵在流通，"不通则痛"，血瘀体质之人常有身体疼痛。可加强体育锻炼，通过运动促进气血流通，达到活血化瘀、通经止痛之效果。如舞蹈、太极拳、八段锦、站桩功、长寿功、内养操、保健按摩术，均可实施，总以全身各部都能活动，以助气血运行为原则。

4.药物康养　可选用活血化瘀的药物，如红花、桃仁、丹参、川芎、当归、三七、续断、茺蔚子等。瘀血明显者，可选用四物汤、桃红四物汤等活血化瘀的方剂；如有肢体关节疼痛者，可选用活络效灵丹；胸痹者，可服用丹参滴丸、血府逐瘀胶囊；痛经者，可选择少腹逐瘀丸、艾附暖宫丸。

七、气郁体质

（一）体质特征

气郁体质由于病邪内阻，或七情郁结，阳气虚弱，导致气机郁滞，以神情抑郁、忧虑、脆弱等气郁表现为主要特征。

表现：面色苍暗或萎黄，平素性情急躁易怒，易于激动，或忧郁寡欢，胸闷不舒，时欲太息，舌淡红，苔白，脉弦等。

（二）调养原则

疏肝理气，调畅气机。

（二）康养技术

1.情志康养　气郁之人性格多内向，精神常处于抑郁状态。根据《黄帝内经》"喜胜忧"的原则，应主动寻求快乐，多参加社会活动、集体文娱活动，经常与家人或朋友聊天、谈心，常看喜剧、滑稽剧，常听相声，以及观看富有鼓励、激励性质的影视作品。多听轻松、开朗、激动的音乐，以提高情志。多读轻松愉悦的书籍，以培养开朗、豁达的性格。在名利上不计较得失，知足常乐。与他人相处时宽以待人，遇到问题时不苛责他人，从自身找根源。长此以往，

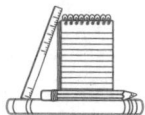

逐渐培养起乐观、豁达、宽容的情操，气郁之体亦可得以改善。

2.饮食康养　多食一些行气的食物，如佛手、橙子、柑皮、荞麦、韭菜、茴香、大蒜、高粱、刀豆、香橼等。

3.运动康养　多参加体育锻炼及旅游活动，因体育锻炼和旅游活动均能运动身体，流通气血，既欣赏自然美景，调节精神，呼吸新鲜空气，又能沐浴阳光，增强身体素质。气功锻炼以强壮功、保健功、站桩功为主，着意锻炼呼吸吐纳功法，以开导郁滞。

4.药物康养　可常以玫瑰花、佛手花等具有解郁作用的花类泡茶。可选用香附、乌药、川楝子、小茴香、青皮、郁金等善于疏肝理气解郁的药组成方剂调理，如逍遥丸、越鞠丸等。

八、特禀体质

（一）体质特征
先天禀赋不足，以生理缺陷、过敏反应等为主要特征。

表现：经常无原因地鼻塞、打喷嚏、流鼻涕，容易患哮喘，对药物、食物、气味、花粉等容易过敏；皮肤或起荨麻疹，或出现紫红色瘀点、瘀斑；先天性、遗传性疾病等。

（二）调养原则
益气固表，养血消风。

（三）康养技术
1.情志康养　特禀体质是由于先天禀赋不足或禀赋遗传等因素造成的一种特殊体质，其对外界环境的适应能力较差，易表现出自我封闭、自卑、焦虑、敏感、抑郁等心理反应。因此，在情志调摄上，应多与他人交流，时常阅读励志书籍，培养积极向上的人生观。

2.饮食康养　特禀体质者应根据自身实际情况制订相应的保健食谱。其中，过敏体质者应避免食用致敏食物，饮食以清淡为主，忌食生冷、辛辣、肥甘厚腻之品，对牛奶、蚕蛹、螃蟹、虾等异体蛋白食物应慎用。

3.运动康养　根据各种特禀体质的宜忌选择有针对性的运动锻炼项目，逐渐改善体质。如对花粉过敏者，应避免春季在户外长时间运动；对冷空气过敏者，不宜在寒冷环境中锻炼；对紫外线过敏者，避免在强光下暴晒等。以上过敏体质者可选择于室内进行太极拳、瑜伽等和缓的运动。

4.药物康养　可服用党参、黄芪、甘草、当归、何首乌等补益气血的药物。肺气亏虚，易患过敏性鼻炎者，可选用玉屏风散；精血不足，易患荨麻疹者，可服用消风散以养血息风。

复习思考题：
1.什么是体质？影响体质形成的因素有哪些？
2.现代中医体质分型的九种体质有哪些？各有何特征？
3.请举例说明气郁体质、痰湿体质、血瘀体质的康养原则和主要康养技术。

扫一扫，查阅
复习思考题
答案

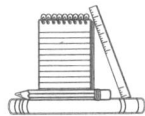

模块十五　不同年龄养生康复技术

> 【学习目标】
>
> 1. 掌握中年、老年养生康复技术。
>
> 2. 熟悉青少年养生康复技术。
>
> 3. 了解胎孕养生康复技术。

不同年龄阶段的人群有不同的心理、生理特点，因此养生康复技术也应有区别。每个人的生物学年龄与实际年龄并非都一致，且在相同年龄段人群中差别也较大，有的未老先衰，有的却显得年轻，这种差距甚至可达 10 年以上。所以不同人群要因人而养，不可完全拘泥于实际年龄。

根据不同年龄阶段人群的生长发育特点，本章分为胎孕期、青少年期、中年期及老年期介绍养生康复技术。

项目一　胎孕康养

从受孕到分娩共 40 周，称为胎孕期。胎孕康养，是指从受孕至分娩这段时间，为促进胎儿智力和体质的良好发育所采取的一系列措施。

由于形质未成，人神未定，所以胎儿的康养是被动的，依靠父母的主动行为来完成。

一、择优受孕

"预养以培其元"，受孕时机的好坏很大程度上决定胎儿的先天禀赋，因此在父母最佳身心状态下的最佳时机受孕，才是择优受孕。

（一）做好孕前准备

1. 心理准备　保持精神轻松愉悦的良好状态，可促进夫妻双方积极地为孕育小孩做好各方面的准备，对孕育健康胎儿有重要的意义。一是要形成渴望拥有小孩的欲望；二是要避免重男轻女的不良心理；三是了解妊娠知识，避免心理恐慌。保持良好的心态还需要家庭成员共同完成，如老人不给晚辈压力、丈夫疼爱鼓励妻子、妻子心态平和等。

2. 生理准备　父母健康的身体状况可确保胎儿禀赋充足，而且孕育孩子意味着家人的压力增大，也必须有强健的身体作为保障。进行婚前遗传咨询，禁止近亲结婚，以减少遗传性疾病的可能性。应特别注意的是，父母在受孕前应同去医院检查，确认有无疾病，以保证妊娠的顺利进行。如发现贫血、结核病、心脏病、肾病、高血压、肝病、糖尿病、膀胱炎、妇科炎症等，都应在受孕前康复。同时应避免接触放射线和铅、苯、汞等化学物质，不吸烟，不酗酒，慎用

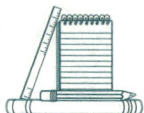

药物。

（二）择时受孕

关于适当的妊娠年龄，一般来说男子 25 ～ 35 岁、女子 25 ～ 30 岁较为适宜。过早则夫妻自身发育未完善而不利于孕育小孩；过晚则双方孕育能力减退而不易受孕，女子还会增加孕产危险。

不应盲目增加性生活次数来增加受孕机会，这样既耗伤身体又难以真正提高受孕率和妊娠质量，且不在最佳时刻受孕，会增加胎儿禀赋不足和流产的概率。正确的受孕应该通过掌握双方身体节律（如通过测基础体温，或注意透明白带变化等），选择恰当的同房时机，使最健康的卵子和最具活力的精子结合而怀孕。

二、养胎和胎教

"胎养以保其真"，胎儿在母腹中的发育情况关键取决于母体的状况，因此母亲应充分利用外界环境，直接或间接地为胎儿生长发育创造一个舒适愉快的环境。这里包括养胎和胎教两方面内容。

养胎，古人谓之胎养学说，主要在历代妇科与儿科的书籍中记载，如《备急千金要方》中称之为"养胎"，《产孕集》中称之为"养孕"，《育婴家秘》中称之为"胎养"。名称虽不同，但防止流产、死胎、畸形的基本思想是一致的，与现在的妊娠保健学说类似。

胎教是指有目的、有计划地创设和控制母体内外环境，依据胎儿的身心特点，采用科学的方法，对胎儿实施各种有益刺激，如音乐、触摸、语音等，以促进胎儿生长发育的活动。胎教学说是建立在"形象始化，未有定仪，因感而变，外象而内感"理论基础上的。宋代陈自明《妇人大全良方》专立"胎教门"作为人之初的超早教育。广义的胎教是在精神、饮食、劳倦等方面，对母亲和胎儿实行保健措施，以促进胎儿智力和体格的发育。而狭义的胎教，则是使孕妇加强精神品德的修养，保持良好的精神状态，以期"外感而内应"，保证胎儿的正常发育。因此，胎养是胎教的前提，是胎教的物质基础，二者的目的都是优生。

（一）饮食康养

母亲自受孕伊始就应注意饮食的合理调配，以适应胎儿发育的需要。调节孕妇饮食，目的在于滋生气血，使胎儿化育有源，并为分娩、哺乳打下基础。孕妇的饮食当以种类多样、新鲜清淡、富有营养、易于消化、饥饱适度为原则。

怀孕早期（自受孕至妊娠 3 个月），胎儿发育缓慢，乃胚胎细胞的分化增殖和主要器官形成的重要阶段。由于妊娠反应，饮食宜少而精，以清淡易消化为宜，可采用少食多餐的方法。选择含优质蛋白质的食物，如奶类、蛋类、鱼类和禽类。也可适量食用一些强化食品以增加营养素的摄入。每日至少摄入 40g 蛋白质、150g 碳水化合物，相当于粮食 200g 加鸡蛋 2 个与瘦肉 50g，才能维持孕妇的最低需要。在食物的烹调上可以多用酸味或凉拌菜，以引起孕妇的食欲。另外，应适当补充叶酸以防孕妇发生贫血、早产，甚至胎儿畸形；补充维生素 E 可以增强胎儿对缺氧状况的耐受，并促进母乳的分泌。

怀孕中期（妊娠 4 ～ 7 个月），胎儿生长发育加快，孕妇宜摄食富含蛋白质与钙的食物，如豆类及动物性食物含有丰富的蛋白质，乳类、虾皮、大豆等含大量的钙，以满足胎儿迅速增长的需要。

怀孕晚期（妊娠 8 ～ 10 个月），胎儿生长发育最快，体重增长约占整个孕期的一半，此时期也是大脑发育的关键时期，而且胎儿体内还需储存一定量的钙、铁和脂肪等营养物质。为了满

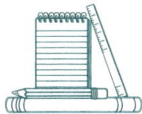

足这些需求，孕后期的膳食要增加优质蛋白、钙、铁的摄入量，多吃高蛋白、高卵磷脂、高钙、高维生素的食物。在保证营养充足、全面的同时，注意防止营养过剩。适当活动，既可增强肠胃的蠕动，预防便秘，还可消耗多余的能量，从而避免胎儿过大，预防难产的发生。妊娠水肿是此期的高发病症，可以低盐饮食，并适当吃一些有利尿作用的食物。

孕妇当忌食辣椒、胡椒等刺激性食物，螃蟹等易过敏之食物，以及獐、兔等野味，勿饮浓茶。同时，孕妇不宜吸烟、酗酒，否则易引起胎儿畸胎和某些先天性疾病，甚至造成流产、早产、死胎、出生后智力低下和发育不良等。

（二）起居康养

1. 适寒温　孕妇应顺应季节的变化增减衣被，避免邪气的侵犯。如若起居不慎，邪气侵袭，可导致多种胎病，甚则流产。《诸病源候论》总结了多种时行之气伤胎的情况，现代医学亦证明孕妇感染风疹等病毒可导致胎儿流产或畸形。

2. 调劳逸　适当的运动可保持气血运行流畅、二便通利，对孕母及胎儿有益。过劳则伤胎，过逸则气滞，造成胎儿禀受气血不足，分娩时易于滞产。孕妇动静结合，多作小劳有助于养胎和顺利分娩。

3. 慎用药　妊娠期母体各系统都发生了一系列的生理变化，如果用药不当，会造成医源性疾病，还会损胎致畸，甚则引起难产、流产。

4. 远房事　妊娠最初 3 个月及末 3 个月应完全戒除房事，尤其是婚后多年不孕，或曾经有过自然流产史者，更应避免同房。其余时间亦应慎房事。有习惯性流产病史者则应全程戒房事。孕期行房容易引起流产、早产及感染。历代医家把节欲、绝欲当作养胎护胎第一要务，主张孕妇清心寡欲，分房静养。

5. 防外伤　孕妇要谨防跌仆损伤，以免胎儿受损，引起流产、早产，或新生儿胎惊、胎痫等病。现代生活环境除有形外伤之外，无形外伤，诸如放射线损伤等也应注意避免。

6. 讲卫生　孕期要经常用温水洗乳头，保持清洁；每天应以温水洗净外阴部，更换内裤；孕 8 个月后不宜盆浴，以免污水进入阴道引起感染。

（三）情志康养

孕妇应始终保持稳定乐观的情绪、平和的心态，使气血和顺，利于胎儿的生长发育。母亲心平气和则胎动规律；情绪过于紧张或焦虑则胎动剧烈，胎儿出生后也往往多动，容易激怒，好哭闹。因此，孕妇要学会调畅情志，有意识地培养宽广的胸怀、愉快的心境、稳定的情绪。同时家庭要密切配合，努力为孕妇创造一个良好的生活环境，让孕妇充分体会家庭的温馨，安然度过孕期。

"外感内应"，孕妇的言谈举止、所见所闻及喜恶爱好会通过一定的途径对胎儿产生潜移默化的影响。因此孕妇在怀孕期间要多接触美好的事物，诸如诵读优美的散文、诗歌等；注重思想道德的修养，培养高尚的情操和美好的心灵，这有助于促进胎儿良好气质与性格的形成。

（四）及时进行胎儿训练

孕妇应在胎儿感觉系统功能发展的最佳期，及时对胎儿进行有计划、有步骤的感觉功能训练，以促进其感官与脑的信息渠道建立稳定的联系，有助于胎儿出生后智力与行为的正常发展。

1. 听觉训练　胎儿听觉器官的发育是听觉训练的前提。胎儿的听觉器官由发育到成熟要经过几个时期：在第 2 个月末，外耳、中耳及内耳已具雏形，但尚无听觉功能；到 4 个月（孕 13 周）时，对来自外界的声音有所感知；从 6 个月（孕 26 周）起，胎儿就具备听声音的条件，会对来自外界的声音刺激产生生理性反应，如眨眼、心律加强、打哈欠和头部转向等；从孕 28 周（即

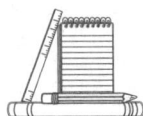

第7个月）起，胎儿可将听觉器官通过听神经与脑建立联系，把听到的信息传导到脑，并储存起来构成记忆。所以，孕妇应从妊娠的第13周开始，坚持有计划地对胎儿说话、诵读诗歌、唱歌或播放音乐等，培养胎儿的注意力。此外，母亲与别人的谈笑声、林间鸟语、昆虫鸣叫及瀑布的流水声都是促进胎儿听觉神经系统发育的良好信息。据研究发现，孕妇多听轻快悦耳的音乐，胎儿躁动会明显减少，生长发育也较好；如果孕妇经常听嘈杂震耳的摇滚乐，胎儿躁动会明显增加。

音乐是胎教不可或缺，也无法替代的重要因素。首先，音乐训练有助于开发人的右脑，增强人的创造力，所以对胎儿进行音乐胎教是一种直接培养孩子音乐素养、兴趣的好方法，也是培养孩子创造力的最好开端。其次，孕妇对声音的感受也比较敏感，美妙的音乐能唤起孕妇美好的情感和艺术想象力，促进孕妇、胎儿良好的生理、心理变化。胎教音乐应以旋律舒缓、流畅、优美、高雅为主，使孕妇保持愉悦和恬静的心情。专门为胎儿选择的音乐应该是欢快、活泼、明朗的，如儿童歌舞曲等，有助于培养胎儿活泼、明朗的个性，促进胎儿大脑的健康发育等。需注意的是，有许多孕妇胎教时经常把播放器直接放在肚皮上，这样会伤害胎儿的听力。轻者，婴儿出生后能听到说话声，但听不到高频的声音；重者将会损害胎儿的听力。

2. 动作训练　孕妇躺在床上，双手放在腹部，用手指轻轻地抚摸胎儿，胎儿便出现蠕动。母亲的抚摸可激发胎儿运动的积极性，出生后站立行走早于未受训练的婴儿。注意训练时手法要轻柔，坚持每日进行，于睡前施行较好，怀孕末期尤为重要，但是在妊娠早期、分娩前期和有早期宫缩时忌用此法。

项目二　青少年康养

青春期是由儿童发育到成人的过渡期，是生殖器官、内分泌、体格逐渐发育至成熟的阶段。世界卫生组织（WHO）规定青春期为10～19岁。

一、生理和心理特点

青春期是人一生中生长发育的高峰期。其特点是体重迅速增加，第二性征明显发育，生殖系统逐渐成熟，神经系统发育完全，其他脏器亦逐渐成熟和健全。随着生理的变化，心理行为也出现了许多变化，表现为思维活跃，记忆力强，对事物反应能力提高，精细动作比较准确协调，分析推理能力和记忆都有加强，充满幻想，追求异性，逆反心理强，感情易激动，个体独立化倾向产生与发展。青春期是青少年生理发育和心理发展急剧变化的时期，是童年向成年过渡的时期，也是人生观和世界观逐步形成的关键时期。

二、康养要点

（一）心理康养

青少年处于心理上的"断奶期"，表现为半幼稚、半成熟以及独立性与依赖性相交错，可塑性大。他们热情奔放，积极进取，却好高骛远，不易持久，表现冲动；对周围事物有一定的观察分析和判断能力，但情绪波动较大，缺乏自制力，看问题偏激，有时不能明辨是非。他们虽然须依附于家庭，但与外界的接触日益增多，其独立愿望日益强烈，不希望父母过多地干涉自己，但又缺乏社会经验，易受外来因素的影响。针对青少年的心理特征，培养其健康的心理素

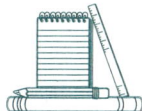

质极为重要，可从以下三方面着手。

1.言传身教，循循善诱　家长和教师以身作则，加强自身心理的调适与人格的提升，给青少年以良好示范作用；尊重他们独立意向的发展和自尊心，采用说服教育、积极诱导的方法，与他们交心谈心，关心他们的学习与生活，丰富他们的业余生活；不把自己的压力、喜怒转移到孩子身上；尊重他们的正确意见，给他们更多的独立选择；为他们创造一个愉快的、愿意讲话的环境，了解孩子的交友情况及周围环境，探知他们的心理活动与情绪变化，有的放矢地予以教导和帮助。

有针对性地提出问题与他们讨论，通过辩论以明确是非，再向他们提出更高的要求；从积极方面启发他们的兴趣与爱好，激发他们积极进取、刻苦奋斗的精神，培养他们良好的个性与习惯；教他们慎重择友，避免与坏人接触；向他们推荐优秀书刊、读物；鼓励他们积极参加集体活动，培养集体观念；教育他们树立正确的世界观和人生观，有远大的理想与抱负，抓紧学习，在工作中磨练坚强的意志和毅力，以求德智体美全面发展；正确对待他们的错误，如早恋问题，不能采取粗暴、压制及命令的方式，要谆谆诱导。

2.加强自身修养　青少年的身体发育虽已接近成人，但他们对环境、生活的适应能力和对事物的综合处理能力仍然较弱。青少年应该在师长的引导下，加强思想意识的锻炼和修养，力求养成独立自觉、坚强稳定、直爽开朗、亲切活泼的个性。

青少年切忌恃智好胜、恃强好斗，要有自知之明，培养正确的自我观念；要适度培养承受挫折的能力，正确地对待就业问题、情感问题，处理好与他人、集体的关系，积极参加社交活动，建立和谐的人际关系。

3.正确的性教育　贯穿青春期的最大特征是性发育的开始与完成。男女青年，肾气初盛，天癸始至，具有了生育能力。其心理最大的变化反映在性心理上，性意识萌发。由于青年人的情绪易于波动，自制力差，易受社会不良现象的影响，滋长不健康性心理，个别青少年出现早恋早婚，荒废学业，有的甚至触犯法律，走上犯罪道路。因此，青春期正确的性教育尤为重要。

青春期的性教育包括性知识教育和性道德教育两个方面。调查显示，80%～90%的中学生缺乏对性基本知识的了解。因此要想解除性成熟造成的好奇、困惑、羞涩、焦虑、紧张的心理，就要帮助青少年正确理解正常的性生理变化。教育男青年不要染上手淫的习惯，女青年要做好经期卫生保健；安排好他们的课余时间，鼓励他们积极参加集体活动；帮助他们充分了解两性关系中的行为规范，破除性神秘感；正确区别友谊、恋爱、婚育的关系；提倡适龄婚育，宣传优生、优育。

（二）饮食康养

青少年生长发育迅速，代谢旺盛，日常饮食应多样化，保证充足、全面、均衡的营养，特别注重蛋白质、维生素和钙等营养素的补充。对先天不足、体质较弱者，更应抓紧发育时期的饮食调摄，培补后天以补其先天不足。

摄入足够的热量，不可盲目减肥。注重营养素的均衡搭配，不挑食，不偏食。合理规定膳食的次数、时间及各餐的热量分配。合理安排早餐、午餐和晚餐，尤其早餐对青少年的健康极其重要，要给予充分的重视。

（三）起居康养

由于青少年身心发育迅速，良好的生活习惯、有规律的起居生活对其生活、学习、工作的正常进行至关重要。尤其是要科学地安排作息时间，做到起居有时，睡眠充足，才能保证精力充沛，提高学习、工作效率，身心健康成长。

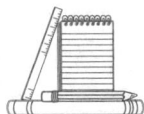

这个时期青少年骨骼生长发育迅速，骨骼加长、变粗，钙化加快，韧带加强，但骨关节的结构仍然柔软。因此读书、写字、站立时须保持正确姿势，才能正常发育。

变声期要保护好嗓子，不要过度地使用嗓子，否则会使声带明显充血、水肿。不食或少吃辛辣、油腻的食物；禁止吸烟、喝酒；一旦发现声音变嘶哑，应立即少说话，更不能生气；平时应坚持体育锻炼，提高身体免疫力，预防上呼吸道感染等。

青少年的衣着宜宽松、朴素大方。女青年不可束胸紧腰，以免影响乳房发育和肾脏功能；平时用温开水擦洗外阴，穿宽松及易透气的棉质内裤，以防阴道感染。男青年不要穿紧身衣裤，以免影响睾丸的正常发育，造成不育症等。

（四）运动康养

适量运动可促进青少年生长发育，改善心肺功能，提高耐久力，减少脂肪堆积和改进心理状态等。选择锻炼项目时，要兼顾力量、速度、耐力、灵敏度等各项素质的发展，重点应放在耐力的培养上。力量锻炼项目可选择短跑，耐力训练项目可选择长跑、游泳等，灵敏度培养项目可选择跳远、跳高、球类运动，尤其乒乓球。其中，游泳项目既可锻炼耐力，又可锻炼速度和力量，是青少年最适宜的运动项目之一。

同时，青少年参加体育锻炼要根据自己的体质强弱和健康状况合理安排时间、内容和强度，循序渐进。建议每天 2 次，可安排在清晨和晚饭前 1 小时，每次 1 小时左右。锻炼前做好准备活动，注意运动安全。

（五）健康教育

开展青春期生理卫生知识普及教育，使青少年了解其生理发育特点，培养良好的卫生习惯，诸如外阴清洁、月经期适寒温、预防感染等；让青少年了解青春期常见疾病，了解性病、艾滋病的预防知识。

开展心理卫生教育和性道德教育，使其正确面对并解决青春期常见的心理卫生问题，顺利度过青春期。

项目三　中年康养

中年是指从青年到老年之间的时间，但对中年和老年期的划分，世界各国的标准并不统一，我国常把 35 岁以下的成年人列为青年，把 60 岁作为步入老年的年龄界限，所以中年的年龄界定为 35 ～ 59 岁。

一、生理和心理特点

中年是生命历程的重要转变期，它有两个特点：一是无论从体力上还是脑力上，都进入稳定而健全的时期；二是生命活动由盛转衰，进入生理衰老过程。正如《素问·阴阳应象大论》所云："年四十，而阴气自半也，起居衰矣。"

中年是心理成熟阶段，情绪多趋于稳定。但随着脏腑生理功能的衰退，心理也会出现相应的变化。中年人是家庭、社会的中坚力量，要承担来自多方面的压力，往往心理负担较重。所以，全面重视身心的调摄，合理康养，才能保持旺盛精力，预防早衰。

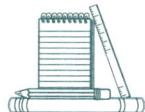

二、康养要点

（一）情志康养

现代生活节奏加快，竞争激烈，容易导致心理疾病，并引起躯体疾病。中年人是社会的栋梁，常受到来自事业、家庭、生活等方面的压力，如果不能及时调节，易出现抑郁、焦虑、紧张等情绪问题。故中年人应合理用脑，以智力的优势克服体力上的不足；保持乐观的态度，工作、学习之余可通过种花养鱼、作画习字、欣赏音乐等方式来调摄精神；或宁心静坐，修身养性，以积极、主动、平衡、灵活的心理状态来适应、协调复杂多变的社会关系。当情绪不佳时，可向亲朋好友倾诉，或适当参加文体活动，缓解心理压力，防止心理早衰。

（二）运动康养

中年人虽年富力强，但由于工作任务重，担负着赡养老人、抚育子女、照顾家庭等多重任务，若不注意运动锻炼、劳逸结合，容易导致早衰或积劳成疾。积极坚持参加适合自己的体育活动，如太极拳、八段锦、五禽戏等中国传统健身功法以及游泳、快走、跑步、登高、垂钓等，既可怡情养性，又可锻炼身体，从而增强机体的活力。

（三）饮食康养

人到中年，消化功能和基础代谢率均明显下降。据研究，50 岁以后，人体的消化能力可下降 2/3，基础代谢率平均每年以 0.5% 的速度下降。可见，无论是从消化功能还是从热量的需要来看，中年人都要注意饮食调养，防止肠胃病、高脂血症、肥胖症、糖尿病等的发生。

进入中年后，应注意控制饮食量，养成良好的用餐规律和进食习惯，调适脾胃功能。现代医学研究，中年后期，由于激素水平下降、钠钙钾离子代谢平衡失调等原因，如果不注意调节，容易导致肥胖症、糖尿病、高血压、心脏病等。所以，饮食应避免大量摄入高脂肪、高糖食物；适当补充富含钙、钾的食物，促进体内代谢平衡，降低血管紧张性，保护心脏，避免中风。

（四）节制房事

人到中年，体力下降，加之工作紧张、家务繁忙，元气消耗较大，故应节制房事。应根据个人的实际情况，相应减少行房次数，以顾护肾精。

项目四　老年康养

一、生理和心理特点

人到老年，机体的脏腑气血、生理功能自然衰退，机体调控阴阳平衡的稳定性也降低，加之社会角色、社会地位的改变所带来的心理上的变化，易产生孤独寂寞、忧郁多疑、烦躁易怒、失落等心理状态。如果适应环境和自我调控能力低下，加上不良因素的刺激，易于诱发或加重多种疾病。所以，老年人应特别重视康养调摄，以达到延年益寿之目的。

二、康养要点

（一）情志康养

老年人情志康养的关键在于培养乐观情绪，保持神志安宁。可通过参加一些有益于身心健康的活动，或培养兴趣爱好来保持乐观的情绪；通过练功调息摄神，以保持心神安宁；勤思考，

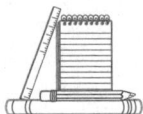

适度用脑，以保持神机灵敏。

1.欣赏音乐 音乐包括振动频率、节奏和强度三个要素。如果用音乐来配合自身的生理节奏，就会产生极大的共鸣效应。不同的音乐可产生不同的心理作用，庄严的旋律能赋予人以丰富的想象，悠扬的曲子能让人安静，轻快抒情的音乐可使人心身愉悦。研究还证明，音乐可通过其旋律、音调和节奏来改变人的生理变化。如轻快的乐曲、动听的旋律能促进有益于健康的激素、酶等生物化学物质分泌，促进胃肠道的蠕动，调整大脑的功能，稳定血压和心律，缓解疲劳等。

2.习字作画 书画能摄心养生，充沛精力。书画是心神精细动作的表现，练习书画艺术时，要求平心静气，集中精神，消除杂念，举止舒展。这对改善大脑皮质功能，促进大脑思维的敏锐，调节人的精神状态有很大帮助。书画活动是一种高雅的艺术活动，它能培养人愉快的情绪和豁达的胸怀。运笔时呼吸与笔画的协调配合，实现精神、动作、呼吸三者的高度统一，对人体的神经系统、心血管系统和呼吸系统等均能起到调节作用。宣纸之上，字体形态肥瘦的风趣、画面引人入胜的意境、人物栩栩如生的神态等，均能使人兴趣盎然，获得美的享受。因此，挥笔习字作画，既寄托了雅兴，又涵养了情致，是一举多得的养生康复方法。

3.垂钓怡情 垂钓是一项古老的传统运动项目。钓鱼不仅在于收获鱼，更在于怡情养性，调节身心。过去许多文人雅士把"烟波垂钓"视为高雅的活动，唐代大诗人李白有"闲来垂钓碧溪上"的诗句。垂钓是一种很好的养生保健手段，能排解忧愁，消除杂念，驱除郁闷，促进健康。明代医家李时珍也认为垂钓能够解除"心脾燥热"。据报道，人们在安静的情况下垂钓，心脏搏动最正常，血压也最稳定。垂钓是用脑、手、眼配合，静、意、动相助。垂钓之时，眼和脑专注于浮标的动静，意守于鱼塘和江河之水，形静实动，好似练功，对改善视觉和提高反应能力有积极的作用。另外，垂钓对一些慢性病如神经衰弱、高血压病等有一定的康复作用。尤其是高血压病患者，通过垂钓活动，可在一定程度缓解病情。所以，垂钓是老年人养生康复的重要手段之一。

（二）饮食康养

人到老年，脏腑功能呈现广泛退行性变化，消化系统功能减弱尤为明显，表现为牙齿松动脱落、消化液分泌减少、胃肠蠕动减缓等。基于这些特点，老年人应以营养丰富、清淡易消化为原则。

1.食宜多样 年高之人，精气渐衰，可以通过全面摄食、丰富营养而达到补益精气、延缓衰老之目的。老年人不要偏食，也不要过分限制或过量食用某些食物，才能获得均衡的营养。

2.食宜清淡 由于老年人味觉减退，一些老年人往往喜欢吃味浓油腻和油炸的食物。中医学认为，过食肥甘厚味容易助湿生痰，化热为毒，所以应以清淡饮食为主。但清淡不等于吃素。老年人脾胃虚弱，消化能力下降，其饮食宜多吃鱼、瘦肉、豆类食品和新鲜蔬菜水果，不宜吃肥腻或过咸的食物。以谷为养，果菜为充，肉类益之，既可满足各种营养素的供应，又能保持大便通畅。

3.食宜熟软 老年人脾胃虚弱，加上牙齿磨损、松动或脱落，咀嚼能力下降，各种消化酶分泌减少，消化能力差，因此应该把食物切碎煮烂，将肉做成肉糜，蔬菜用嫩叶。烹调多采用焖、炖、蒸、氽等，少用煎、炸等方式，少吃油腻食物及刺激性调味品。注意荤素搭配，干稀相得，色香味俱好。历代医家认为粥不仅容易消化，而且能益胃生津，是最适宜老人的食物。

4.进食宜缓 饮食缓嚼有益者三，即滋养肝脏，易于脾胃消化，不致吞食噎咳。细嚼慢咽，不仅让食物能充分消化、吸收，还可避免"呛、噎、咳"的发生。所以老年人进食尽可能缓慢，

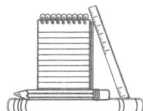

不要过急过快。

5.食要限量　老年人脾胃运化能力减弱，应避免暴饮暴食，否则会导致运化功能失常，气血瘀滞，食物腐败，从而引起腹胀、泄泻、嗳气等症状，严重者发生急性胃扩张或诱发心肌梗死。

（三）起居康养

老年人的气血不足，卫外功能减弱，易受外邪侵袭。因此，生活起居应当谨慎，做到起居规律、睡眠充足。

老年人的居住环境应以安静清洁、空气流通、阳光充足、湿度适宜、生活起居方便为好。根据季节气候的变化而随时增减衣衫，谨避外邪，减少疾病的发生。注意劳逸适度，尽可能做些力所能及的体力或脑力劳动，切勿过劳，以免劳伤致病。

老年人应保持良好的卫生习惯。面宜常洗，发宜常梳，早晚漱口；临睡前，宜用热水泡足；定时大便，防止因二便失常而诱发疾病。

（四）运动康养

年老之人，气血运行迟缓，故多瘀多滞。积极的体育锻炼不但可以促进气血运行，延缓衰老，还可产生良性心理刺激，焕发精神，对消除孤独垂暮、忧郁多疑、烦躁易怒等情绪有积极作用。

老年人运动锻炼要遵循因人制宜、适时适量、循序渐进、持之以恒的原则。了解自身健康状况，选择合适的运动项目，掌握好活动强度、速度和时间。一般来说，老年人的运动量不宜大，动作宜缓而有节律。老年人可选择太极拳、八段锦、慢跑、散步、游泳、乒乓球等运动项目。建议老年人运动时根据自己主观感觉、心率及体重变化等判断运动量是否合适，随时酌情调整。锻炼一定时间后，应进行自我健康小结，包括睡眠、二便、食欲、心率、心律等正常与否。

（五）合理用药

老年人由于生理上的退行性改变，机体功能减退，无论是治病还是保健用药，应遵循以下原则：宜多进补少用泻；药宜平和，药量宜小，药物品种宜少，疗程宜短；用药方式宜偏中不宜偏西；注重脾肾，兼顾五脏；辨体质论补，调整阴阳；掌握时令季节变化规律用药，定期观察，多以丸散膏丹，少用汤剂；药食并举，因势利导。如此方能收到补偏救弊、防病延年之效。

复习思考题：
试述青少年的康养要点。

扫一扫，查阅
复习思考题
答案

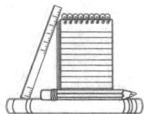

模块十六　五脏养生康复技术

扫一扫，查阅
本模块 PPT、
视频等数字资源

【学习目标】

1. 掌握心火旺、肝气郁结、脾气虚、肺阴虚、肾阳虚的养生康复技术。
2. 熟悉心火旺、肝气郁结、脾气虚、肺阴虚、肾阳虚的康养机制与注意事项。
3. 培养细致、耐心的服务态度，熟练的操作技术和良好的沟通能力。

以五脏为中心的整体观，是中医藏象学说的主要特点。五脏的生理功能和相互之间的平衡协调是维持机体内外环境相对恒定的重要环节。《素问·脉要精微论》记载："五脏者，身之强也……得强者生，失强者死。"五脏养生康复技术是多方面的、综合性的，包括饮食、情志、起居、环境、运动、药物、推拿、刮痧、艾灸、针刺、气功、导引等方面，这些方面对每一脏都是适用的，但五脏的生理又各有不同，故养生康复技术亦各有侧重。为了避免重复，本模块针对五脏各自的主要生理功能特点，仅对一般性的养生康复技术方法进行介绍。五脏养生康复的技术，同中有异，异中有同，因此要互相参考，互相补充。

项目一　心

心为"君主之官"，"五脏六腑之大主也"，历来医家都把心脏看作人体的"中心器官"。心脏的生理功能主要有主血脉与主神志两个方面。心脏健康与否，直接影响人体的健康与寿命。在当代，心脏病虽然可以得到许多有效治疗，但仍是人类死亡的主要原因之一。可见，心脏的养生康复保健至关重要。

心为阳脏，位于胸中而居膈上，故为"阳中之太阳"。心在五行属火，又称"火"脏。在正常情况下，心阳对全身具有温煦、推动血液和维持人体生命活动的作用，但若因火热之邪入侵，或过食辛辣、温补之品，或情志抑郁化火，火热亢盛，内炽于心，则会表现为心火炽盛，心神不宁，症见面红、心烦、失眠、口渴、小便短赤、大便秘结、舌尖红绛、脉数有力。心脏除了常见的"心火旺"外，还会有心血虚、心阴虚、心气虚、心阳虚、心阳虚脱、心脉痹阻、痰蒙心窍、痰火扰心、瘀阻脑络等证。下面就以心脏最常见的"心为旺"为例，讲述心脏的养生康复技术。

一、康养机制

"心火旺"以实热证表现为主，根据"热者寒之""实则泻之"的原则，可用刮痧、拔罐、放血的方式以泻心火；心与小肠相表里，心火常热移于小肠，因此在手法上可配合疏通小肠经经穴以泻心火；心火旺，热盛伤阴，可通过艾灸肾经（属水）腧穴以滋阴降火，引火下行。下面

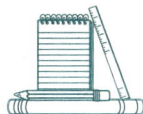

就具体的养生康复技术操作进行阐述。

二、康养技术

1. 刮痧　受术者取坐位。

（1）督脉：督脉总督人一身之阳气，当人体阳气过盛时，可通过刮拭人体上背部的督脉进行泻热，特别是大椎穴。

（2）膀胱经：太阳主表，主风、湿、热，通过刮拭膀胱经可以很好地祛除热邪。

（3）小肠经：手太阳小肠经亦主表，加之小肠与心相表里，故刮拭手太阳小肠经也可以很好地祛除心火。刮拭部位：①大椎→巨骨。②肩胛内侧缘。③肩胛冈下缘。④肩胛冈下缘中点→肩胛下角。⑤肩贞。⑥上肢小肠经，由肩后下缘→少泽穴。刮痧祛除湿热操作见二维码。

2. 拔罐　拔罐与刮痧的作用相似，二者选其一操作即可。受术者取俯卧位，可以先在督脉及膀胱经走罐，再在两侧膀胱经上定罐（排罐）8～10分钟，最长不超过15分钟。

3. 放血　热毒炽盛者，可在刮痧或拔罐的基础上放血。操作如下：在大椎穴、心俞穴（双侧）、膈俞穴（双侧）处用75%乙醇棉球消毒，再用三棱针或采血针在以上穴位处针刺放血，留罐约5分钟后用消毒干棉球擦拭干净。放血泻心火操作见二维码。

4. 推拿　受术者取俯卧位。

（1）心区：在受术者心区，即第5～7胸椎旁的两侧膀胱经，叠拇指进行按推疏通，于疼痛处多进行疏通，若患者耐受较好，可以改成用肘进行按推。

（2）颈侧段：心与小肠相表里，心经之火可通过小肠经来泻。受术者取仰卧位，令其头部略侧偏，点按天容穴9次→拿捏天容、天窗→顺天窗穴往下按揉至缺盆穴→按推疏通缺盆穴。

（3）胸腹段：受术者仰卧位，先点按疏通膻中、巨阙、中脘、关元各9次，再用掌从膻中推至关元穴9次。《灵枢·经脉》记载："心手少阴之脉，起于心中，出属心系，下膈，络小肠。""小肠手太阳之脉，起于小指之端……络心，循咽，下膈，抵胃，属小肠。"心与小肠相表里，疏通胸腹段可引心火下行。

（4）心经：用力推手少阴心经少府→少冲段，以泻心火。

（5）其他：失眠者，可按揉神门、内关以安心神助眠；肾水不足导致心火亢者，可揉按照海、水泉、太溪以滋阴降火。

5. 艾灸　受术者取仰卧位，可艾灸关元、神阙、涌泉以引火下行，再灸照海、水泉、太溪以滋阴降火。

6. 居家调摄

（1）饮食：心主火，对应夏季，可多吃应季食物，如苦瓜、佛手瓜、冬瓜、丝瓜等，也可以煲些绿豆汤、酸梅汁以解暑清热。若有上火的症状，可用贡菊或野菊花泡水，也可用莲子心5g加适量蜂蜜或罗汉果泡水，以泻火清热。水果方面建议食用应季的西瓜、哈密瓜等，而荔枝、榴莲、芒果等虽然也是应季水果，但性热，建议心火旺的人少吃，以免加重症状。

推荐食疗方：①苦瓜黄豆炖猪排骨：苦瓜1个，黄豆200g，猪排骨250g，生姜3片。加水炖2小时，加盐适量调味即可。②赤豆煲鲫鱼：赤豆150g，鲫鱼1条，生姜3片。加水适量煲1.5小时，加盐适量调味即可。③冬瓜扁豆排骨汤：冬瓜200g，扁豆30g，排骨200g，生姜3片。加水适量煲1.5小时，加盐适量调味即可。

（2）运动：可以采用无氧＋有氧运动相结合的方式，热证明显者以无氧运动为主，有氧运动可以选择快步走、八段锦或瑜伽，运动后多注意补水。

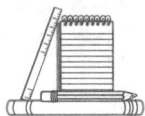

（3）情志：《灵枢·口问》云："悲哀愁忧则心动，心动则五脏六腑皆摇。"不良的情绪反应不仅直接伤害心神，影响五脏六腑功能的正常发挥，而且会影响人体的生命基础。心主喜，因此保持乐观愉悦、平和宁静的精神状态可使心神处于"安然不惧"的状态。另外，愉悦的心情也有助于血脉的畅通。切莫大喜、暴怒等，否则会直接影响心之神明，进而影响其他脏腑的功能。面对生活中的重大变故，宜保持冷静的头脑，既不可漫不经心，又不必操之过急，以保证稳定的心理状态。

（4）起居：心经在午时 11～13 点当旺，午时一阴生，中国文化特别重视子时和午时，此时为天地气机的转换点，人体也要注重这种天地之气的转换点，最佳的做法是午休一下，以利于周身血液循环。中医学认为心为"君主之官，神明出焉"，而午时正是阴生，阴气忤逆阳气之时，正所谓"阴阳相搏谓之神"，此时睡眠最能养精气神，所以午时一定要小憩。

三、康养注意事项

1.刮痧时注意不能对着风扇、空调直接吹，刮痧结束后叮嘱受术者 2 小时内不能洗冷水澡，不吃冰冻生冷的食物，可以喝温热水、热粥。

2.放血后建议伤口 12 小时内不碰水。

3.做手法时，建议先找到痛点，然后重点疏通痛点，以受术者能承受为度。术者在平日练习时多感受痛点的皮下组织和正常的组织有何不同，用心去感受，逐渐培养对病患处的感知能力。

4.在服用如莲子心之类的苦寒之物以泻心火时，有改善就不喝，不建议长期喝，以免苦寒伤脾胃。

项目二　肝

肝主疏泄，调畅全身气机，是气机升降出入的枢纽，同时肝又是贮藏血液、调节血量的重要器官，因而被称为重要的"生命器官"。现代医学认为，肝脏是人体最大的消化腺，是人体新陈代谢的枢纽，还有解毒和调节水液与激素平衡的作用。中医学认为，肝为将军之官、风木之脏，喜条达而恶抑郁，善于升发阳气，人体的气血津液和精神情志均在肝脏疏泄功能的支配调节下发挥各自应有的功能。因此，调养肝脏最主要的就是要顺应肝喜条达的特性，保持其正常的疏泄，从而维持人体气血津液和精神情志的条达顺畅。假若因情志不遂，或病邪侵扰，肝脉阻遏，以致肝失疏泄而出现胸胁、少腹胀满窜痛，情志郁郁寡欢，善太息等症，多可辨证为肝气郁结，肝气郁结也是肝病最为常见的证型。除肝气郁结之外，肝脏在临床上还有肝血虚、肝阴虚、肝火炽盛、肝阳上亢、寒滞肝脉、肝胆湿热、胆郁痰扰、肝风内动等证。下面就以肝病最常见的肝气郁结为例，讲述肝脏的养生康复技术。

一、康养机制

肝气郁结的形成主要和情志不遂有关，反复持久或过激的情志都会直接影响肝的疏泄功能。肝喜条达，抑郁、焦虑等不良情绪最易伤肝，导致肝气郁结甚至肝郁化火的病理变化。因此，要重视培养控制过激情绪和疏导不良情绪的能力，保持情绪畅达平和。另外，肝经主要分布于两胁、少腹，肝经养生康复技术的实施也主要围绕这些位置去进行操作。

患者自己平时也可以常做举手转腰，拿捏胸大肌，拍打腋窝至髂骨、腹股沟等部位以畅通

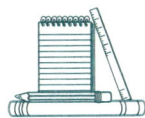

肝经，预防或辅助治疗肝气郁结。

二、康养技术

1. 推拿

（1）疏通肝胆：手术者取俯卧位，先用拇指叠指按推疏通肝胆区，即第 7～10 胸椎两侧的膀胱经。若患者耐受较好，可改为用肘尖按推。

（2）畅通三焦气机

1）受术者取俯卧位，用按推或推拔法疏通大椎及大椎两侧、颈肩交界处（即大椎→缺盆）。大椎为人体 6 条阳经（督脉、膀胱经、胆经、三焦经、小肠经、大肠经）气血汇聚的地方，此处容易发生气机堵塞。颈肩交界处，即大椎→缺盆，此处主要为三焦经的通路，其畅通后，大椎的气血方能顺利通过三焦经到达缺盆，然后下行至各脏腑。

2）受术者取仰卧位，用拇指按推法疏通以下部位：①缺盆穴。②膻中穴，膻中→璇玑，璇玑→中府。③肾经胸段，即神封→俞府。④胃经、胆经胸段，即气户→乳根，期门→日月。

3）受术者抱头，疏通以下部位：①用拇指按推渊腋→极泉。②拿极泉、胸大肌。③用拇指按推心包经的上臂段、曲泽、内关、大陵、劳宫，推劳宫→中冲、劳宫→关冲。④用拇指点按疏通膻中、中庭、中脘、章门、天枢、关元，然后掌推膻中→关元，从腹股沟分推出去 9 次。⑤疏通腹股沟。畅通三焦气机操作手法见二维码。

（3）调肝气：点按太冲、行间穴。

2. 针刺 可选取肝俞、胆俞、期门、日月、渊腋、合谷、行间、太冲等穴，以达到调节气血、疏肝解郁的作用，每天或隔天 1 次，5 次为 1 个疗程。

3. 药物 可用逍遥散、柴胡疏肝散加减使用。

4. 居家调摄

（1）饮食：①适当吃些疏肝理气、活血化瘀的食材，如佛手果、山楂、玫瑰花等。②适当吃些可以帮助升发肝气的食物，如葱、蒜、姜、笋、豆芽等。③"甘味入酸"，适当吃些酸味食物有助于养肝，如山楂、橄榄、酸笋、酸菜、青梅果、李子等。④肝在五行中属木，木郁不利于疏土，因此在饮食上还要注意吃些既能养肝又能补脾的食物，如菇类、兔肉、鸡肉、鳝鱼、萝卜、黄豆、怀山药、紫菜等。推荐食疗方：怀山药烧鸡翅（将怀山药 25g、鸡翅 250g 用料酒等调味品同炖至熟）。

（2）运动：适当运动可促进血液循环，肝脏保健的运动锻炼原则是动作舒展、流畅、缓慢，符合肝气升发、畅达的特点，可选慢跑、太极拳、八段锦、易筋经、气功、导引等。

（3）情志：要重视培养控制过激情绪和疏导不良情绪的能力，保持情绪畅达平和，尽量避免出现长期精神紧张、情绪压抑、焦虑等不良情绪。肝与春天相应，主阳气升发，建议在春天多与好友去踏青。

（4）起居：凌晨 1～3 点，即丑时，是肝经当令。肝主藏血，是指人在卧床进入睡眠状态时，全身的血液会回流至肝，让肝来过滤解毒，经过肝藏解毒的血液再至肺，肺朝百脉，至心，心推动血液至全身，营养全身各个组织器官。如果丑时身体没有进入睡眠状态，肝脏就无法完成代谢废物的任务，健康、养生、长寿就均无从谈起。虽然睡觉养肝是再简单不过的事，但是对经常应酬的人来说，这个时候可能正在兴头上，一笔生意就要谈成了，精神正处于兴奋状态，根本不可能睡觉，这就给脂肪肝、乙肝等疾病造就了"舒适的温床"。因此，要想把肝脏养好，丑时一定要睡觉。若入睡困难，可按揉疏通手太阴肺经（肺属金，肝属木，金克木）腧穴太渊

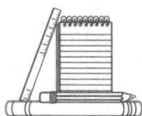

及神门、三阴交、太冲等穴以安神助眠。

三、康养注意事项

1. 在做养生康复治疗时，要注意与患者之间的沟通，注意职业道德素养的培养。从两胁胀痛、善太息、失眠等症大致可以推断患者是肝气郁结了，所谓事出有因，患者如果信任你就会讲清楚事情发生的整个过程，但不建议术者主动去打探患者的隐私。

2. 做手法时，要注意力度的使用，以患者能承受为度，时刻关注患者的需求，注意培养细致的服务精神。

3. 在做针刺时，注意每次扎针都不忘记询问穴位是否得气，因为穴位是否得气关系到治疗效果。

4. 运动贵在坚持，方能收到较好效果。

5. 在与患者沟通居家调养时，要讲清楚中医五脏与时辰的关系。中医是博大精深的，讲究天人相应，与我们的生活密切相关，我们要充分认识它且用好它才能发挥为健康保驾护航的作用。

项目三　脾

脾居于中焦，与胃互为表里。脾主肌肉四肢，开窍于口，其华在唇，外应于腹。脾的主要功能是运化水谷、水液，输布精微，为气血化生之源，故脾又被称为"后天之本"，在养生和防病方面有着重要意义。假若禀赋不足、久病失养、年老体弱、饮食不节、劳倦过度或思虑劳神太过就会导致脾气虚弱，运化失职，而出现食少、腹胀、便溏、肢体怠乏力、少气懒言、形体消瘦或肥胖、面色失荣萎黄、舌淡苔白、脉缓或弱的脾气虚证。除脾气虚证之外，脾还会出现脾虚气陷、脾阳虚、脾不统血、寒湿困脾、湿热蕴脾等证。下面就以脾脏最常见的脾气虚证为例，讲述脾脏的养生康复技术。

一、康养机制

脾的特性是喜燥恶湿，喜温恶寒，因此，在纠正脾气虚或者是在纠正后的脾脏保养中，都要注意寒湿之邪对脾的影响，尽量注意保暖，特别是腹部，少吃或不吃寒凉的食物，不长时间居处潮湿的环境；多考虑补气药如党参、黄芪、甘草，补阳药如干姜的使用；因艾灸有独特的温热作用，可考虑多在腹部、足三里等部位做艾灸；肾阳是一身阳气的根本，可以考虑通过间接补肾阳来加快对脾气虚的修复，即"补肾暖土"；脾主升，胃主降，它们同属中焦，脾胃互为表里，因此在养护脾脏时也要兼顾考虑胃腑。

二、康养技术

1. 推拿

（1）受术者俯卧位，用拇指叠按推疏通脾胃区，即第11～12胸椎两侧的膀胱经。若患者耐受较好，可改为用肘尖按推。

（2）受术者取仰卧位，进行如下操作：①先用拇指按推疏通膻中、中庭、上脘、中脘、下脘、章门、天枢、关元，然后掌推中庭→关元，从腹股沟分推出去，9次。②在腹部用双掌做上推脾经回拉胃经的动作9次，以加强中焦脾胃气机升降的功能。③顺时针摩腹9次。④用拇指

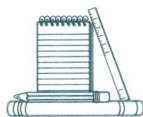

轮点或推拨胃经和脾经小腿段各 3 次，于痛点处多加强疏通。

2. 艾灸　成人考虑用 5cm 的雷火灸进行顺时针悬灸，每个部位建议常规 10 ～ 15 分钟，后背部的脾胃区及中脘、足三里、太白是重点施灸部位，施灸的时间可以稍长些，建议每个部位 15 ～ 30 分钟；小儿建议用 2cm 的艾条进行艾灸，操作方法与时长同成人。

（1）灸大椎：大椎为人体 6 条阳经（督脉、膀胱经、胆经、三焦经、小肠经、大肠经）气血汇聚的地方，先灸大椎可以激发和补充人体阳气。

（2）灸后背部的脾胃区：后背部的脾胃区是脾胃的背俞穴位置，艾灸该部位可直接起到调补脾胃阳气的作用。

（3）灸肾俞、命门：腰为肾之府，肾藏一身之阴阳，灸此处可补肾暖土。

（4）灸中脘：中脘为胃的募穴，灸中脘可以直接补脾胃之阳气，有利于脾胃虚弱的恢复。

（5）灸足三里：足三里是胃的下合穴，"肚腹三里留"，脾胃的问题都可以从足三里穴上求治，且足三里是重要的强壮穴之一，故灸足三里可以强壮脾胃功能。

（6）灸太白：太白为脾经的原穴，灸太白有健脾除湿的功效。

3. 针刺　可选取大椎、脾俞、胃俞、肾俞、命门、上脘、中脘、下脘、章门、天枢、足三里、丰隆、阴陵泉、三阴交、太白等穴，以达到补气健脾、化痰除湿的功效，每天或隔天 1 次，5 次为 1 个疗程。

4. 药物　可选用四君子汤、参苓白术散、香砂六君子等加减使用。

5. 居家调摄

（1）饮食：可选用四神汤（莲子 20g，芡实 20g，怀山药 20g，茯苓 20g）炖猪肚（1 个）或腓骨（1 斤）作为食疗方，以健脾祛湿、养心安神、强健筋骨。若要加强补气的作用，可加黄芪、党参；若体质偏热，可改为加五指毛桃、太子参、西洋参等；若要加强祛湿之功，可加薏苡仁、白扁豆、赤豆；若要加强和胃之功，可加大枣、甘草、生姜。

（2）养生茶：早上常喝一杯姜枣茶，有助于暖脾胃、养气血。

（3）自我按摩：可于每天上午 9 ～ 11 点脾经当令之时进行脾经的疏通，于痛点处多疏通，长久坚持必能收到不错的健脾效果。

（4）运动：每天晚饭后半小时散步，散步的同时可做推腹与顺时针摩腹；也可选择慢跑、太极拳、八段锦、易筋经、气功、导引等，目的在于锻炼和加强脾胃的升降功能。

（5）情志：脾在志为思，思则气结，气结则气血运行不畅，因此切忌遇事思虑过度，否则容易导致脾胃升降气机运作失常，不思饮食。

（6）起居：脾经是上午 9 ～ 11 点当旺，此时是脾主运化吸收的好时机。假若 7 ～ 9 点胃经当令时没有养成良好的定时用餐习惯，那么脾就无运化之源，气血就无法生成，就会导致机体缺乏营养，因此要养成定时吃早餐的好习惯。但现代人，特别是年轻人，由于晚上熬夜的习惯，早上往往错过早餐时间，久之就会影响脾胃的消化吸收功能。

三、康养注意事项

1. 在做腹部手法时，患者会比较敏感，术者要注意与患者之间的沟通，每按一个穴位都要问一下患者的受力情况，要逐渐养成细致、耐心的服务态度。

2. 做艾灸时，要专注、认真，时刻感受气流的变化，还要注意询问艾灸的温度是否合适，在注意用火安全的同时还要培养专注、细致的服务态度。

3. 在做针刺时，注意每次扎针都不忘记询问穴位是否得气，因为穴位是否得气关系到治疗

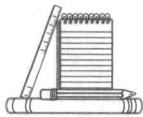

效果。

　　4.注意与患者做好沟通，要与患者讲清楚脾胃是气机运行的枢纽，主消化吸收，是后天气血化生之源，脾恶湿喜温，患者只有内化吸收认可了脾胃的功能特性，才会把认知化为行动，配合居家调养，养成自我疏通脾经，不吃或少吃寒凉食物，坚持做艾灸、运动、摩腹的习惯，也只有这样，方能收到较好效果。术者在此过程当中需要认真学习相关的专业知识，培养良好的沟通能力。

项目四　肺

　　肺的主要生理功能是主气，司呼吸，主宣发和肃降，通调水道。中医学认为，肺在五行属金，与秋季相应，肺为五脏之华盖，称为"娇脏"，是非常娇弱的脏器。若因燥邪伤肺或久病咳喘，耗伤肺阴，或痨虫蚀肺，耗损肺阴，就会出现干咳少痰，或痰黏难以咳出，甚则痰中见血，口干咽燥，声音嘶哑，五心烦热，颧红，潮热，形体消瘦，舌红少津，脉细数等的肺阴虚证。除肺阴虚证之外，在临床上肺病还能见有肺气虚、风寒犯肺、风热犯肺、燥邪犯肺、肺热炽盛、痰热壅肺、寒痰阻肺等证型。下面就以肺病常见的肺阴虚证为例，讲述肺脏的养生康复技术。

一、康养机制

　　肺阴虚，虚则补之，在药物使用上多以滋肺润燥之品为主，如麦冬、百合、地黄、桑叶、胡麻仁、天花粉等，常用的方剂有百合固金丸、二冬汤、润肺汤、清燥救肺汤，可以选用的水果有梨、柑橘、香蕉等，蔬菜有胡萝卜、南瓜、冬瓜、菌类、海带、紫菜，其他还有豆制品、蜂蜜、芝麻、大枣、核桃等。此外，肺阴虚除了可以直接滋阴补肺之外，还可以考虑间接补肺，即通过补肾水以滋肺阴，达到"以水润金"的作用。肺与大肠相表里，因肺病出现大便秘结，则多考虑滋水通便，宣肺止咳。肺久病时，可考虑从脾胃入手，因"土能生金"。肺主呼吸，在运动方面，考虑以有氧运动为主，特别是传统功法，如八段锦、易筋经等，它们多要求以呼吸配合肢体做动作，对肺系统的修复会有很好的促进作用。

二、康养技术

1.推拿

　　（1）受术者取俯卧位，先用拇指叠按推疏通大椎、肺区，即第7颈椎至第3胸椎两侧的膀胱经。若患者耐受较好，可改为用肘尖按推。

　　（2）受术者取仰卧位，进行如下操作：①用拇指按推疏通膻中、锁骨下缘→中府→整条上肢部肺经，直至少商穴，在瘀堵的部位（痛点）要多进行疏通。②点按疏通中脘、章门、天枢，顺时针摩腹9次。③点按疏通照海、水泉、太溪、三阴交。

2.艾灸　成人考虑用5cm的雷火灸进行顺时针悬灸，每个部位建议常规10～15分钟，后背部大椎、肺区、中府和中脘是重点施灸的部位，施灸的时间可以稍长些，建议每个部位15～30分钟；小儿建议用2cm的艾条进行艾灸，操作方法与时长同成人。

　　（1）灸大椎：大椎为人体6条阳经（督脉、膀胱经、胆经、三焦经、小肠经、大肠经）气血汇聚的地方，先灸大椎可以激发和补充人体阳气。

　　（2）灸肺区：后背部的肺区是肺的背俞穴所在的位置，在该部位施灸能直接起到调理肺脏

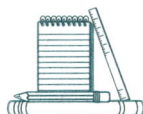

的作用。

（3）灸命门、肾俞：腰为肾之府，肾又藏人一身之阴阳，且"肾主纳气"，灸此处可帮助肺主呼吸功能的恢复。

（4）灸中府、尺泽：中府为肺之募穴，灸中府可增强肺气。尺泽是肺经的合穴，属水，灸尺泽可以润肺生津。

（5）灸中脘：中脘为胃之募穴，肺手太阴经起于中焦，灸中脘可以补充脾胃的阳气，而起到"培土生金"的作用。

（6）灸照海、水泉、太溪、三阴交：灸以上穴位可以滋补肾阴，以达到"补水润金"的作用。

3.针刺　可选取大椎、肺俞、风门、肾俞、中府、尺泽、中脘、章门、天枢、足三里、三阴交、太溪、照海等穴，以达到调节肺脾肾气血、滋水育阴的作用，每天或隔天1次，5次为1个疗程。

4.居家调摄

（1）饮食：以甘淡滋润养肺为原则，若有痰热还可配上清热化痰的食材。推荐食疗方：①秋梨炖贝母：梨1个，去皮、核，削成块，贝母10g，磨成粉，冰糖3～5粒。加2碗水，隔水炖1小时后服用，有润肺化痰、清热生津的作用。②银耳沙参饮：银耳提前泡发，加沙参一起熬煮1.5～2小时，放冰糖适量即可，有滋阴润肺、养胃生津的作用。

（2）自我按摩：每天晚睡前可进行肺经的自我按摩，于痛点处多按摩，长久坚持必能收到不错的效果。

（3）运动：可根据自己的爱好选择适当的运动项目，积极参加运动锻炼。如早、晚到空气新鲜的地方散步，做广播体操、呼吸体操，打太极拳，练气功等，可有效地增强体质，改善心肺功能。传统功法如太极拳、八段锦、易筋经、气功、导引等多以呼吸配合肢体做开合运动，可以更有效地增强肺主呼吸的作用，故建议多加练习。可以经常练习以腹式呼吸以代替胸式呼吸，每次5～10分钟，以增强膈肌、腹肌和下胸肌的活动，加深呼吸幅度，增大通气量，减少残气量，从而改善肺功能。

（4）情志：肺在志为忧，"火克金"，"喜胜忧"，因此要常怀喜乐之心，以利于肺气的宣发与肃降。

（5）起居：凌晨3～5点肺经当旺，是肺朝百脉的好时机，假若患者长期熬夜，超过3点都还未入睡，就会影响肝的藏血功能，接下来就会影响肺朝百脉的作用，肺朝百脉的功能受到影响，就会影响心主血脉的功能，造成恶性循环。因此应尽量不熬夜，养成晚上11点前入睡的好习惯，这样五脏的功能才能发挥到最佳。

三、康养注意事项

1.艾灸可以配合手法或针刺，手法或针刺有调节脏腑气血的作用，而艾灸则能让机体吸收足够的能量以增强机体的修复能力。做艾灸时，要专注、认真，时刻感受气流的变化，还要注意询问艾灸的温度是否合适，注意用火的安全等。总之，要注意培养专注、细致的服务态度。

2."不通则痛"，痛点往往就是疾病发生的反应点，也是治疗点，所以在做手法时要注意寻找痛点，在痛点多做疏通。那么如何寻找痛点呢？一方面，可以事先跟患者沟通好，让患者关注其在做手法的过程中痛点所在的位置。另一方面，术者也要仔细感受患者皮下组织的情况，痛点处的手感和正常组织的手感是不一样的，这就要求术者平时要多练习、多感受，增强对患

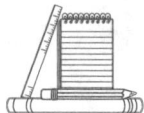

处的感知能力。

3.在做针灸时，注意每次扎针都不忘记询问穴位是否得气，因为穴位是否得气关系到治疗效果。

4.在做运动时，要注意周围的环境是否适合运动。中医学认为，肺为五脏之华盖，称为"娇脏"，是非常娇弱的脏器。在呼吸过程中，肺通过呼吸道与外界直接相通，所以外界的冷暖变化和各种致病性微生物、灰尘等有害因素时刻影响着肺脏。

5.肺脏保健要少吃辛辣之品，宜清淡少盐，肺阴虚证者亦应如此。饮食切勿过寒过热，尤其是寒凉之品，《黄帝内经》早就有"形寒饮冷则伤肺"之明诫，因此在饮食上一定要合理调摄，切不可贪凉饮冷。

6.肺脏保养，除了考虑本脏，还要考虑肺与心、脾、肾之间的关系问题。如肺朝百脉，心手少阴经"其直者，复从心系，却上肺"，火克金，若心火太旺则会影响肺的功能。肾主纳气，为气之根；"肺手太阴之脉，起于中焦，下络大肠，还循胃口"，因此在肺脏保养上还要考虑从肾、脾胃着手，尤其是有痰的患者，"脾为生痰之源，肺为贮痰之器"，在做艾灸或针刺时可考虑中脘、足三里、太白、丰隆。这就需要术者平时要认真学习掌握相关的专业知识，在与患者沟通时讲清楚原理，只有让患者内化吸收认可了肺的功能特性及与五脏之间的关系，才会把认知化为行动，配合居家调养，养成自我疏通肺经、不吃或少吃寒凉食物、坚持做艾灸及运动等好习惯，也只有这样，方能收到较好效果。

项目五　肾

肾藏精，主命门之火，主生殖和生长发育，为"先天之本"；肾又主水，主纳气，调节水液代谢，故肾称为水火之脏，内寓元阴元阳。肾脏功能包括了生殖系统及部分内分泌、呼吸、神经、免疫、运动等系统的功能，肾气盛衰决定着机体生、长、壮、老、已整个生命活动过程。假若因素体阳虚、年高命门火衰、房劳过度损伤肾阳，或他脏病变累及等因素导致出现腰膝酸冷疼痛，畏寒肢冷，下肢尤甚，精神萎靡，性欲减退，男子阳痿、早泄、滑精，女子宫寒不孕，五更泄泻，完谷不化，小便频数清长，夜尿频多，面色㿠白或黧黑，舌淡，苔白，脉沉细无力，尺脉尤甚的肾阳虚证。除肾阳虚证之外，在临床上肾病还有肾虚水泛、肾阴虚、肾精不足、肾气不固、膀胱湿热等证。下面就以肾脏病常见的肾阳虚证为例，讲述肾脏的养生康复技术。

一、康养机制

肾阳虚，"虚则补之"。一方面，可通过饮食、药物、手法、艾灸等方式直接温补肾阳。另一方面，根据《素问·上古天真论》"肾者主水，受五脏六腑之精而藏之"的理论，也要注意调和其他五脏以达到间接补肾的作用。另外，"齿为骨之余"，"肾开窍于耳"，"腰为肾之府"，"肾主骨"，"发为血之余，精血同源"，故通过保健齿、耳、腰、骨、发，也可起到强肾养肾的作用。

二、康养技术

1.推拿

（1）受术者取俯卧位，用拇指由上往下叠按推疏通整个人体背部脊柱两侧的肺区、心区、肝胆区、脾胃区、肾生殖区，即第1胸椎至第5腰椎两侧的膀胱经。若患者耐受较好，可改为

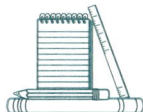

用肘尖按推，可重点按推疏通肾生殖区。

（2）受术者取仰卧位，用拇指点按疏通腹部的肾经，在腹正中线旁开 0.5 寸的位置，瘀堵的部位（即痛点）要多进行疏通。

（3）令受术者屈髋屈膝约 60°，点按疏通大腿内侧段的肾经，瘀堵的部位（即痛点）要多进行疏通。

（4）点按疏通然谷、照海、水泉、太溪、三阴交、复溜。

2. 艾灸 成人考虑用 5cm 的雷火灸进行顺时针悬灸，每个部位建议常规 10～15 分钟，后背部肾俞、命门、腰阳关及然谷、三阴交、复溜是重点施灸的部位，施灸的时间可以稍长些，建议每个部位 15～30 分钟；小儿建议用 2cm 的艾条进行艾灸，操作方法与时长同成人。

（1）灸大椎：大椎为人体 6 条阳经（督脉、膀胱经、胆经、三焦经、小肠经、大肠经）气血汇聚的地方，先灸大椎可以激发和补充人体阳气。

（2）灸肾俞、命门、腰阳关：可以起到直接温补肾阳的作用。

（3）灸关元、中极：可以起到补肾、强身壮体的作用。

（4）灸然谷、照海、水泉、太溪、三阴交、复溜：然谷为肾经的荥穴，荥穴属火，故灸然谷可起到补火助阳的作用。"善补阳者，必于阴中求阳"，照海、水泉、太溪、三阴交、复溜偏补肾阴，灸这几个穴位实际上是为了阴中求阳，以达到补肾阳的最终目的。艾灸补肾阳虚操作见二维码。

3. 针刺 可选取大椎、肾俞、命门、志室、腰阳关、气海、关元、中极、曲骨、气穴、四满、中注、肓俞、然谷、照海、水泉、太溪、三阴交、复溜等穴，以达到调补肾脏气血、温补肾阳的作用，每天或隔天 1 次，5 次为 1 个疗程。

4. 药物 肾阳虚者，可选用金匮肾气丸、右归丸等，单味药可选鹿茸、海马、紫河车、巴戟天、冬虫夏草、核桃肉、肉苁蓉等。

5. 居家调摄

（1）饮食：肾阳虚的饮食养生原则是"养肾防寒，重在补肾"。肾是人体生命的原动力，肾气旺，生命力强，机体才能适应季节，特别是严冬的变化。可适当食用一些能增加热量的食物和药物，如羊肉、狗肉、人参、鹿茸、海狗肾、核桃肉等；也可自制一些药酒，如杜仲酒、人参酒、鹿茸酒等。推荐食疗方：当归生姜羊肉汤。羊肉 500g，生姜 15g，当归 15g。做法：羊肉汆水后加入生姜和当归，隔水炖 2 小时，加适量盐调味即可，可补肾壮阳、温中补虚。食材多少的搭配也可因人而异。

（2）自我按摩：每天 17～19 点，即肾经当令之时可进行肾经的自我按摩，于痛点处多按摩，长久坚持必能收到不错的效果。

其他部位的保健按摩：①叩齿：先叩齿约 20 下，将舌伸到上颌牙齿外侧，上下搅动，然后伸向里侧，再上下左右搅动，古人称之为"赤龙搅天池"。待到唾液满口时，再分 3 次把津液咽下，并以意念送到丹田。②摩耳：清晨起床用左右手摩擦耳朵，然后轻轻牵拉耳朵。③鸣天鼓：以两手掌捂住两耳孔，五指置于脑后，用无名指、中指、食指三指轻轻叩击后脑部 24 次，然后将两手掌连续开合 10 次。此法使耳道鼓气，以使耳膜震动，称为"鸣天鼓"。④梳发：发为血之余，精血同源，肾主藏精，对头皮进行按摩梳理也有助于生发养发。可用手指进行摩擦头皮和梳理头发，建议用经络梳进行护理，效果更佳。另外，可服用固元膏（黑芝麻 120g，大枣 130g，枸杞子 70g，核桃 70g，冰糖 50g，阿胶 3 片，黄酒 200mL，共熬膏）以补肾黑发。

（3）运动：积极参加各项运动锻炼，对强肾健身颇为有益。如八段锦中的"双手攀足固肾

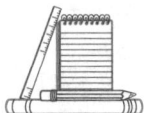

腰"的动作可多做些。

（4）晒背：坚持每天早上 8 ～ 10 点晒背。背为阳，通过晒背可补充一定的阳气。同时现代医学相关研究表明，晒背可以促进维生素 D 的生成，维生素 D 可以促进人体对钙的吸收，从而可以预防和改善骨质疏松症和佝偻病。

（5）情志：肾与冬季相应，在情志方面要控制情志活动，"使志若伏若匿，若有私意，若已有得"。可以阅读，怡养性情；可以养精蓄锐，以利于来春的阳气升发。总之，其总的原则为"无扰乎阳"。

（6）起居：①不熬夜：肾主藏精，为一身阴阳之根本。夜晚 11 点之后身体应该进入睡眠状态，让阴阳之气顺利交接。假若此时人还处于活动之中，势必会耗伤肾精，久之肾阳也会亏虚，因此要做到尽量不熬夜，养成晚上 11 点前入睡的好习惯。②慎房劳：精为人身三宝之一，保精是强身的重要环节。在未婚之前要防止"手淫"，既婚则需节欲，绝不可放纵性欲。自古就有"强力入房则伤肾"之说，所谓伤肾，实由失精过多引起，因此节欲保精是强肾的重要方法之一。

三、康养注意事项

1.肾阳虚者，在居家调摄时尤其要注意保暖，特别是腰部、膝部及足踝以下位置的保暖；饮食上也要非常注意，不吃或少吃寒凉冰冻之物，如生冷水果、不应季的水果、性凉的果蔬肉菜、放在冰箱的冰冻食物等；在烹饪时可适当放些姜，或改变烹饪方式，多选用烤、炒等方式，如鸭子性凉，选用烤的方式就可以减弱凉性。

2.有些药物对肾脏有损害，如巴比妥类、磺胺制剂、多黏菌素、先锋霉素、卡那霉素、新霉素、灰黄霉素、链霉素等，这些药物宜慎用。当非用不可时，应采取短期少量或适当配伍，以降低对肾功能的损伤。此外，已患肾炎者，应积极防治。患过敏性紫癜、系统性红斑狼疮及其他结缔组织病时，应及时加强对肾脏的保护措施。

3.肾阳虚，虚则补之，因"壮火食气"，如果单纯用大量补肾阳的药物或食材进行补益，效果反而不好，正确的做法应该是"少火生气"和"阴中求阳"。

4.天有太阳，地有艾草，均能培补人的阳气。择时做艾灸效果会更好，如一天之中，上午是人体阳气升发的时候，故选择在上午做艾灸，其效果会更好；一年之中，三伏天为天地间阳气最旺的时候，故在三伏天内做艾灸，借助天时补充人体阳气，效果会更好。涌泉、三阴交、肾俞、命门、关元等穴可作为重点施灸的部位，且艾灸以上穴位时可不局限于艾灸的常规时间。灸时要专注、认真，时刻感受气流的变化，还要注意询问艾灸的温度是否合适，注意用火的安全等。

复习思考题：

一、选择题

1.牙龈出血与缺少哪种维生素有关？（　　　）

　A.维生素 A　　　　B.B 族维生素　　　C.维生素 C　　　D.维生素 D

2.头发除了与脾关系较为密切，还与下列哪个脏关系较为密切？（　　　）

　A.心　　　　B.肝　　　　C.肾　　　　D.脾

3.能够明目的药物是（　　　）。

　A.菊花　　　　B.大枣　　　　C.人参　　　　D.当归

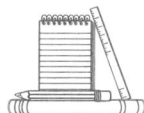

4.耳与五脏最密切的是（　　）。

    A.心　　　　　　B.肝　　　　　　C.肾　　　　　　D.脾

5.（　　）安稳入睡，才能保证健康长寿。

    A.子时　　　　　B.丑时　　　　　C.寅时　　　　　D.卯时

6.患者因长期在空调的环境下工作而出现皮肤发干、不易出汗、尿少、精神疲劳等症状，首选的解决办法是（　　）。

    A.刮痧　　　　　B.针灸　　　　　C.艾灸　　　　　D.先睡上一觉

7.肝主疏泄条达，主要表现在（　　）。

    A.情绪平稳、轻快　　　　　　　　B.胃口好

    C.代谢旺盛，皮肤好　　　　　　　D.以上说法均正确

8.关于夏天的养生对策，下列说法中不正确的是（　　）。

    A.宜早睡早起，不必午休

    B.保持心境相对平和，以免躁动引起心火亢

    C.室内环境要清洁

    D.可适当地选择食用清泻暑热心火之食物如苦瓜、丝瓜、冬瓜、西瓜、绿豆芽、酸梅汤等

9.养生，我们更加注重的是对（　　）的养护。

    A.阴气　　　　　B.阳气　　　　　C.血气　　　　　D.肺气

10.下列（　　）穴位有引火归原的作用。

    A.涌泉　　　　　B.然谷　　　　　C.太溪　　　　　D.大钟

二、名词解释

1.鸣天鼓

2.春夏养阳

三、简答题

1.泻心火的中医外治法有哪些？

2.经常梳头、按摩头皮有哪些好处？

3.简述穴位、经络和脏腑之间的关系。

4.脾气虚患者的饮食要注意哪些方面？

扫一扫，查阅
复习思考题
答案

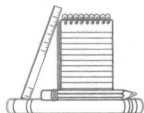

模块十七　常见病症养生康复技术

扫一扫，查阅本模块 PPT、视频等数字资源

【学习目标】

1. 掌握脑卒中、颈椎病、腰椎间盘突出症的各种中医养生康复技术。

2. 熟悉糖尿病、高脂血症、亚健康的各种中医养生康复技术。

3. 了解慢性阻塞性肺疾病、骨性关节炎、盆底康复的各种中医养生康复技术。

项目一　脑卒中

一、概述

脑卒中，又称脑血管意外，是由于缺血或出血引起的急性局部、短暂或持久的脑损害，通常包括脑出血、脑梗死、蛛网膜下腔出血在内的一组疾病。

脑卒中按其性质分为缺血性脑卒中和出血性脑卒中，其中缺血性脑卒中（脑梗死）包括动脉粥样硬化性血栓性脑梗死（脑血栓形成）、脑栓塞、短暂性脑缺血发作、腔隙性脑梗死、出血性脑梗死等；出血性脑卒中包括脑出血、蛛网膜下腔出血。世界卫生组织（WHO）的调查结果显示：中国脑卒中发病率世界排名第一，比美国高出一倍。我国第三次国民死因调查结果表明，脑卒中已经升为中国人的第一位死因。脑卒中具有高发病率、高致残率的特点。

二、病因病机

本病的发生是多种因素所导致的复杂的病理过程，风、火、痰、瘀是其主要的病因，病位在脑，与心、肝、脾、肾密切相关。肝肾阴虚，水木涵木，肝风妄动；五志过极，肝阳上亢，引动心火，风火相扇，气血上冲；饮食不节，恣食厚味，痰浊内生；气机失调，气滞而血运不畅，或气虚推动无力，日久血瘀。当风、火、痰浊、瘀血等病邪上扰清窍，导致"窍闭神匿，神不导气"时，则发生中风。"窍"指脑窍、清窍；"闭"指闭阻、闭塞；"神"指脑神；"匿"为藏而不现；"导"指主导，引申为支配；"气"指脑神所主的功能活动，如语言、肢体运动、吞咽功能等。

三、辨证分型

（一）中经络

半身不遂，舌强语謇，口角歪斜。兼见面红目赤，眩晕头痛，心烦易怒，口苦咽干，便秘尿黄，舌红或绛，苔黄或燥，脉弦有力，为肝阳上亢；兼见肢体麻木或手足拘急，头晕目眩，苔白腻或黄腻，脉弦滑，为风痰阻络；兼见口黏痰多，腹胀便秘，舌红，苔黄腻或灰黑，脉弦

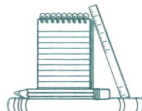

滑大，为痰热腑实；兼见肢体痿软，偏身麻木，手足肿胀，面色淡白，气短乏力，心悸自汗，舌暗，苔白腻，脉细涩，为气虚血瘀；兼见肢体麻木，心烦失眠，眩晕耳鸣，手足拘挛或蠕动，舌红，苔少，脉细数，为阴虚风动。

（二）中脏腑

神志恍惚，迷蒙，嗜睡，或昏睡，甚至昏迷，半身不遂。兼见神昏，牙关紧闭，口噤不开，两手握固，肢体强痉，大小便闭，为闭证；兼见面色苍白，目合口开，鼻鼾息微，手撒肢软，二便自遗，汗出，脉微细欲绝，为脱证。

四、康养技术

（一）情志康养

1. 节制法 指调和、节制情感，防止七情过度，达到心理平衡的养生方法。其包括遇事戒怒，保持心境的安宁；宠辱不惊，善于自我调节情感，以便养神治身，对外界的事物刺激，既要有所感受，又要思想安定，七情平和，明辨是非，保持安和的处事态度和稳定的心理状态；暗示治疗，多采用语言，也可采用手势、表情或采用暗示性药物及其他暗号来进行。

2. 顺时调神法 指顺应春、夏、秋、冬四个季时自然变化规律，有意识地调养精神活动的养生方法。

（二）饮食康养

饮食宜清淡，低脂肪、低盐、高纤维、高矿物质。主食以五谷杂粮为主，多吃粗制米面，忌食高脂、辛辣食物，多吃新鲜蔬菜水果、豆类或豆制品、菌藻类食物、鱼类、奶类，适当饮水，戒除烟酒。忌饮食过饱。

（三）功法康养

可选用内养功、五禽戏、八段锦、太极拳等中医传统功法。当肢体偏瘫不能活动时，选择以内养功为主，即以静气功为主，以默念字句、腹式呼吸、舌体起落、意守丹田等动作，达到大脑静、脏腑动的目的。可选择仰卧、侧卧，然后过渡到坐位；当肢体有一定的活动能力时，可选择五禽戏、八段锦或太极拳等功法进行锻炼。要根据患者肢体肌力情况和肢体运动情况选择适宜的动作进行康复锻炼，运动量逐步增加，循序渐进，坚持锻炼，逐步提高肢体的肌力和关节的活动功能。但要注意运动过程中勿跌仆摔倒，用力不可过猛及劳累太过。

（四）起居康养

房间宜安静，整洁，光线柔和，避免噪声、强光等一切不良刺激。患者起居有常，慎避外邪，保持大便通畅，养成定时排便的习惯，勿努挣。注意安全，防呛咳窒息、跌倒坠床、烫伤等意外。

（五）中医康养

1. 四时康养 春季晚睡早起，多做户外锻炼；春季乍寒乍暖，人体腠理由致密向疏松转变，故不宜过早更换单衣。夏季晚睡早起，上午和傍晚进行户外活动；中午适当午睡，注意避暑热。秋季早卧早起，不急于换厚衣被，使阴精内蓄，阳气内收。冬季早睡晚起，多晒太阳，注意保暖。

2. 环境康养 尽力适应外环境，营造优美的自然环境、良好的社会环境、和谐幸福的家庭环境，趋利避害，保证身心健康。

3. 体质康养 应充分根据其体质特点，采用因人而异的养生方法，从整体入手，注重精神调摄，经常保持良好的精神状态；适度体育锻炼，循序渐进，持之以恒；膳食平衡，根据不同季

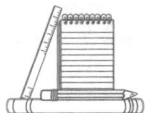

节选择适宜的饮食，优化饮食结构；合理安排生活作息，劳逸适度，生活方式多样化；辅以合理的药物调养，以调整体质偏颇，增强体质，提高生活质量。

（六）中医康复技术

1.针刺 取患者的阳陵泉、风池、曲池、合谷、外关、太冲、丰隆、风市作为治疗的主穴。同时，患者若伴有肘部拘挛的症状，可取其小海、足三里作为治疗的配穴。患者若伴有踝部拘挛的症状，可取其照海、太溪、解溪作为治疗的配穴。患者若伴有膝部拘挛的症状，可取其阳谷、曲泉作为治疗的配穴。患者若伴有手指拘挛的症状，可取其后溪、八邪作为治疗的配穴。患者若伴有言语不利的症状，可取其通里、哑门、廉泉作为治疗的配穴。患者若伴有烦躁易怒的症状，可取其大陵、内关作为治疗的配穴。针刺方法：对患者需要针刺的穴位进行消毒，然后用 3 号毫针刺入穴位，采取平补平泻的手法，得气后留针 30 分钟。可每天治疗 1 次，连续治疗 28 天为 1 个疗程，应至少治疗 2 个疗程。

2.艾灸 选择百会、双手三里、双足三里、双涌泉，共计 7 穴。患者取仰卧位，医者手持调控点燃的艾条，在距离施灸腧穴部位的皮肤表面 2～3cm 处施行回旋、雀啄、往返灸各 30 秒，余时间做温和灸，每穴灸至热感不能耐受。5 天为 1 个疗程，连续治疗 4 个疗程。

3.推拿 患者取俯卧位，从肩部两侧起施以掌根按揉法，自肩后上背，经骶棘肌而下至腰骶部，并上下多次往返按揉骶棘肌。在按压背俞穴的基础上，重点按压膈俞、肝俞、三焦俞、肾俞等穴及督脉大椎、筋缩、腰阳关等穴。共约 5 分钟。再在患侧臀部施掌根按揉法和按压环跳、居髎等穴相结合，并配合做髋关节内、外旋转的被动运动。下肢按压承扶、殷门、委中、承山诸穴；掌根按揉股后、腘窝、小腿后屈肌群；重点拿、捻跟腱并配合踝关节背伸的被动运动。共约 6 分钟。

患者取仰卧位，先掌根按揉三角肌，指揉肩三穴，拿三角肌、肱二头肌、肱三头肌，以肱三头肌为主，并配合肩关节外展、外旋、内旋、内收、前屈等被动运动；继而指揉曲池、手三里，拿前臂桡侧肌群和前臂尺侧肌群，配合肘关节屈伸的被动运动；再指揉外关、阳池，拿合谷，按揉大、小鱼际，指揉掌侧骨间肌和背侧骨间肌，并配合腕关节屈伸、尺偏、桡偏的被动运动；捻、抹、摇诸掌指、指间关节结束治疗。共约 5 分钟。下肢先在股前、股外、股内分别施掌根按揉法，按压髀关、伏兔、风市、血海诸穴，拿股四头肌，拿股后肌群，拿内收肌群，并配合髋关节屈伸和环转的被动运动；以掌根按揉髌骨周围，指揉膝眼、阳陵泉、足三里、绝骨、太溪、昆仑诸穴，拿小腿腓肠肌，并配合膝关节屈伸的被动运动；再指揉解溪、涌泉及诸骨间肌、抹、捻诸足趾，并配合踝关节及诸足趾的摇法。共约 6 分钟。

针对中风后遗症肢体偏瘫进行推拿治疗，可选择头面部、腰背部、上肢部、下肢部常规操作程序进行，目的是增强肢体的活动能力，使之恢复原来的状态。软瘫期在对偏瘫患者肢体进行推拿时，以兴奋肌肉收缩能力的手法为主，防止肌肉萎缩和关节脱位，一般可选择用深而有力的手法，时间宜短。同时尤其要注意患侧手、肩、下肢的推拿，注意诱导患者意念静止性用力（这里是指告诉患者尽量多依靠自身力量主动运动的意思，哪怕肢体本身不能活动，但是大脑要通过自主意识主观地发出一个运动指令。比如右上肢完全不能抬离床面，但是患者的意念要传达到右上肢有抬离床面这个动作，哪怕做不到但是要有想运动的这个意念，所以称为静止性用力），以增强肌力，有利于改善血液循环，消除肿胀，缓解疼痛，预防压疮和静脉炎。痉挛期在对偏瘫患者肢体进行推拿时，以缓解患者肌张力为主，防止关节粘连，一般多采用较均匀、柔和的手法，应根据患者对手法的反应缓慢进行操作，治疗时间宜长，以使痉挛肌群松弛。同时多进行关节的被动运动类手法，防止关节粘连。

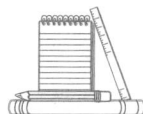

4.拔罐　令患者取卧位或正坐位，取夹脊穴，肩部肩髎、肩贞、肩井，髋关节部居髎、环跳、承扶，膝关节部膝眼、鹤顶，小腿部足三里、委中、承山等，以闪火法拔罐，或用真空拔罐器吸拔。背部督脉和膀胱经行走罐，并用排罐法，留罐10～15分钟。每日或隔日1次，10次为1个疗程，每个疗程间隔5天。

5.刮痧　督脉自百会至风府，胆经自双侧风池至肩井，背部自督脉至大椎、神道至至阳，膀胱经自双侧风门至心俞，胸腹部任脉取膻中至鸠尾，上肢取心包经双侧曲泽至内关，下肢取肝经双侧太冲，膀胱经取双侧京骨，胃经取双侧丰隆，刮痧要掌握手法轻重，由上而下顺刮，并时时蘸植物油或水保持润滑，刮时要沿同一方向刮，力量要均匀，采用腕力，一般刮10～20次，一般20分钟左右，或以患者能耐受为度。

6.药浴　肢体偏瘫可配合中药熏蒸烫洗。伸筋草、川芎、红花、花椒、川乌、麻花、松节、透骨草等各50g，装入布袋中，置盆内煮沸后，将患肢放于盆上熏蒸15分钟；药液温度下降后浸泡患肢，药液凉后需加热；肘、膝、肩关节可用药袋热敷。每日2次，2周为1个疗程。每剂药可熏蒸2～3次。此方对中风后手足挛缩有治疗作用。注意在进行中药熏蒸时必须控制温度，防止烫伤。

知识链接

如何预防脑卒中

1.控制血压　高血压是脑卒中的首位危险因素。

2.治疗房颤　房颤可使血液聚集在心脏腔室中，因而易形成血栓，引发心源性脑栓塞。

3.戒烟　吸烟使脑卒中的危险增加一倍。

4.限酒　大量饮酒会促使脑卒中的危险增加。

5.控制胆固醇　高胆固醇可通过增加心脏病的发病率，间接地升高患脑卒中的危险。降低高胆固醇可以减少患缺血性脑卒中的危险。

6.控制血糖　高血糖会造成动脉血管弹性下降，血液变黏稠，使患者更易形成斑块，增加脑卒中的发病率。多数患者的血糖情况可以通过合理饮食、运动得到控制。

7.运动　养成每日运动的习惯。坚持散步、慢跑、骑车、游泳或其他活动，每日至少30分钟，可以在多方面改善体质，同时降低脑卒中的发病率。

8.限盐　有高血压者要低盐（钠）饮食，少吃油腻。减少饮食中的钠，可以有效降低血压。

复习思考题：

1.脑卒中按其性质如何分类？

2.脑卒中的中医康复技术有哪些？

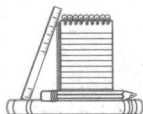

项目二　颈椎病

一、概述

颈椎病又称颈椎综合征，是颈椎骨关节炎、增生性颈椎炎、颈神经根综合征、颈椎间盘突出症等病的总称。颈椎病是由于颈椎发生退行性改变，脊柱失稳，致使颈椎及周围软组织出现骨质增生、椎间盘突出、韧带增厚等继发性改变，压迫或刺激颈椎脊髓、神经根、椎动脉而出现的一系列临床综合征。根据刺激或压迫部位的不同，颈椎病可分为颈型、神经根型、脊髓型、椎动脉型、交感神经型和混合型。颈椎病可发生于任何年龄，其中以 40 岁以上的中老年人为多。颈椎病属于中医学"项痹病""眩晕"范畴。

二、病因病机

颈椎病多因年老体衰，肝肾不足，筋骨失养而生；或久坐耗气，劳损筋肉而成；或感受外邪，客于经脉，或扭挫损伤、气血瘀滞，经脉闭阻不通所致。

三、辨证分型

（一）风寒湿型
颈、肩、上肢窜痛麻木，以痛为主，头有沉重感，颈部僵硬，活动不利，恶寒畏风，舌淡红，苔薄白，脉弦紧。

（二）气滞血瘀型
颈、肩、上肢刺痛，痛处固定，伴有肢体麻木，舌质暗红或者有瘀斑，脉细涩。

（三）痰湿阻络型
头晕目眩，头重如裹，四肢麻木不仁，纳呆，舌暗红，苔厚腻，脉弦滑。

（四）肝肾不足型
眩晕头痛，耳鸣耳聋，失眠多梦，肢体麻木，面红目赤，舌红少津，脉弦。

（五）气血亏虚型
头晕目眩，面色苍白，心悸气短，四肢麻木，倦怠乏力，舌淡苔少，脉细弱。

四、康养技术

（一）传统功法
1. 医疗练功　选择八段锦、五禽戏，以防治颈肩痛练功方法为主，做颈项争力、左右开弓、双手伸展、开阔胸怀、展翅飞翔、铁臂单提，可改善颈肩及上肢的活动功能，缓解疼痛。

2. 站桩功　通过自然呼吸全身放松，凝神定意，调整至舒适放松的姿势，加上适当的意念活动，渐渐地达到呼吸深、细、匀的状态，思想入静，身体舒适轻灵，力求在"静"中产生"动"的感觉，在微"动"中体会"静"。其分为站桩姿势和行功方面两部分。每次练功 30～60 分钟，每天练功 1～3 次，练功宜在早、晚进行。

（二）饮食调理
饮食宜搭配合理，营养均衡，食饮有节，饥饱有度，清洁卫生，以富含钙、蛋白质、B 族维

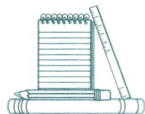

生素、维生素 C 和维生素 E 的饮食为主，忌食高脂肪、高胆固醇食物。少食辛辣生冷和过热的食物，戒烟酒，还要辨证进食。如风寒湿痹阻者可食葛根、干姜、樱桃；气滞血瘀者可食玫瑰花、黄鳝，适量饮酒；痰湿阻络者可食梨、扁豆、赤豆；肝肾不足者可食黑豆、香菇、黑芝麻、枸杞子、狗肉、羊肉、鹿肉、鱼虾、韭菜；气血亏虚者可食大枣、黑枣、葡萄、桑椹、阿胶等。

（三）情志调理

调节情志，保持愉快喜悦的心情、乐观的精神状态；调畅气机，保持心理平衡，避免精神紧张。做到安静和调，心胸豁达，神清气和，使自己在面对各种不良因素的刺激时做到神愉而不恼，心悦而不烦。同时采用顺时调神法，即顺应春、夏、秋、冬四时的自然变化规律，有意识地调养自己的精神活动。

（四）针灸康养

1. 针刺

主穴：颈夹脊、风池、天柱、大椎、后溪。

配穴：神经根型加肩井、曲池、合谷、后溪、养老；椎动脉型加百会、四神聪、太阳、头维、三阴交、太溪、行间；交感神经型加百会、四神聪、心俞、肝俞、胆俞、太冲；脊髓型加足三里、太阳、外关、委中、阳陵泉、环跳。

2. 艾灸

取穴：颈夹脊、肩井、风池、大椎、手三里、阳陵泉、神庭等。

灸法：①颈夹脊：予单点温和灸，患者自觉热感透向项背部并向四周扩散。②肩井：予单点温和灸，患者自觉热感透向项背部及上肢扩散。③风池、大椎：予双点温和灸，患者自觉热感沿督脉传至颈背部。④手三里、阳陵泉：予单点温和灸，患者自觉热感可直接传到颈项部。⑤神庭：予单点温和灸，患者自觉热感透向穴位深部。在上述热感最强的 2 个腧穴实施艾条温和悬灸，每日 2 次，每次艾灸时间以热感不能耐受为度，共治疗 4 天，第 5 天开始每日 1 次，连续治疗 10 次，共治疗 18 次（共 14 天），前 7 天为 1 个疗程，后 7 天为 1 个疗程。

3. 耳针

取穴：颈椎、肩、颈、皮质下、肾上腺、交感、神门、肝、肾。

操作：每次选 3～4 穴，毫针强刺激，留针 20～30 分钟；也可用王不留行籽贴压。

（五）推拿康养

先采用揉法、拿法、𢭨法、推法等手法操作缓解颈部肌肉紧张，促进局部血液循环。再用一手拇指按压、推顶棘突旁压痛点或位置有偏歪的棘突，另一手托住患者的下颌，双手相对用力向患侧旋转颈椎，旋转时手法宜轻柔。摇扳法可调整颈椎椎体间或相应关节的解剖关系，松动局部软组织的粘连。最后点揉肩颈、上肢相关穴位并弹拨颈部两侧和上肢内侧，进一步解除肌肉痉挛。注意摇扳法仅适用于颈型和神经根型颈椎病，对于椎动脉型、交感神经型、脊髓型颈椎病，推拿手法操作时应控制头部的摇晃，禁用摇扳手法。手法应刚柔结合，切忌粗暴。

（六）拔罐康养

取阿是穴、大椎、大杼、风门、天宗、肩井、肩贞。直接拔罐，每次 5～10 分钟，每周 1～2 次。

（七）中药康养

1. 内服

（1）寒湿阻络型：宜祛寒除湿，通络止痛。药用羌活、威灵仙、天麻、秦艽、川芎、桂枝、归尾、赤芍、葛根、神曲、甘草。

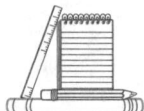

（2）气滞血瘀型：宜理气活血，祛瘀通络。药用当归、川芎、桃仁、红花、秦艽、羌活、没药、五灵脂、香附、牛膝、地龙、甘草。

（3）痰湿阻络型：宜健脾祛湿，化痰通络。药用陈皮、半夏、茯苓、甘草、僵蚕、白附子、葛根、泽泻、丹参。

（4）肝肾不足型：宜滋补肝肾，强筋壮骨。药用熟地黄、龟甲、山茱萸、菟丝子、白芍、锁阳、鹿角胶、枸杞子、黄柏、知母、牛膝、山药、陈皮、干姜。

（5）气血亏虚型：宜益气养血，疏经通络。药用天麻、炙黄芪、潞党参、炒白术、熟地黄、砂仁、当归、白芍、鸡血藤。

2. 外用

（1）药枕：通草 300g，白芷 100g，红花 100g，菊花 200g，佩兰 100g，川芎 100g，桂枝 60g，厚朴 100g，石菖蒲 80g。将以上中草药混合研为粗末，装入枕芯中，其软硬宜适度，并制成中间低、两边高的元宝形枕头。每日枕用不少于 6 小时，连用 3～6 个月。

（2）中药热敷：威灵仙、五加皮、苍术、乳香、没药、白芷、三棱、莪术、木瓜、细辛、黄柏、大黄、赤芍、红花、冰片各等量，研细末，调匀，加食盐和黄酒适量，炒成糊状，装入两个棉布袋中，置锅上蒸热，直敷患处，以患者能承受为度。两袋交替使用，每次 30 分钟左右，早、晚各 1 次，药袋可重复使用数次。

（八）牵引康养

采用枕颌式牵引套坐位牵引，坐位时颈部前屈 15°～30°，牵引重量从本人体重的 10% 开始，根据患者的年龄、性别、体质、病情而酌情增加力度，以患者感觉舒适能耐受为宜，最高不超过体重的 20%。每次 20～30 分钟，每天 1～2 次，10 次为 1 个疗程。

（九）物理疗法

1. 直流电离子导入法　广泛采用直流电导入各种中西药，常用的药物有普鲁卡因、陈醋、威灵仙、草乌等，每日或隔日 1 次，每次 20～30 分钟，15～20 次为 1 个疗程。

2. 中药电熨疗法　在中药热敷的基础上，再叠加上直流或低频脉冲电，常用祛风散寒、活血通络的中药如赤芍、红花、草乌、威灵仙、羌活、川芎、透骨草、地龙等，每日或隔日 1 次，每次 15～30 分钟，15～20 次为 1 个疗程。

3. 间动电疗法　以圆形电极或矩形电极置于颈、肩等疼痛部位，使用间升波或疏密波，两个部位通电 3～5 分钟，每日 2 次，10 次为 1 个疗程。

4. 高频电疗法　常用的有超短波、短波、微波等，可改善脊髓、神经根、椎动脉等组织的营养血供，对脊髓型、椎动脉型颈椎病患者疗效较好。此法每日或隔日 1 次，15～20 次为 1 个疗程。

（十）行为康养

1. 选择合适的枕头　习惯侧卧位者，应使枕头与一侧肩宽一致。习惯仰卧者，枕头的高度在 8～10cm，保持颈椎处于中立位，颈椎既不屈曲也不后伸，以维持一个良好的颈椎生理曲度。枕头柔、轻，枕芯内容物要求细碎、柔软，常用谷皮、荞麦皮、绿豆壳、草屑等充填，而海绵、棉絮、木棉等均不适宜。

2. 注意颈部保暖　颈部受寒冷刺激会使肌肉血管痉挛，加重颈部板滞疼痛。秋冬季节，宜穿高领衣服；天气稍热，夜间睡眠时应注意防止颈肩部受凉；炎热季节，空调温度不能太低。

3. 日常生活中应注意姿势正确　长时间的低头或仰头都可破坏颈椎的生理平衡，造成颈椎周围的肌肉、韧带、关节囊的松弛和劳损，影响颈椎的稳定性。调整工作台和椅子的高度，最佳

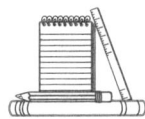

的学习或伏案工作姿势是颈部保持正直，微微前倾，不要扭转、倾斜；工作时间超过 1 小时应该休息几分钟，做些颈部运动或按摩；不宜头靠在床头或沙发扶手上看书、看电视等。

4. 避免损伤　颈部的损伤也会诱发颈椎病，除注意姿势外，要避免做颈部过伸过屈活动。颈椎病急性发作时，颈椎要减少活动，尤其要避免快速转头，必要时用颈托保护。

知识链接

　　一些不良的生活环境和生活习惯会促进和加速颈椎病的形成。

　　（1）长期枕高枕睡觉。

　　（2）从小就坐不直、站不直、卧不直，总是埋头看书、写字。

　　（3）超过颈部耐量的运动。

　　（4）糖尿病、甲状腺功能减退等内分泌疾病也可促使颈椎发生退行性变化。

　　（5）颈部外伤、扭伤、牵拉伤、交通事故等。

　　（6）强直性脊柱炎、骨质疏松。

　　（7）因挑食影响骨骼发育。

　　（8）不适当使用电脑、久坐不活动。有些少年儿童玩电脑游戏没有节制，导致当今颈椎病的发病年龄越来越小。

复习思考题：

1. 颈椎病分为哪些类型？

2. 颈椎病患者如何进行行为康养？

项目三　腰椎间盘突出症

一、概述

　　腰椎间盘突出症是较为常见的疾患之一，主要是因为腰椎间盘有退行性改变后，在外力因素的作用下，椎间盘的纤维环破裂，髓核组织从破裂之处突出于后方或椎管内，导致相邻脊神经根受到刺激，发炎水肿，从而产生腰部疼痛，或压迫一侧坐骨神经，导致单侧下肢或双下肢麻木、疼痛等一系列临床症状。腰椎间盘突出症以 L4～L5、L5～S1 发病率最高，约占 95%。腰椎间盘突出症属于中医学"腰痹病""腰痛病"范畴。

二、病因病机

　　腰痛可因感受风、寒、湿、热之邪，或跌仆外伤，气滞血瘀，或体虚年衰，肾精气亏虚所致。感受外邪，气血运行不畅，发为外感腰痛。肾精亏虚，腰府失其濡养、温煦，发为内伤腰痛。其病理变化常表现出以肾虚为本，感受外邪、跌仆闪挫为标的特点。

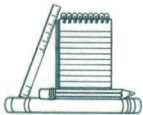

三、辨证分型

(一)寒湿型

腰腿冷痛重者,转侧不利,静卧痛不减,受寒及阴雨天加重,肢体发凉,舌质淡,苔白或腻,脉沉紧或濡缓。

(二)湿热型

腰部疼痛,腰软无力,痛处伴有热感,遇热或雨天痛增,活动后痛减,恶热口渴,小便短,苔黄腻,脉濡数或弦数。

(三)血瘀型

腰腿痛如刺,痛有定处,日轻夜重,腰部板硬,俯仰旋转受限,痛处拒按,舌质暗紫,或有瘀斑,脉弦紧或涩。

(四)肝肾亏虚型

腰酸痛,腿膝乏力,劳累更甚,卧则减轻。偏阳虚者面色㿠白,手足不温,少气懒言,腰腿发凉,或有男子阳痿、早泄,女子带下清稀,舌质淡,脉沉细。偏阴虚者,咽干口渴,面色潮红,倦怠乏力,心烦失眠,多梦,或男子遗精,女子带下色黄味臭,舌红,少苔,脉弦细数。

四、康养技术

(一)功法康养

腰椎间盘突出症患者在急性期有剧烈疼痛者需平卧静养,可卧位练习放松功和内养功,缓解肌肉紧张,降低椎间盘压力,改善精神状态。待病情稳定后先进行床上锻炼,如五点支撑、飞燕点水、仰卧蹬腿等,然后选取易筋经、五禽戏等功法锻炼,先选择简单动作,由易到难,循序渐进。医疗练功可选择防治腰背痛(双手托天、转腰推掌、叉腰旋转、展臂弯腰、弓步插掌、双手攀足)和臀腿痛(左右转膝、仆步转体、俯蹲伸腿、托膝托掌、胸前抱膝、雄关漫步)的练功方法为主。

练功注意强度适当,避免劳累;动作不宜剧烈,不能有过多的弯腰、扭转和跳跃动作;应从症状缓解后逐步开始锻炼,要循序渐进、持之以恒;宜先制订运动计划,在医生的指导下进行,选择适合自己的姿势和动作以及强度。

(二)饮食康养

腰椎间盘突出症患者由于生病而减少了一定的活动量,所以饮食的摄入量也应适当减少;因胃肠蠕动减慢,消化功能降低,故应合理安排饮食,注意少食多餐,多吃水果蔬菜及豆类食品,多吃一些含钙量高的食物,如奶制品、虾皮、海带、芝麻酱、豆制品等,以利于钙的补充。尽量少吃油炸及脂肪含量较高的食物,因其易引起大便干燥,导致排便用力而加重病情。宜食温热食物,忌食腥冷食品。

(三)情志康养

1.节制法 保持心情舒畅,忌恼怒,避免思虑太过。乐观情绪能使气机通畅,气血调和,阴平阳秘,有益于健康。为避免不良情绪的影响,应遇变而不惊,泰然处之,及时排遣和改善忧愁悲怒的心境,可听相声、听音乐、读书等;最主要的还是加强自身修养,培养乐观向上的精神,做到心胸开阔。

2.顺时调神法 即顺应春、夏、秋、冬四时的自然变化规律,有意识地调养自己精神活动。

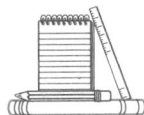

（四）针灸康养

1.针刺　取肾俞、委中、夹脊、大肠俞、腰眼或阿是穴。寒湿者加风府、腰阳关，劳损者加膈俞、次髎，肾虚者加命门、志室、太溪。

2.热敏灸　环境：检测室保持安静，室内温度保持在24～30℃。体位：选择舒适、充分暴露病位的体位。探查方法：选择俯卧或侧卧体位，充分暴露腰部，用点燃的艾条在患者双侧大肠俞与腰俞构成的三角区域（大肠俞—腰俞—对侧大肠俞区域内），距离皮肤3cm左右施行温和灸，当患者感受到灼热感觉时，即停止。在上述热感最强的2个腧穴实施艾条温和悬灸，每日2次，每次艾灸的时间以热感不能耐受为度，共治疗4天，第5天开始每日1次，连续治疗10次，共治疗18次（共14天），前7天为1个疗程，后7天为1个疗程。

3.耳针　取腰椎、骶椎、肾、神门，取患侧穴，毫针刺，同时嘱患者活动腰部。或用王不留行籽贴压，每隔2～3天更换1次。

（五）推拿康养

患者取俯卧位，用揉法在患者脊柱两侧膀胱经及臀部、下肢后侧施术5～10分钟，以腰部为重点；接着用双手重叠自上而下按压脊柱3～5遍，并用拇指或肘尖点揉局部相关穴位，每穴1分钟；再让患者侧卧，做推扳法1～2次，不可强求关节"咔嗒"的松动声。最后以擦法作为结束手法。运动关节类手法要在放松腰骶部及患侧肌肉韧带的基础上进行操作，要做到稳、准、巧、快。

（六）中药康养

（1）寒湿型：宜散寒行湿，温经通络。甘姜苓术汤加减。药用干姜、桂枝、甘草、牛膝、茯苓、白术、杜仲、桑寄生、续断。

（2）湿热型：宜清热通络，祛风除湿。四妙丸加减。药用苍术、黄柏、薏苡仁、木瓜、络石藤、川牛膝。

（3）瘀血型：宜活血化瘀，理气止痛。身痛逐瘀汤加减。药用当归、川芎、桃仁、红花、香附、没药、五灵脂、地龙、牛膝。

（4）肾虚型：阳虚宜温补肾阳。右归丸加减。药用山药、熟地黄、山茱萸、枸杞子、牛膝，菟丝子、龟甲胶、鹿角胶。阴虚宜滋补肾阴。左归丸加减。药用熟地黄、制附子、肉桂、山药、山茱萸、菟丝子、当归、杜仲、鹿角胶、枸杞子。

（七）起居康养

1.卧具　使用硬板床，硬板床上可以垫厚度为5cm左右的被褥，但不宜垫无弹性的软海绵。一般以采取仰卧位和侧卧位为宜，仰卧位最佳。

2.防寒保暖　住处应避免潮湿阴冷；不宜用冷水洗脚；鞋子宜软底平跟，要习惯常穿袜子；在炎热季节更应注意保暖，空调、竹席及赤脚都可能诱发本病。

3.佩戴腰围　在急性期，佩戴腰围能减轻腰部负担，缓解疼痛；在缓解期和平时，佩戴腰围能防止腰部损伤。选择既制动又保暖、透气、不积汗的高性能康复护腰来保护腰部。腰围必须有一定的宽度，以30cm左右为宜，内部有弧形坚韧的钢板或硬塑料板支撑；其透气性要好，帆布的或牛皮的较佳，尼龙面次之。腰围不宜长期使用，以免导致腰部肌力的减弱。

4.姿势　正确的站立姿势应该是两眼平视，挺胸，直腰，两腿直立，两足间的距离约与骨盆宽度相同，这样全身重力均匀地从脊柱、骨盆传向下肢，再由两下肢传至足，可有效地防止髓核再次突出。站立不应太久，应适当进行原地活动，尤其是腰背部活动，以解除腰背部肌肉疲劳。正确的坐姿应是上身挺直，收腹，双腿膝盖并拢，如有条件，可在双脚下垫一踏脚或脚蹬，

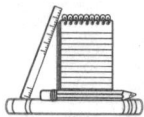

使膝关节略微高出髋部。久坐之后也应活动一下，松弛下肢肌肉。起床时，不宜采取仰卧起坐的方法，而应先侧卧（以右侧为例），将屈曲的双腿移到床下，用右侧的肘部和左侧的手掌支持用力，慢慢坐起。平时工作生活中要劳逸结合，注意姿势的正确，避免弯腰抬重物。

5. 起居　休息能促进椎间盘的修复。久行、久立或久坐均对腰椎不利，不宜长途驾驶，长途旅行注意姿势变换以及佩戴腰围保护。应避免坐卧湿地，若涉水、淋雨或身劳汗出后即应换衣擦身，暑天湿热郁蒸时应避免夜宿室外或贪冷喜水。本病本在肾虚，故应节制房事及避免劳逸过度。

知识链接

形成腰椎间盘突出的常见因素

1. 环境因素　如果长期处于潮湿寒冷的环境之中，很容易引起小血管收缩、腰肌反射性痉挛，使椎间盘的压力增加，纤维环破裂，最终导致腰椎间盘突出症的发生。要做好日常的护理工作，特别是腰椎间盘突出症治疗之后要注意保健。

2. 负重因素　如果人体在没有充分准备的情况下突然使腰部负荷增加，易引起髓核（位于软骨板和纤维环中间，由纵横交错的纤维网状结构即软骨细胞和蛋白多糖黏液样基质构成的弹性胶冻状物质）突出，从而导致腰椎疾病。这也是导致大多数人腰椎间盘突出的原因。

3. 生活因素　无论是睡眠时，还是在日常生活工作中，当腰部处于屈曲位时，如突然加以旋转则易诱发髓核突出。实际上，在此体位时椎间隙内的压力也较高，易促使髓核向后方突出。

4. 外伤因素　在日常生活中，如果因为搬动东西、提重物、各种形式的腰扭伤、摔倒等，使椎间盘在瞬间髓核受压张力超过了纤维环的应力，造成纤维破裂，从而导致腰椎间盘突出症。所以，在日常生活中我们要做好腰椎间盘突出症的预防工作。

5. 职业因素　劳动强度较大的职业群体中多出现腰椎问题。此外，长期处于坐位工作的人员，如汽车驾驶员、办公一族或久坐一族等腰部长期处于一种状态且缺乏运动，也容易导致腰椎间盘突出症的发生。

复习思考题：

1. 什么是腰椎间盘突出？

2. 腰椎间盘突出症如何进行针灸康复技术？

项目四　糖尿病

一、概述

糖尿病（diabetes mellitus）是由胰岛素分泌缺陷和（或）胰岛素作用缺陷而引起的一组以糖和脂肪代谢紊乱、高血糖为特征的代谢性疾病。临床上早期无症状，至症状期可出现多饮、多食、多尿、消瘦、疲乏无力等症状，久病可引起多系统的损害，导致神经、心脏、血管、眼、

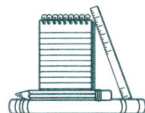

肾、足等组织的慢性进行性病变，引起功能缺陷及衰竭。

糖尿病可以分为两大类：第一类（1型糖尿病）为胰岛素分泌绝对缺乏，第二类（2型糖尿病）为胰岛素抵抗和胰岛素代偿反应不足。此外，尚有少数糖尿病患者有其特有的病因和发病机制，可归于其他特殊类型。还有一部分患者仅表现血糖升高但未达到糖尿病的诊断标准，其空腹血糖、餐后2小时血糖或服糖后2小时血糖介于正常血糖与糖尿病诊断标准之间，目前倾向把这类人称为糖调节受损（impaired glucose regulation，IGR），包括空腹血糖受损或糖耐量减低（impaired glucose tolerance，IGT）两种情况。诊断标准见表17-1。

表 17-1　WHO 糖尿病和中间型高血糖诊断标准（2024 年）

名称	诊断标准
糖尿病	空腹血糖 ≥ 7.0mmol/L（126mg/dL）或 2 小时血糖※ ≥ 11.1mmol/L（200mg/dL）
糖耐量减低（IGT）	空腹血糖 < 7.0mmol/L（126mg/dL）且 2 小时血糖※ ≥ 7.8mmol/L（140mg/dL）并 < 11.1mmol/L（200mg/dL）
空腹血糖受损（IFG）	空腹血糖 6.1 ~ 6.9mmol/L（110 ~ 125mg/dL）且 2 小时血糖※ ≤ 7.8mmol/L（140mg/dL）

注：※ 口服 75g 葡萄糖后 2 小时静脉血糖。

二、病因病机

糖尿病属于中医"消渴"范畴。消渴之名，首见于《素问·奇病论》，其曰："此人必数食甘美而多肥也，肥者令人内热，甘者令人中满，故其气上溢，转为消渴。"根据病机与症状的不同，《黄帝内经》还有消瘅、肺消、膈消、脾瘅、消中之名。

（一）病因

1. 禀赋不足　先天禀赋不足，五脏虚弱，特别是阴虚体质最易罹患。

2. 饮食失节　长期过食肥甘、醇酒厚味，损伤脾胃，致化燥伤津，发为消渴。

3. 情志失调　长期郁怒，五志过极，致郁久化火，消灼肺胃阴津而发病。

4. 劳欲过度　房事不节，劳欲过度，肾精亏损，虚火内生，发为消渴。

（二）病机

1. 基本病机　阴虚为本，燥热为标。

2. 病位　主要在肺、脾（胃）、肾，尤以肾为关键。

3. 病性　燥热阴亏，五脏虚弱。

4. 变证　阴损及阳，阴阳俱虚；病久入络，血脉瘀滞，变证百出。

三、辨证分型

（一）肺热津伤型

口渴多饮，口舌干燥，烦热多汗，尿频量多，舌边尖红，苔薄黄，脉洪数。

（二）胃热炽盛型

形体消瘦，多食易饥，口渴，多尿，大便干燥，苔黄，脉滑实有力。

（三）气阴亏虚型

饮食减少，四肢乏力，精神不振，体瘦，或口渴引饮，能食与便溏并见，舌质淡红，苔白而干，脉弱。

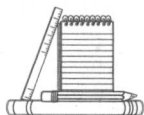

（四）肾阴亏虚型

尿频量多，混浊如脂膏，或尿甜，腰膝酸软，乏力，头晕耳鸣，口干唇燥，皮肤干燥，瘙痒，舌红苔少，脉细数。

（五）阴阳两虚型

腰膝酸软，四肢欠温，畏寒肢冷，小便频数，混浊如膏，甚则饮一溲一，面容憔悴，耳轮焦干，阳痿或月经不调，舌淡，苔白而干，脉沉细无力。

四、康养技术

糖尿病是一种终身性疾病，因此康复治疗应坚持早期诊治、综合治疗、个体化方案及持之以恒的原则。不同类型的糖尿病由于发病机制不同，其康复治疗的步骤亦不同。糖尿病目前尚无根治方法，为达到糖尿病康复治疗的目标，必须采用综合方案，主要包括饮食、运动、药物（口服降糖药、注射胰岛素等）、健康教育、血糖自我监测以及心理治疗。前五项被称为糖尿病康复治疗的"五驾马车"，适用于各种类型的糖尿病患者，是目前最有效的方法。其中起直接作用的是饮食、运动和药物三方面，而健康教育和自我血糖监测则是保证这三种治疗方法正确发挥作用的必要手段。

（一）饮食治疗

饮食治疗是糖尿病治疗的基础，应严格和长期执行。不论是 1 型糖尿病患者还是 2 型糖尿病患者，都应重视饮食治疗，糖调节受损者也应尽早进行饮食控制。具体方法如下。

1. 制订每日摄入的总热量　首先计算出理想体重，理想体重（kg）=［身高（cm）-100］×0.9，然后根据理想体重和工作性质，计算每日所需的总热量。全日能量（kcal）=标准体重×能量系数（表 17-2）。青少年、孕妇、乳母、营养不良和消瘦及伴有消耗性疾病者应酌情增加，肥胖者酌减，使患者的体重逐渐控制在理想体重的 ±5% 范围内。

表 17-2　不同劳动强度和体重状况的能量系数（kcal/kg）

体重状况	活动强度			
	卧床	极轻体力活动	轻（中体力活动）	重体力活动
肥胖	15	20～25	30	35
正常	15～20	30	35	40
消瘦	20～25	35	40	45

2. 营养素热量分配　比较合理的饮食结构为：碳水化合物占总热量的 50%～60%，蛋白质占总热量的 12%～15%，脂肪占总热量的 30%～35%。

3. 三餐热量分配　每日三餐分配为 1/5、2/5、2/5 或 1/3、1/3、1/3，也可按四餐分配为 1/7、2/7、2/7、2/7。

4. 食疗药膳方选介　中医食养是以中医理论为基本指导，以性味较为平和的食物以及食药物质，通过"扶正"与"纠偏"，使人体达到"阴平阳秘"的健康状态。中医学自古以来就有"药食同源"的理论。按照中医辨证论治的原则，阴虚热盛证采用具有养阴清热作用的食药物质，如桑叶、决明子、莲子等；气阴两虚证采用具有益气养阴作用的食药物质，如桑椹、枸杞子、葛根等；阴阳两虚证可选用山药、茯苓、肉桂等。

（1）猪胰汤：猪胰 1 具，生薏苡仁 30g，黄芪 60g，怀山药 120g。先将猪胰洗净，入群药煎

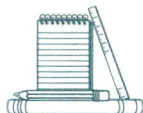

煮作汤，澄汁饮用，不拘时。功效：益气健脾，润燥止渴。

（2）西洋参粥：西洋参 3g，麦冬 10g，淡竹叶 6g，粳米 50g。麦冬、淡竹叶水煎取汁，粳米加入煎汁中煮粥，等粥将熟时加入西洋参片共煮至稠。功效：养阴生津，润肺清热。适用于气阴不足之糖尿病。

（3）猪髓羹：猪髓 100g，大枣 150g，莲子 100g，木香 3g，甘草 10g。将莲子、大枣、木香、甘草洗净后入纱布袋中，连同猪髓入锅加水煮至汤浓，莲子熟烂。功效：补阴益肾。适用于阴虚型糖尿病。

（4）葛根粉粥：葛根 30g，粳米 50g。葛根切片，水磨，澄取淀粉，与粳米同煮至粥稠。功效：生津止渴，清热除烦。适用于老年糖尿病。

（二）运动疗法

运动可以消耗能量，抗阻运动有助于增加肌肉量，运动还可以增加骨骼肌细胞膜上葡萄糖转运蛋白 4（GLUT-4）的数量，增加骨骼肌细胞对葡萄糖的摄取，改善骨骼肌细胞的胰岛素敏感性，平稳血糖。糖尿病患者可在餐后运动，每周至少 5 天，每次 30～45 分钟，中等强度运动要占 50% 以上，循序渐进，持之以恒。如无禁忌，最好每周 2 次抗阻运动，如哑铃、俯卧撑、器械类运动等，以提高肌肉的力量和耐力。糖尿病患者应将日常活动和运动融入生活计划中，并注意运动前后要加强血糖监测，避免低血糖。

1. 适应证和禁忌证

（1）适应证：主要适用于轻度和中度 2 型糖尿病患者，肥胖型是最佳适应证。病情稳定的 1 型糖尿病患者也可进行运动锻炼。

（2）禁忌证：合并各种急性感染；严重的慢性并发症（如增殖性视网膜病、不稳定型心绞痛、一过性脑缺血发作等）；血糖未得到较好控制前（空腹血糖 > 15.0mmol/L），或有严重的低血糖倾向者；有明显的酮症酸中毒等。

2. 运动处方

（1）运动方式：适用于糖尿病患者的训练是低至中等强度的有氧运动，常采用有较多肌群参加的持续性周期性运动。可根据患者的年龄、兴趣选择简单易坚持的项目，如步行、慢跑、做广播操、跳广场舞、打太极拳、打球等活动。

（2）运动量：是运动方案的核心。运动量的大小由运动强度、运动持续时间和运动频率三个因素决定。运动量是否合适，应以患者运动后的反应作为评判标准。运动后精力充沛，不感疲劳，心率常在运动后 10 分钟内恢复至安静时的心率，说明运动量合适。

1）运动强度：运动强度决定了运动治疗的效果，一般以运动中的心率作为评定运动强度的指标。临床上能获得较好运动效果，并能确保安全的运动心率称为靶心率（target heart rate, THR）。靶心率的确定最好通过运动试验获得，即取运动试验中最高心率的 60%～80% 作为靶心率，开始时宜用低运动强度进行运动，适应后逐步增加至高限。如果无条件做运动试验，可通过以下公式获得：靶心率 =［220- 年龄（岁）］×（60%～80%），或靶心率 =（最高心率 - 安静心率）×（60%～80%）+ 安静心率。

2）运动时间：最好在饭后 30 分钟到 1 小时运动为宜，包括准备活动、运动训练和放松活动三部分时间的总和。每次运动一般为 40 分钟，其中达到靶心率的运动训练时间以 20～30 分钟为宜。训练可从 10 分钟开始，适应后逐渐增加至 30～40 分钟，其中可穿插必要的休息。

3）运动频率：一般每周运动 3～4 次或每天 1 次，相邻两次运动间隔不超过 2 天。若运动

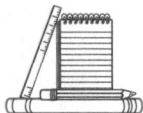

间歇超过 3 ～ 4 天，则运动训练的效果及运动蓄积效应将减少，已获得改善的胰岛素敏感性将会消失，难以达到运动的效果。

3. 运动注意事项　制订运动方案前，对患者进行全面检查，详细询问病史，并进行血糖、血脂、血酮体、肝肾功能、血压、心电图、运动负荷试验，以及 X 线胸片、关节和足的检查。运动实施前后必须有热身活动和放松运动。适当减少口服降糖药或胰岛素的剂量，以防发生低血糖。运动中如果出现胸痛或胸闷，应立即停止运动。

（三）药物治疗

针对本病的基本病机，在治疗上当以清热润燥、养阴生津为基本治则。

1. 肺热津伤型　清热润肺，生津止渴。消渴方加减。

常用药：麦冬、生地黄、天花粉、葛根藕汁生津清热，养阴增液；黄芩、黄连、知母清热降火。

2. 胃热炽盛型　清胃泻火，养阴增液。玉女煎加减。

常用药：知母、黄连、生石膏、栀子清胃泻火；生地黄、玄参、麦冬滋肺胃之阴；川牛膝活血化瘀，引热下行。

3. 气阴亏虚型　益气健脾，生津止渴。七味白术散加减。

常用药：党参、白术、黄芪、茯苓、怀山药、甘草益气健脾；葛根升清生津；木香、藿香醒脾行气散津；天冬、麦冬养阴生津。

4. 肾阴亏虚型　滋阴固肾。六味地黄丸加减。

常用药：山茱萸、熟地黄、枸杞子、五味子固肾益精；怀山药滋补脾阴，固摄精微；茯苓健脾渗湿；泽泻、牡丹皮清泄火热。

5. 阴阳两虚型　滋阴温阳，补肾固涩。金匮肾气丸加减。

常用药：山茱萸、熟地黄、枸杞子、五味子固肾益精；怀山药滋补脾阴，固摄精微；茯苓健脾渗湿；附子、肉桂温肾助阳。

（四）健康教育

1. 预防糖尿病加重的诱发因素，如情绪不稳定、精神紧张、过度劳累、饮食控制不当、药物使用不当、低血糖频繁发作等。

2. 健康教育被公认为治疗成败的关键，要让患者及其家属认识到糖尿病是终身疾病，治疗需持之以恒。

3. 指导患者制订饮食、运动计划，并给予精神支持和生活照顾。

4. 知、信、行。知是掌握糖尿病知识，提高对疾病的认识；信是增强信心，坚信糖尿病是可以控制的；行是通过认知行为治疗将健康的生活方式落实到日常生活中去。

5. 定期门诊复查，监测空腹血糖、餐后 2 小时血糖、尿微量白蛋白，检查眼底、心脑血管及神经系统功能状态。

（五）自我监测血糖

自我监测血糖可为糖尿病患者和医务人员提供动态数据，可采用便携式血糖计监测血糖变化。

（六）心理治疗

有研究表明，糖尿病患者在疲劳、焦虑、失望和激动时，可见血糖升高。另外，在应激状态下，肾上腺素、去甲肾上腺素分泌增多，胰岛素的分泌受抑制，致使血胰岛素水平下降，血糖升高。因此，必须重视心理康复治疗，减少各种不良心理刺激，让患者学会正确对待自身疾

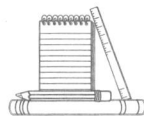

病，树立信心，达到心理平衡。常用的方法有精神分析法、生物反馈疗法、音乐疗法、经验交流会、观光旅游等，从而以利于血糖的控制、病情的稳定。

知识链接

多尿、甜尿远古记载与胰岛素近代发现

公元前1550年，古埃及用莎草纸记载了一种叫作"多尿病"的病名。早在春秋战国时期，《黄帝内经》就将这类疾病描述为"消渴""脾瘅"，并提出"治之以兰，除陈气也"的治疗方法。公元5—6世纪，中国、阿拉伯和日本的医生们也都先后发现"甜尿"这一病症。到了16世纪，瑞士医生发现"多尿病"患者尿液蒸发后产生了一种白色粉末物质，并分析认为它是由盐在肾脏的异常积淀所引起的。17世纪，英格兰人发现"多尿病"的"甜尿事实"，比东方各国晚了1000余年。1889年德国生理学家在研究胰腺和脂肪消化的关系时，意外发现切除胰腺的实验狗排出了大量吸引苍蝇的尿，因而把胰腺锁定为导致糖尿病的器官。1909年，比利时科学家不仅监测了切除胰岛的狗血糖和尿的变化，还仔细分析了胰岛本身所分泌的物质，把这种由胰岛分泌的能降低血糖的物质命名为"胰岛素"。1920年胰岛素研制成功。现代胰岛素研发和口服降糖药问世对糖尿病的科学研究、临床治疗以及随后产生的社会效益均有非常深刻的影响。中医学对消渴、脾瘅在治疗方面积累了丰富经验，不仅最早提出了药物治疗法，而且有饮食、针灸及运动疗法等。系统整理这些历史遗产，对糖尿病的研究及防治，无疑具有现实意义及临床实用价值。

复习思考题：

一、A1 型题

1. 有关糖尿病的饮食治疗，下列哪种是正确的？（　　　）

　　A. 病情轻可以不用饮食治疗

　　B. 有并发症者不用饮食治疗

　　C. 用药治疗时，可不用饮食治疗

　　D. 肥胖者应给高热量饮食

　　E. 不论病情轻重都应饮食治疗

2. 糖尿病患者进行运动疗法时，运动间隔时间不宜超过（　　　）。

　　A. 1 天　　　　　　B. 2 天　　　　　　C. 3 天　　　　　　D. 4 天

　　E. 只要坚持运动，间隔时间没要求

3. 女性，27 岁，患糖尿病 5 年，消瘦，血糖常在 16.7mmol/L（300mg/dL）以上，易出现酮症，胰岛素释放试验低平型，较好的治疗方案是（　　　）。

　　A. 运动疗法＋饮食疗法＋胰岛素

　　B. 饮食疗法＋胰岛素

　　C. 单纯胰岛素治疗

　　D. 饮食疗法＋胰岛素＋格列吡嗪

　　E. 甲福明＋饮食疗法，必要时加胰岛素

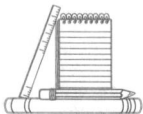

二、简答题

1. 糖尿病的诊断标准是什么?

2. 被称为糖尿病"五驾马车"的康复治疗措施是什么?

3. 中医学认为糖尿病的病因有哪些?

项目五　高脂血症

一、概述

高脂血症是指血浆或血清中脂质成分或脂蛋白含量超过正常值高限的状态,又称为高脂蛋白血症。其临床表现无明显症状,一般可见黄色瘤、肥胖、眼底脂质沉着等。高脂血症是动脉硬化、冠心病、高血压、脂肪肝、脑血管意外等疾病的主要发病因素之一。高脂血症按病因分为两大类,即原发性和继发性;按血脂增高的主要成分分为高胆固醇血症、高甘油三酯血症、混合型高脂血症、低高密度脂蛋白胆固醇血症。血清总胆固醇(TC)≥6.0mmol/L 或 230mg/dL 为高胆固醇血症;血清甘油三酯(TG)≥1.54mmol/L 或 140mg/dL 为高甘油三酯血症。

二、病因病机

高脂血症属于中医学"眩晕""痰证""胸痹"等范畴,属于本虚标实之证。本虚主要指肝、脾、肾三脏虚损,尤以肝肾不足多见,因高脂血症多发生在 40 岁以后,此时肝肾亏损之象渐渐显露;标实主要是痰浊、湿浊和瘀血。其病因多由禀赋不足、饮食不节、七情内伤、年老体虚、久病失治引起脏腑功能失调,三焦气化不利,聚痰湿,生脂浊,入血脉,致血瘀,而成高脂血症。综上所述,肝肾不足是高脂血症产生的病理基础,痰浊瘀血是高脂血症发生、发展、转归和预后的基本病理机制。痰瘀互结,留滞脉道,可致胸痹、中风等变端发生。

知识链接

典籍选粹

味过于甘,心气喘满,色黑,肾气不衡。(《素问·生气通天论》)

凡治消瘅、仆击、偏枯、痿厥、气满发逆,甘肥贵人,则高梁之疾也。(《素问·通评虚实论》)

五谷之津液,和合而为膏者,内渗入于骨空,补益脑髓,而下流于阴股。(《灵枢·五癃津液别》)

膏者多气,多气者热,热者耐寒。(《灵枢·卫气失常》)

精液和合为膏,以填补于骨空之中,则为脑为髓,为精为血。(《类经》)

但湿从内生者,必其人膏粱酒醴过度……或食生冷瓜果及甜腻之物。(《临证指南医案》)

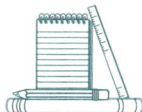

三、辨证分型

（一）痰湿阻遏型

头晕，形肥，肢麻，胸痞胀闷，纳呆口黏，间有恶心呕吐，舌苔滑腻，脉弦滑。

（二）肝胆湿热型

身重，头胀，腹胀纳呆，心胸烦闷，口干口苦，便溏气秽，眼睑常有痰核，舌苔黄浊腻，脉弦数。

（三）脾虚湿盛型

头重，面色㿠白，神疲乏力，纳呆便溏，脘腹作胀，面肢浮肿或肢体麻木，舌淡质嫩，苔白腻，脉沉细。

（四）肝肾阴虚型

口干腰酸，头晕耳鸣，手足心热，健忘少寐，舌质红，少苔，脉细数。

（五）阴虚阳亢型

头晕头胀，烦躁易怒，肢麻，面赤，怕热，口干，大便干结，小便黄赤，舌质红或紫暗，苔黄，脉弦。

（六）气滞血瘀型

心烦胸闷，面色晦暗，胸胁刺痛或胀痛，肌肤甲错，肢端麻木，舌质暗或紫暗，有瘀点或瘀斑，苔薄，脉弦或涩。

四、康养技术

高脂血症发展呈慢性过程，治疗难以奏速效，一般需要坚持长期服药，并注意调节饮食与情绪，进行体育锻炼，以提高疗效。以"辨证施膳"为核心的中医食养是在中医辨证施治理论基础上的非药物调养方法，强调根据体质、病因、证候给予不同的食养方案，在调和气血、平衡人体营养、辅助预防疾病上效果显著。针对不同体质的高脂血症人群，选取不同特性的食物或食药物质食用，可有效改善患者的血脂水平。

（一）康养原则

1.继发性血脂异常以治疗原发病为主　如由糖尿病、甲状腺功能减退症引起的血脂异常，在原发病得到控制后，血脂有可能恢复到正常水平。但是原发性和继发性血脂异常可能同时存在，如原发病经过治疗正常一段时间治疗后，仍存在血脂异常，应考虑同时有原发性血脂异常，并给予对应治疗。

2.综合性治疗措施　生活方式干预是首要的基本的康复措施，药物治疗需严格控制指征，必要时考虑血浆净化疗法或外科治疗，基因治疗尚在探索之中。

3.防治目标水平　治疗血脂异常最主要的目的是防治缺血性心血管疾病。

（二）生活方式干预

1.控制总热量的摄入　应使患者达到并保持理想体重，体重指数保持在 $20 \sim 25$。体重指数＝体重（kg）/身高（m）^{2}。体重指数＞27 即为超重，应减少摄入总热量，降低体重的速度应以每周减轻 $0.5 \sim 1$kg 为宜。

2.医学营养治疗　饮食中减少饱和脂肪酸的摄入（＜总热量的 7%）和胆固醇的摄入（＜200mg/d），补充植物固醇（2g/d）和可溶性膳食纤维（10 ～ 25g/d）。蛋白质、维生素等应在要求范围内。

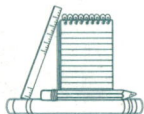

3. 运动 根据个人爱好选择运动方法，跑步、游泳、登山、打拳、骑自行车等均可。长期坚持，运动量应循序渐进，以能耐受为度。运动强度控制在最大心率的 50% ～ 70%，持续时间在 30 分钟以上，运动频率每周 3 ～ 5 次。运动前后应做些准备活动和放松运动，防止出现心血管意外和骨关节、肌肉的损伤。中老年最易做到的是步行，达到每日 1 万步（约 1 小时，可分次进行）。

4. 其他 戒烟，避免过度饮酒，女性停用雌激素类口服避孕药，消除过度的精神紧张。

（三）食疗与药膳

1. 山楂益母茶 山楂 30g，益母草 10g，茶叶 5g。沸水冲沏，每日饮用。功效：清热化痰，活血降脂。

2. 玉米粉粥 玉米粉 60g，粳米 100g。将玉米粉加适量冷水调和，粳米煮沸后加入玉米粉，同煮为粥食用。功效：调中开胃，降脂利水。适用于脾胃不健之消化不良，高血压，高脂血症，冠心病等。

3. 大蒜粥 紫皮大蒜 30g，粳米 100g。将大蒜去皮，放入锅中，加水适量，煮沸 1 分钟后，将大蒜捞出备用。粳米淘洗干净，加入煮蒜水中，置武火上烧沸，再用文火熬煮。粥将成时，将大蒜重新放入粥里，煮熟即可。适用于急慢性痢疾，高脂血症，动脉粥样硬化，高血压，肺结核。

4. 绿豆粥 绿豆适量，粳米 100g。先将绿豆洗净，用温水浸泡 2 小时，再与粳米同入砂锅内，加水 1000mL，煮至豆烂、米开、汤稠。适用于中暑、冠心病、高脂血症，特别适用于高脂血症伴有肥胖或糖尿病的患者食用。临床观察发现，每日进食 50g 绿豆，血清胆固醇下降率达 70%，但甘油三酯变化不大。

5. 三鲜素海参 水发黑木耳 100g，水发冬菇 50g，熟笋 50g，熟菜花 50g，甜椒 50g，素鸡 50g。先将水发黑木耳洗净沥干，同玉米粉、盐、味精、水拌成面糊，用刀把面糊刮成手指形。逐条下到油锅中，氽成海参形。将冬菇洗净去蒂，切成片状，熟笋、素鸡切成滚刀块，熟菜花切成栗子大小的块状，甜椒洗净后去籽，切成片待用。炒锅置于旺火上，放油烧到七成热，将全部配料放入锅内，煸炒后加姜末、酒、酱油。烧沸后，加素海参、味精，用湿淀粉勾芡，起锅装盘即成。适用于老年体弱，消化不良，高血压，高脂血症等。

6. 冬瓜香菇菜 冬瓜 250g，香菇 50g。将冬瓜去皮洗净，切成小方块，香菇去蒂，切成块。锅中加油烧热，倒入冬瓜、香菇及浸泡香菇之水，焖烧数分钟，加食盐、味精各适量，调味至熟即可。功效：补脾气，利小便，降脂减肥，抗肿瘤。

高脂血症人群推荐食物名单见表 17-3。

表 17-3 高脂血症人群推荐食物名单

食物类别	宜选择的品种	减少、限制的品种
主食类	糙米、全麦面粉、玉米、青稞、荞麦、黄米、燕麦、小米、高粱、藜麦、红薯、紫薯等	黄油面包、糕点等高热量加工食品，以及油条、油饼等油煎油炸食品
肉类	鱼虾类、瘦肉、去皮禽肉等	肥肉、加工肉制品、咸肉、鱼子、蟹黄、鱿鱼、动物内脏等
蛋类	鸡蛋、鸭蛋等	咸蛋等
奶类	脱脂牛奶、低脂牛奶、鲜牛奶、低糖酸奶等	奶油、黄油等
大豆及豆制品类	黄豆、黑豆、青豆、豆腐、豆腐干等	油豆腐皮、豆腐泡等油炸豆制品

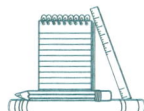

续表

食物类别	宜选择的品种	减少、限制的品种
蔬菜类	新鲜蔬菜	腌制蔬菜
水果类	新鲜水果	添加糖、盐等的水果制品
食用油	紫苏油、亚麻籽油、核桃油、橄榄油、茶籽油、菜籽油、葵花籽油、玉米油、芝麻油、豆油、花生油、青稞胚芽油等	棕榈油、椰子油、猪油、牛油、羊油及其他动物油
调味品	低钠盐（每日不超过5g）	酱类、腐乳等高盐调味品，以及红糖、白糖、糖浆等

（四）中药康复

血脂异常的患者除严格饮食和运动外，还可以配合中药以提高康复效果。

1. **痰湿阻遏型**　宜通阳化痰祛湿。瓜蒌薤白半夏汤加减。

常用药：全瓜蒌、薤白、制半夏、浙贝母、橘络、白术、苍术、桃仁、生山楂、红花、泽泻、海藻、车前子等。

2. **肝胆湿热型**　宜清肝化湿，行气消滞。龙胆泻肝汤加减。

常用药：柴胡、虎杖、决明子、罗布麻、菊花、泽泻、龙胆、茯苓、败酱草等。

3. **脾虚湿盛型**　宜健脾化湿。以参苓白术散加减。

常用药：人参、黄芪、荷叶、陈皮、白术、茯苓、绞股蓝、白扁豆、砂仁、薏苡仁等。

4. **肝肾阴虚型**　宜益肾滋阴，泻浊柔络。六味地黄丸加减。

常用药：生地黄、山茱萸、茯苓、泽泻、枸杞子、山药、何首乌、桑寄生、怀牛膝、杜仲、冬虫夏草等。

5. **阴虚阳亢型**　宜滋肾养肝降脂。天麻钩藤饮加减。

常用药：天麻、钩藤、石决明、牡蛎、杜仲、桑寄生、赤芍、川牛膝、夜交藤、炒决明子、生山楂、制何首乌等。

6. **气滞血瘀型**　宜化瘀理气降脂。血府逐瘀汤加减。

常用药：当归、桃仁、红花、丹参、柴胡、枳壳、升麻、三七、水蛭、姜黄、郁金、蒲黄、益母草、降香等。

中成药如脂必妥片、山楂精降脂片、藻酸双酯钠、月见草胶丸、绞股蓝总苷片、心可舒、山绿茶降压片、心元胶囊、全天麻胶囊、心达康片、大黄䗪虫丸、血脂康、多烯康等。

知识链接

名老中医经验

周仲瑛，南京中医药大学教授、主任医师，全国著名中医药专家。

周老认为高脂血症总属本虚标实之病，本虚为肝肾不足，标实为痰瘀阻滞，而其主次关系因人而异。治疗亦按标实本虚两大证施治，标实证即痰瘀阻络证，用降脂Ⅰ号方（法半夏、胆南星、昆布、僵蚕、瓜蒌皮、生山楂、丹参、虎杖）为基本方；本虚证即肝肾亏虚证，用降脂Ⅱ号方（制何首乌、枸杞子、制黄精、桑寄生、泽泻、金银花、决明子、荷叶）为基本方。将以上基本方做成浸膏片，每日服3次，每次6片，相当于生药每日1剂的用量，3个月为1个疗程，治疗高脂血症174例，其中Ⅰ号片组73例，Ⅱ号片组101例，两组降总胆固醇（TC）、甘油三酯（TG）有效率均在70%以上，

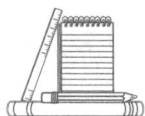

且具有升高高密度脂蛋白胆固醇（HDL-C）、降低低密度脂蛋白胆固醇（LDL-C）的作用，另外两方还有防治动脉粥样硬化的作用。周老还指出，因临证每见本虚标实错杂之候，故用药尚须按其主次比例组方，或先标后本分治。

（五）针灸

中医学认为高脂血症的主要病因是饮食不节，劳逸失调，气机失司，脏腑功能减退，其关键的病理因素为痰湿、瘀血。如巢元方《诸病源候论·诸痰候》云："诸痰者，此由血脉壅塞，饮水积聚而不消散，故成痰也。"指明痰既是病理产物，也是病理因素。因此治疗原则以"虚则补之，实则泻之"为则，以健脾化湿、化痰行气为主。

1.体针　选内关、公孙、三阴交、曲泉、丰隆、中脘等穴，针刺得气后留针 20 ～ 30 分钟，隔日 1 次，15 次为 1 个疗程。

2.耳针　取内分泌、脾、肾、肝、口、直肠下段等穴，或取敏感点，用短毫针刺或用王不留行籽压穴。

3.芒针　肩髃透曲池，梁丘透髀关，梁门透归来。常规针刺，留针 30 分钟，每日 1 次，6 次 1 个疗程。

4.梅花针　足三里、三阴交、内关、大椎、阳性反应点。中度刺激，每穴 5 ～ 10 分钟，每日 1 次，7 次后隔日 1 次，15 次为 1 个疗程，每个疗程间隔 15 天。

5.艾灸

（1）艾炷隔姜灸：主穴取阳池、三焦俞，配穴取地机、命门、三阴交、大椎。每次选主穴、配穴各一，用中号艾炷隔姜灸，每穴 5 ～ 7 壮，每日 1 次，1 个月为 1 个疗程，每个疗程间隔 3 ～ 5 天。

（2）药灸：以决明子、红花、公丁香、硫黄等药加艾绒制成药物灸条，取关元、丰隆，温和灸。每穴 15 分钟，每日 1 次，连续 35 天为 1 个疗程。其有健脾益气、祛痰化湿之效，适用于脾肾阳虚之高脂血症。

（3）清艾条温和灸：取神阙、双侧足三里，用清艾条温和灸，每穴每次 10 分钟，隔日 1 次。其能温补脾肾、活血化瘀，适用于老年人之高脂血症。

6.拔罐　主要取腹部穴位及背部膀胱经穴位，以疏经通络、行气化湿。

（六）预防与康复

预防本病的关键在于合理膳食，适当体育锻炼及体力劳动，保持心情舒畅三个方面。普及健康教育，经积极的综合治疗，本症预后良好。饮食与非药物康复后 3 ～ 6 个月复查血脂，若能达到标准即继续保持，但仍要每 6 个月至 1 年复查一次。若持续达到标准，每年复查一次。药物治疗开始后 6 周复查，若能达到标准，逐步改为每 6 ～ 12 个月复查一次。若开始药物治疗 3 ～ 6 个月复查血脂仍未达到标准则需要调整剂量或药物种类，3 ～ 6 个月后复查，达到标准后延长为每 6 ～ 12 个月复查一次，仍未达到标准再考虑调整用药或联合用药种类。在药物治疗时，必须监测不良反应，包括检查肝肾功能、血常规，必要时测定肌酶。

复习思考题：

1.高脂血症的康复治疗原则是什么？

2.高脂血症在饮食与非药物治疗康复后应（　　　）复查。

　　A.1 ～ 3 个月　　　B.2 ～ 5 个月　　　C.3 ～ 6 个月

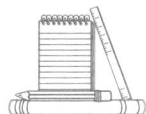

D. 4～7个月　　　E. 根据患者意愿确定

3. 患者口干腰酸，头晕耳鸣，手足心热，健忘少寐，舌质红，少苔，脉细数，属于（　　）型。

A. 痰湿阻遏型　　　B. 肝胆湿热型　　　C. 脾虚湿盛型

D. 肝肾阴虚型　　　E. 气滞血瘀型

项目六　慢性阻塞性肺疾病

一、概述

慢性阻塞性肺疾病（chronic obstructive pulmonary disease，COPD）简称慢阻肺，是一组呼吸道病症，包括具有气流阻塞特征的慢性支气管炎及合并的肺气肿。气流受限不完全可逆，呈进行性发展。传统的 COPD 包括了慢性支气管炎、阻塞性肺气肿和部分气道阻塞不可逆的支气管哮喘，是三种慢性呼吸系统疾病的综合与重叠。本病易发生于中老年人，常有吸烟，接触粉尘、有害气体史。

《慢性阻塞性肺疾病全球倡议》（GOLD），是由美国国立心肺血液研究所、美国胸科学会、欧洲呼吸病学会和世界卫生组织（WHO）共同制订，为 COPD 诊断、管理和预防提供专业临床指导建议的权威策略报告。其于 2004 年版中将 COPD 重新定义为一种可以预防、可以治疗的疾病，以不完全可逆的气流受限为特点；虽然 COPD 累及肺，但也可以引起显著的全身效应；不再强调甚至不再沿用"慢性支气管炎和阻塞性肺气肿"的病名。

知识链接

气短、气急症状分级

根据博格评分（Borg scale）改进（南京医科大学）：

1 级：无气短、气急。

2 级：稍感气短、气急。

3 级：轻度气短、气急。

4 级：明显气短、气急。

5 级：气短、气急严重，不能耐受。

二、病因病机

慢阻肺属于中医学"肺胀"范畴。

（一）病因

1. 久病肺虚　内伤久咳、久喘、久哮、肺痨等迁延失治，逐步发展所致。

2. 感受外邪　肺虚卫外不固，六淫反复乘袭，诱使本病发作，病情日益加重。

（二）病机

1. 基本病机　痰瘀阻结，气道不畅，肺气壅滞，胸膺胀满，不能敛降。

2. 病位　早期在肺，继则影响脾、肾，后期病及于心。

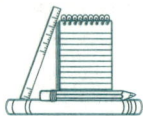

3. 病性　多属标实本虚，有偏实、偏虚之不同，且多以标实为急。

4. 转化　本病可出现痰浊寒热、本虚标实、阴阳亏虚、脏腑之间的转化。

三、辨证分型

（一）痰浊壅肺型

胸膺满闷，短气喘息，咳嗽痰多，色白黏腻或呈泡沫，畏风易汗，脘痞纳少，倦怠乏力，舌暗，苔薄腻或浊腻，脉小滑。

（二）痰热郁肺型

咳逆喘息气粗，烦躁，胸满，目胀睛突，痰黄或白，黏稠难咳，或伴身热，微恶寒，有汗不多，口渴欲饮，溲赤，便干，舌边尖红，苔黄或黄腻，脉数或滑数。

（三）痰蒙神窍型

神志恍惚，表情淡漠，谵妄，烦躁不安，撮空理线，嗜睡，甚则昏迷，或伴肢体瞤动，抽搐，咳逆喘促，咳痰不爽，苔白腻或黄腻，舌质暗红或淡紫，脉细滑数。

（四）阳虚水泛型

面浮，下肢肿，甚则一身悉肿，腹部胀满有水，脘痞，纳差，尿少，怕冷，面唇青紫，苔白滑，舌胖质暗，脉沉细。

（五）肺肾气虚型

呼吸浅短难续，声低气怯，甚则张口抬肩，倚息不能平卧，咳嗽，痰白如沫，咳吐不利，胸闷心慌，形寒汗出，或腰膝酸软，小便清长，或尿有余沥，舌淡或暗紫，脉沉细数无力，或有结代。

四、康养技术

COPD 的整体治疗不能仅限于急性发作期的成功抢救和对症治疗，而应通过循序渐进的康复治疗来减轻病痛和改善功能。治疗过程强调放松、自然，量力而行，持之以恒。

（一）呼吸训练

呼吸训练主要包括腹式呼吸法和缩唇呼吸法。

1. 腹式呼吸法　全身肌肉放松，左右手分别放于前胸和腹上区，用鼻缓慢深吸气，尽力挺腹，腹部手感向上抬起，胸部原位不动；呼气时用口呼出，同时收缩腹部，腹部手感下降，膈肌随腹腔内压力增加而上抬。呼气与吸气的时间比例在（2～3）：1，每分钟 7～8 次，练习数次后稍事休息，左右手交换位置后再进行练习。每天锻炼 2 次，每次 10～20 分钟。训练时间可由短到长，使腹式呼吸逐渐成为自然呼吸习惯。

2. 缩唇呼气法　用鼻吸气，用口呼气并将口唇缩小呈吹口哨样，将气尽量呼出，以延长呼气时间。吸气和呼气时间比为 1：2 或 1：3，尽量深吸慢呼，每天训练的时间与腹式呼吸法相同。

（二）排痰训练

排痰训练，目的是促进呼吸道分泌物的排出，降低气流阻力，减少支气管和肺的感染。

1. 体位引流　利用重力促进各个肺段内积聚分泌物的排出，不同病变部位采用不同的引流体位。每次引流一个部位，时间 5～10 分钟，如有数个部位，总时间不超过 45 分钟，以免疲劳。每天上下午各引流 1 次，痰量多者宜每天引流 3～4 次。

2. 胸部叩击、震颤　治疗者手指并拢，掌心呈杯状，运用腕动力量在引流部位胸壁上双手轮流叩击拍打 30～45 秒，患者可自由呼吸。

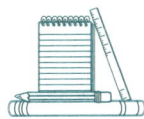

3. 咳嗽训练　咳嗽是呼吸系统的防御功能之一。第一步，先深吸气，达到必要吸气容量；第二步，吸气后短暂闭气，使气体在肺内得到最大分布；第三步，当气体分布达到最大范围后紧闭声门，以进一步增强气道中的压力；第四步，通过增加腹内压而增加肺内压，使呼气时产生高速气流；第五步，当肺泡内压力明显增高时，突然将声门打开，即可形成由肺内冲出的高速气流，促使痰液移动，随咳嗽排出体外。

（三）运动训练

运动训练，目的是改善肌肉代谢、肌力、全身运动耐力和气体代谢，提高身体免疫力。

1. 下肢训练　通常应用的有氧训练方法有快走、划船、骑车、登山等。对于有条件的患者，可以先进行活动平板或功率车运动试验。运动后不应出现明显气短、气促或剧烈咳嗽。运动训练频率为每周 2～5 次，以靶强度运动 10～45 分钟，疗程 4～10 周。为保持训练效果，应终身坚持训练。

2. 上肢训练　上肢肩带部很多肌群为辅助呼吸肌群，如胸大肌、胸小肌、背阔肌、前锯肌、斜方肌等。患者在上肢活动时产生气短、气促，表示对上肢活动不能耐受。日常生活中很多活动如做饭、洗衣、清扫等都离不开上肢活动，因此应进行上肢训练，加强患者对上肢活动的耐受性。可以进行手摇车训练及提重物训练。手摇车训练从无阻力开始，每阶段递增 5W，运动时间 20～30 分钟，速度 50 转 / 分，以运动时出现轻度气急、气促为宜。提重物训练从 0.5kg 开始，以后渐增至 2～3kg，做高于肩部的各个方向的活动，每活动 1～2 分钟，休息 2～3 分钟，每天 2 次，以出现轻微的呼吸急促及上臂疲劳为度。

3. 医疗体操　研究发现，太极拳、八段锦、五禽戏、医疗气功等对 COPD 有明确的治疗作用。医疗体操强调身心调整训练：调身——调整体态，放松自然；调息——调整呼吸，柔和匀畅，以腹式呼吸为主；调心——调整神经、精神状态，以诱导入静。

（四）理疗

1. 海水浴　海水压力、海水冲击及游泳动作可使呼吸加深，从而提高呼吸功能。条件允许的季节，可进行海水浴每日 1 次或隔日 1 次，每次不宜超过 30 分钟。

2. 日光浴　采用全身日光浴，时间不宜长，从 5～10 分钟开始。注意避免暴晒，防止发生皮肤灼伤。

（五）食疗与药膳

常用食疗与药膳方如下。

1. 四仁鸡子粥　白果仁、甜杏仁、核桃仁、花生仁各 200g，捣碎，每日取 20g，加水一小碗，煮数次沸腾，打鸡蛋 1 个，加冰糖适量，每日 1 次。

2. 燕窝炖白及　燕窝、白及各 10g，小火炖烂，每日早、晚各服 1 次。

3. 米酒老茶树根　老茶树根 50g，水煎去渣，以米酒兑入，睡前服。

4. 蜜酒蛤参散　蛤蚧 1 对，涂以蜜酒，火上烤脆，研末；人参研末。将二者混匀，每日早、晚各 1 次，每次 3g，温开水送服，有补肺温肾纳气之功。

（六）中药康养

1. 痰浊壅肺型　宜化痰降气，健脾益肺。苏子降气汤合三子养亲汤加减。常用药：紫苏子、前胡、白芥子、半夏、厚朴、陈皮、白术、茯苓、甘草等。

2. 痰热郁肺型　宜清肺化痰，降逆平喘。越婢加半夏汤或桑白皮汤加减。常用药：麻黄、黄芩、石膏、桑白皮、杏仁、半夏、紫苏子等。

3. 痰蒙神窍型　宜涤痰、开窍、息风。涤痰汤加减。常用药：半夏、茯苓、橘红、胆南星、

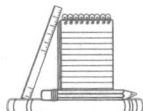

竹茹、枳实、菖蒲、远志、郁金等。可另配服至宝丹或安宫牛黄丸。

4. 阳虚水泛型　宜温肾健脾，化饮利水。真武汤合五苓散加减。常用药：附子、桂枝、茯苓、白术、猪苓、泽泻、生姜、赤芍等。

5. 肺肾气虚型　宜补肺纳肾，降气平喘。平喘固本汤合补肺汤加减。常用药：党参（人参）、黄芪、冬虫夏草、熟地黄、胡桃肉、五味子、灵磁石、沉香、紫菀、款冬花、紫苏子、法半夏、橘红、炙甘草等。

（七）针灸推拿

1. 针刺　取肺俞、脾俞、肾俞、膏肓、气海、足三里、太渊、太溪、命门等穴。每次选3～5穴，用补法，隔日1次。

2. 灸法　取大椎、风门、肺俞、膻中、肾俞、气海等穴，用麦粒灸，每穴每次灸3～5壮，10天灸1次，3次为1个疗程。一般以伏天用此法为好，目前比较流行冬病夏治。

3. 推拿　一般可用背脊拿提、束胸、摩按季肋下、揉风池、揉命门、捏合谷、揉血海等法。可自我按摩：抹胸、拍肺、捶背、摩膻中等。

知识链接

冬病夏治

　　冬病夏治，是我国传统中医药疗法中的特色疗法，它是根据《素问·四气调神大论》中"春夏养阳"、《素问·六节藏象论》中"长夏胜冬"的克制关系发展而来的中医养生治病指导思想。冬病夏治是指对于一些在冬季容易发生或加重的疾病，在夏季给予针对性的治疗，提高机体的抗病能力，从而使冬季易发生或加重的病证减轻或消失的方法，是中医学"天人合一"的整体观和"未病先防"的疾病预防观的具体运用。常用的治疗方法包括穴位敷贴、针刺、药物内服等。

（八）心理行为矫正

COPD患者常见抑郁症，心理行为干预是基本的康复治疗内容。应对患者及时有效地进行心理疏导，多与患者交流，满足患者对爱的需要，消除抑郁、孤独的心理。

（九）健康教育

1. 戒烟　各种年龄及各期的COPD患者均应戒烟，戒烟能延缓疾病的发展和恶化。

2. 预防感染　COPD患者易患感冒，继发细菌感染后加重支气管炎症。可采用防感冒按摩、冷水洗脸等方法增强体质。

3. 吸氧　绝大多数COPD患者有低氧血症，吸氧可使患者运动能力提高。夜间氧疗可防止肺动脉高压的发展，以及最终防止肺心病的发生。

复习思考题：

1. 慢阻肺主要的临床症状是（　　　）。

　　A. 咳嗽　　　　　B. 咳痰　　　　　C. 呼吸困难

　　D. 胸闷　　　　　E. 食欲减退

2. 排痰训练包括（　　　）方法。

　　A. 体位引流　　　B. 胸部叩击　　　C. 咳嗽

　　D. 震颤　　　　　E. 以上都是

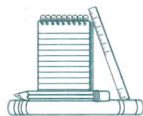

3. 如何对 COPD 患者进行呼吸训练?

项目七 骨性关节炎

一、概述

骨性关节炎(osteoarthritis，OA)指由多种因素引起的关节软骨纤维化、皲裂、溃疡、脱失而导致的最常见的慢性退行性骨关节疾病，又称增生性关节炎、退行性关节炎、老年慢性关节炎等。其病因尚不明确，可能与年龄、炎症、肥胖、创伤及遗传因素等有关。主要病理特点是关节软骨的退行性改变和继发性的骨质增生。本病多在中年以后发生，女性多于男性；60岁以上的人群中患病率可达50%，75岁以上则达80%；致残率高达53%。OA好发于负重大、活动多的关节，如颈椎、腰椎、髋、膝、踝、手等关节。疼痛是初期表现，继而出现肿胀、僵硬、摩擦音、关节活动受限等症状。

二、病因病机

骨性关节炎属于中医学"痹证"范畴。

(一)病因

1.肝肾亏损 肝藏血，血养筋，故肝之合筋也。肾藏精，精养髓，故肾之合骨也。诸筋者，束骨利关节，皆属于节。中年以后，肝肾亏损，血虚不能养筋，肾虚骨枯髓减，筋骨失养则发病。

2.外邪侵袭 风寒湿邪乘虚阻滞关节经络。

3.慢性劳损 久行伤筋，久立伤骨。肝肾因过劳而损伤则筋骨懈惰，行走不正。

(二)病机

1.基本病机 邪气壅塞，气血凝滞，脉络不通。

2.病位 在肌肉、经络、关节，与肝、脾、肾密切相关，涉及五脏。

3.病性 初病为实，根据邪气分为风、寒、湿、热痹；久痹多虚实夹杂。

4.转化 痹病日久不愈，复感于邪，由经络而及脏腑，出现脏腑痹证。

三、辨证分型

(一)风寒湿痹型

关节冷痛重着，屈伸不利，疼痛逢寒加剧，遇热则减，昼轻夜重，关节肿胀，舌淡苔白腻，脉弦紧。

(二)风湿热痹型

关节呈游走性疼痛，可涉及一个或多个关节，活动不便，局部灼热红肿，痛不可触，得冷则舒，可有皮下结节或红斑，常伴有发热、恶风、汗出、口渴、烦躁不安等全身症状。舌质红，舌苔黄或黄腻，脉滑数或浮数。

(三)痰瘀痹阻型

痹证日久，肌肉关节刺痛，固定不移，或关节肌肤紫暗、肿胀，按之较硬，肢体顽麻或重着，或关节僵硬变形，屈伸不利，有硬结、瘀斑，面色黧黑，眼睑浮肿，或胸闷痰多，舌质紫

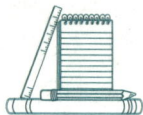

暗或有瘀斑，舌苔白腻，脉弦涩。

（四）肝肾亏虚型

痹证日久不愈，关节屈伸不利，肌肉瘦削，腰膝酸软，或畏寒肢冷，阳痿，遗精，或骨蒸劳热，心烦口干，舌质淡红，苔薄白或少津，脉沉细弱或细数。

四、康养技术

骨性关节炎的治疗目的主要是减缓关节病变的发展，减轻症状，改善或恢复关节功能，提高日常生活能力、社会参与能力，提高患者生活质量。

（一）药物治疗

药物治疗主要包括控制症状的药物、改善病情的药物、软骨保护药，可酌情选择。其中，非甾体抗炎药（NSAIDs）是最常用的一类，既有止痛作用，又有抗炎作用。中药治疗包含了内治法和外治法。

1. 内治法

（1）寒湿痹阻型：宜利湿通络，祛风散寒。乌头汤加减。

常用药：制川乌、麻黄、芍药、甘草、蜂蜜、黄芪等。

（2）风湿热痹型：宜清热通络，祛风除湿。白虎加桂枝汤合宣痹汤加减。常用药：生石膏、知母、黄柏、连翘、桂枝、防己、杏仁、薏苡仁、滑石、赤豆、蚕沙等。

（3）痰瘀痹阻型：宜化痰行瘀，蠲痹通络。双合汤加减。常用药：桃仁、红花、当归、川芎、白芍、茯苓、半夏、陈皮、白芥子、竹沥、姜汁等。

（4）肝肾亏虚型：宜培补肝肾，舒筋止痛。独活寄生汤加减。常用药：独活、防风、秦艽、细辛、肉桂、人参、茯苓、甘草、当归、地黄、芍药、杜仲、牛膝、桑寄生等。

2. 外治法 可采用中药外敷、外洗。

（二）理疗

理疗具有改善局部血液循环、消炎止痛、防治关节软骨退变及改善关节功能的作用，包括热疗、冷疗、脉冲磁疗法、超声波疗法、低能量激光疗法及经皮神经电刺激疗法等。其中，经皮神经电刺激疗法对缓解OA患者的关节疼痛有一定的效果，超声波疗法、脉冲磁疗法、低能量激光疗法对改善OA软骨组织结构、减少细胞凋亡及延缓疾病进展具有积极作用。

（三）针刺推拿

1. 针刺 早期针对疼痛肿胀有消肿止痛，促进气血流通，纠正虚损状态的作用。取穴以局部为主，结合循经取穴：上肢取合谷、鱼际、内关、外关、曲池、小海等，下肢取膝眼、梁丘、内庭、太冲、太溪、三阴交、足三里、阳陵泉等，胸腰椎取殷门、委中、承山等。以泻法为主。肝肾亏虚者，加肾俞、命门、关元等；气血不足者，加脾俞、心俞、神门等。

2. 推拿 手法应以局部揉按为主，要轻柔、沉稳，以不加重患者疼痛为度，手法宜缓慢，活动范围应逐渐增大，以免对局部造成损伤。

知识链接

1. 经皮神经电刺激疗法 该法是通过皮肤将特定的低频脉冲电流输入人体，刺激神经，以镇痛、治疗疾病的方法。

2. 低能量激光疗法 激光既具有一般光的物理特性，又具有亮度高、单色性好、定向性强、相干性好等特点。低能量激光对组织产生刺激、激活、光化作用，可改善组

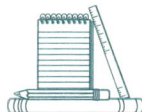

织血液循环，镇痛，加速组织修复。用低能量激光照射腧穴有刺激腧穴、经络的作用，因而有"光针"之称。

3.超声波疗法 人耳能听到的频率为 16Hz～20kHz，频率高于 20kHz 的声波超过人耳的听阈，称为超声波。传统的超声波疗法多采用 800kHz 的连续超声波，近年开展了 1～3MHz 较高频超声波、30～50kHz 较低频超声波以及脉冲超声波的应用。

4.脉冲磁疗法 用脉冲电流通入电磁铁线圈所产生的各种形状的磁场。磁场对神经的刺激反射作用于全身或一定的腧穴，可出现类似针刺样的感传效应。

（四）运动疗法

运动疗法对增强患者的肌力，保持或恢复关节活动范围，改善关节功能及预防和减轻骨质疏松具有重要作用。国际骨性关节炎研究学会（Osteoarthritis Research Society International，OARSI）基于循证医学及国际共识所制订的最新的髋与膝关节骨性关节炎治疗指南中对运动治疗的推荐强调为 96%，但是其运动量应根据病变关节的耐受度来确定。

1.柔韧性训练 对关节僵硬的 OA 患者是重要的治疗内容之一。常从患者所能耐受的关节活动范围内轻柔地开始，之后逐渐扩展至受累的关节活动范围。手法上进行缓慢、持续牵拉，每次应当至少保持拉伸 20 秒。对髋、膝关节炎患者，进行股四头肌、髋屈肌、腘绳肌训练非常重要。

2.力量训练 也是重要的治疗内容。肌肉无力被认为与骨关节炎患者的活动能力受限密切相关，特别是膝关节。对骨性关节炎患者来说，等张和闭链运动是最有益的治疗性训练方式，肌力训练应当在无痛的范围内进行，并以患者关节活动度达到最大为目标。

3.促进本体感觉反馈 提高本体感觉后，机体对关节不稳状态通过神经反射能更好地进行调节。关节外部支持的绷带、肌内效贴布的使用，能够增加关节位置感觉的本体感觉能力。也可以在两侧膝关节外加一条弹力带，以增强本体感觉。

4.有氧训练 可选择散步、游泳等。避免不良姿势，避免长时间跑、跳、蹲。

总之，运动疗法应遵循以下原则：因人而异，以主动运动为主、被动运动为辅，循序渐进，持之以恒，舒适、无痛，局部运动与全身运动相结合，避免过度运动。

（五）康复辅具

对 OA 患者来说，适当使用辅助装置或适应性工具，可保护受累关节，并节约能量。采用手杖、拐杖、助行器可减少受累关节的负重（图 17-1，图 17-2）。

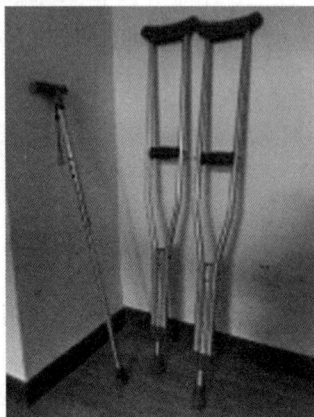

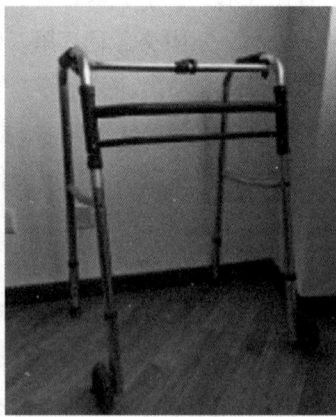

图 17-1　手杖、拐杖　　　　　　　　　　　　图 17-2　助行器

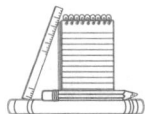

（六）手术治疗

少数患者经保守治疗无明显疗效，且存在明显的疼痛和关节功能障碍，应选择手术治疗。目前 OA 外科治疗的方法主要有游离体摘除术、关节清理术、截骨术、关节融合术、关节成形术（人工关节置换）等。

（七）康复教育

增强体质，延缓衰老。让患者了解骨性关节炎的发生发展是多因素的，除了遗传、年龄增长等因素，还与肥胖、外伤、过度使用、不良姿势等因素有关。防止过度劳累，避免超强度劳动和运动造成损伤。适当体育锻炼，增强体质，维护关节的稳定性。减轻体重，减轻关节负担。对患病的关节应当妥善防护，防止再度损伤，症状严重时应注意休息，避免负重，甚至可以适当制动，也可自我热敷和手法按摩促进气血运行，缓解症状。

复习思考题：

1. 骨性关节炎的治疗目的是什么？
2. 骨性关节炎应做哪些运动疗法？

项目八　亚健康状态

一、概述

亚健康状态是指机体正气不足或邪气侵犯时机体已具备发生疾病的一些病理条件或过程，也可能已有一些或部分病症存在，但是未具备疾病（现代医学的疾病）的诊断标准，处于健康和疾病之间的一种状态。亚健康状态属于中医学"未病"范畴。

由于亚健康状态界于健康与疾病之间，故又有"次健康""第三状态""中间状态""游移状态""灰色状态"等诸多称谓。世界卫生组织（WHO）将机体无器质性病变，但是有一些功能改变的状态称为"第三状态"，我国称之为"亚健康状态"。处于亚健康状态的人，虽然没有明确的疾病，但却出现精神活力和适应能力的下降，如果这种状态不能得到及时的纠正，非常容易引起身心疾病。据 2023 年《中国人健康大数据》调查显示，我国亚健康人群比例已高达 70%。

二、病因病机

亚健康状态的主要病因病机是饮食不节、起居无常、情志不遂、劳逸无度、年老体衰等导致脏腑、气血、阴阳失调，或内生五邪，或耗伤正气。中医学对疾病病因病机的认识同样揭示了亚健康状态发生的机制。如《素问·举痛论》云："怒则气上，喜则气缓，悲则气消，恐则气下……惊则气乱，劳则气耗，思则气结。"《脾胃论》云："饮食不节则胃病，胃病则气短精神少……而诸病之所由生也。"说明情志失调、饮食劳逸失度皆可直接损伤机体，影响功能。《灵枢·本神》曰："心气虚则悲，实则笑不休。"《素问·调经论》云："血有余则怒，不足则恐。"可见脏腑阴阳气血的偏盛偏衰可导致人体更易感受外邪及使心理承受能力、调节能力降低。这些论述与现代医学对导致亚健康状态原因的认识基本一致。导致亚健康状态的原因有多方面：①社会使人们更多地面临激烈竞争、生活紧张、工作单调、经济状况低下、家庭婚姻不稳定、人际关系复杂、各种利益冲突等困境，不良情绪长期刺激，如紧张、压力、恼怒、忧思、惊恐

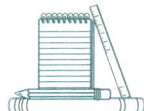

等情志因素可直接造成肝失疏泄、脾失健运等脏腑功能失调。②在市场经济作用下或对生活的不满足感，逼迫人们长期超负荷地工作学习，常使体力透支，耗伤气血。③因温饱问题的解决而特别嗜食高热量、高脂肪食物，或偏食鱼虾等酸性食物，或不吃早餐，或酗酒等，均可直接伤及脾胃，造成脾胃运化功能失常，以致糟粕浊邪内停，清阳不升，浊阴不降。④不能合理安排生活，生活规律的紊乱、生活质量的低劣、生活空间的污染、强化噪声的刺激、缺乏体力活动等都可潜移默化地伤害人体，造成阴阳失调，耗伤正气。因此亚健康状态的形成与多种因素的综合作用有关。

三、辨证分型

根据 2006 年中华中医药学会发布的《亚健康中医临床指南》，亚健康的中医常见证候有肝气郁结型、肝郁化火型、痰热内扰型、心脾两虚型、肝肾阴虚型、肺脾气虚型、肝郁脾虚型、脾虚湿阻型，共八型。

1.肝气郁结型　症见胸胁满闷，喜太息，周身窜痛不适，时发时止，情绪低落，急躁易怒，咽喉部异物感，月经不调，经痛，舌苔薄白，脉弦。

2.肝郁化火型　症见头胀头痛，眩晕耳鸣，胸胁胀满，口苦咽干，失眠多梦，急躁易怒，舌红苔黄，脉弦数。

3.痰热内扰型　症见心悸心烦，焦虑不安，失眠多梦，舌红苔黄腻，脉滑数。

4.心脾两虚型　症见心悸胸闷，气短乏力，自汗，头晕头昏，失眠多梦，食欲不振，脘腹胀满，便溏，舌淡苔白，脉细或弱。

5.肝肾阴虚型　症见腰膝酸软，疲乏无力，眩晕耳鸣，失眠多梦，烘热汗出，潮热盗汗，月经不调，遗精早泄，舌红少苔，或有裂纹，脉细数。

6.肺脾气虚型　症见胸闷气短，疲乏无力，自汗畏风，易于感冒，食欲不振，腹胀便溏，舌淡苔白，脉细或弱。

7.肝郁脾虚型　症见胸胁满闷，喜太息，周身窜痛不适，时发时止，情绪低落，急躁易怒，咽喉部异物感，周身倦怠，神疲乏力，食欲不振，脘腹胀满，便溏不爽，或大便秘结，舌淡红或暗，苔白或腻，脉弦细或弦缓。

8.脾虚湿阻型　症见神疲乏力，四肢困重，困倦多寐，食欲不振，腹胀便溏，面色萎黄或㿠白，舌淡，苔白腻，脉沉细或缓。

四、康养机制

亚健康状态是由于人体阴阳失衡，脏腑功能降低，虽然产生某些症状，但还未表现为疾病。因此，我们可以充分发挥中医调养的优势，在阴阳表里寒热虚实八纲辨证的指导下，综合采用中药、针刺、推拿、刮痧、拔罐、艾灸、运动、食疗等方式纠正偏颇的阴阳，从而使脏腑功能恢复，气血和调，身体恢复健康。

五、康养技术

（一）传统功法

中医传统养生功法的调身可以改善亚健康状态的身体症状。同时，中医传统养生功法的调息和调心对亚健康状态的心理症状还可以起到很好的调节作用，尤其对郁闷、烦躁等不良心理情绪有很好的效果。平日可跟随音乐练习五禽戏、易筋经、八段锦，每套功法之间休息 2 分钟，

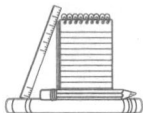

锻炼时间在 40 分钟左右。

（二）饮食药膳康养

1. 肝气郁结型

康养原则：疏肝理气，解郁散结。

康养方式：多吃小麦、黄花菜、茼蒿、葱、蒜、海带、海藻、萝卜、金橘、山药、山楂、玫瑰花等具有行气、解郁、消食、醒神作用的食物。睡前避免饮茶、咖啡等提神醒脑之品。

药膳指导：橘皮粥。制作方法：橘皮 50g，研细末备用。粳米 100g，淘洗干净，放入锅内，加清水，煮至粥将成时加入橘皮，再煮 10 分钟即成。本品理气运脾，用于脘腹胀满，不思饮食。

2. 肝郁化火型

康养原则：疏肝解郁，清泻肝火。

康养方式：饮食清淡，多吃甘寒、甘平的食物如绿豆、空心菜、苋菜、芹菜、黄瓜、冬瓜、藕、西瓜、海产品、香蕉、葡萄柚、菠菜、樱桃、大蒜、南瓜、低脂牛奶等。少食辛温助热的食物。应戒除烟酒。

药膳指导：菊花粥。制作方法：菊花 50g，糯米 100g，白糖、清水各适量。将菊花洗净，置入砂锅中，注入清水，将菊花煎汤。淘净糯米，加入菊花汤中，旺火烧滚，煮熟后加入适量白糖调匀即可食用。春季养肝喝菊花粥，不仅可以防治肝热头痛、肝火目赤、眩晕耳鸣，而且久服还有使人肢体轻松、耳聪目明的效果。

3. 痰热内扰型

康养原则：清热化痰，安神定志。

康养方式：饮食清淡，少食肥肉及甜、辛辣、油腻的食物，多吃甘寒、甘平的食物，如白菜、芦笋、山药、芹菜、豆腐、莲藕、西瓜、苹果、梨、绿豆等。少食辛温助热的食物。应戒除烟酒。

药膳指导：山药冬瓜汤。制作方法：山药 50g，冬瓜 150g，置锅中慢火煲 30 分钟，调味后即可饮用。本品可健脾，益气，利湿。

4. 心脾两虚型

康养原则：补益心脾，养血安神。

康养方式：多食用具有益气健脾作用的食物，如黄豆、白扁豆、鸡肉、香菇、莲子、大枣、龙眼、蜂蜜等。少食具有耗气作用的食物，如空心菜、生萝卜等。

药膳指导：莲子茯苓糕。制作方法：莲子肉、茯苓、麦冬各等份，研成细末，加入适量白糖、桂花拌匀，用水和成面蒸成糕。本品有宁心健脾之功。

5. 肝肾阴虚型

康养原则：滋补肝肾。

康养方式：多吃甘凉滋润的食物，如猪瘦肉、鸭肉、海参、牛奶、猪皮、绿豆、冬瓜、芝麻、百合、豆腐、甘蔗、银耳等。这些食物性味多甘寒性凉，皆有滋补机体阴精的功效。少食羊肉、狗肉、韭菜、辣椒、葱、蒜等性温燥烈的食物。阴虚当补阴，常用的补阴药有麦冬、天冬、石斛、沙参、玉竹、黄精、枸杞子、女贞子、墨旱莲、玄参等，可根据身体具体情况选用。

药膳指导：莲子百合煲瘦肉。制作方法：用莲子 20g，百合 20g，猪瘦肉 100g，加水适量同煲，肉熟烂后用盐调味食用，每日 1 次。本品有清心润肺、益气安神之功效，适用于阴虚之干咳、失眠、心烦、心悸等。

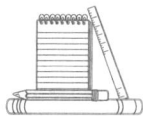

6. 肺脾气虚型

康养原则：益肺固表，健脾益气。

康养方式：饮食宜清淡、均衡，粗细搭配适当，荤素配伍合理。多食用具有益气健脾作用的食物，如黄豆、白扁豆、鸡肉、香菇、大枣、龙眼、蜂蜜等。少食具有耗气作用的食物，如空心菜、生萝卜、荞麦（含致敏物质荞麦荧光素）、蚕豆、牛肉、鹅肉、鲤鱼、虾、蟹、茄子、酒、辣椒、浓茶、咖啡等。

药膳指导：黄芪童子鸡。制作方法：取童子鸡1只洗净，放入锅中；用纱布袋包好生黄芪9g，取一根细线，一端扎紧纱布袋口，置于锅内，另一端则绑在锅柄上；再在锅中加姜、葱及适量水煮汤，待童子鸡煮熟后，拿出黄芪包，加入盐、黄酒调味，即可食用。本品可益气补虚。

7. 肝郁脾虚型

康养原则：疏肝解郁，健脾益气。

康养方式：食宜黄豆、白扁豆、鸡肉、香菇、大枣、龙眼、山药、莲子、苹果、小麦、黄花菜、茼蒿、海带、海藻、萝卜、金橘、山楂、玫瑰花等具有行气、解郁、健脾、消食、醒神作用的食物。睡前避免饮茶、咖啡等提神醒脑之品。应禁酒，忌辛辣、油腻及寒凉食物，如辣椒、动物内脏、肥肉、海鲜、冷饮、西瓜、冬瓜、梨等。

药膳指导：香附茯苓山药鸡。制作方法：香附、茯苓各10g，山药30g，鸡1只。鸡去内脏，把香附、山药、茯苓放入鸡腹中，隔水蒸熟，去药渣，适量食用。香附疏肝理气，茯苓健脾利湿，山药健脾益肾，鸡肉健脾益气，合为疏肝解郁、健脾理气之用。

8. 脾虚湿阻型

康养原则：健脾益气，化湿利浊。

康养方式：饮食宜清淡，多食具有益气健脾、化湿祛痰作用的食物，如黄豆、白扁豆、鸡肉、香菇、龙眼、枇杷、白果、薏苡仁等。少吃肥肉、甜食及油腻、酸涩、过咸之品，戒酒，且最忌暴饮暴食和进食速度过快。

药膳指导：黄芪童子鸡。制作方法：同前。

（三）情志康养

中医学认为，引起亚健康的原因有情志失调、劳倦过度、饮食不节、起居失常，其中情志失调是导致亚健康的主要原因。情志即情感和意志，包括喜、怒、忧、思、悲、恐、惊等心理反应和积极、进取、消极、坚韧、脆弱等心理状态。情志是人体对外界刺激的正常心理反应，一般情况下，外界刺激不会引起亚健康的发生。但如果刺激过度或过久，超过了正常的适应能力，就会引起亚健康状态的出现乃至造成疾病。调节情志是促使亚健康状态向健康状态转化的重要方法。首先，要加强心理训练和自我修养，提高自我调控能力；其次，要学会移情宣泄，实现心理平衡；另外，当个人遇到严重心理障碍时，可寻求适当的心理治疗。

（四）针灸康养

1. 针刺

主穴：百会、足三里、三阴交、关元。

配穴：头晕目眩，神疲乏力，多梦易醒，可配四神聪、安眠、风池；饮食不节，腹痛腹泻，大便秘结，反酸嗳气，可配中脘、天枢、上巨虚；心神不安，心慌心悸，可配膻中、内关；烦躁易怒，善太息，口干口苦，可配太冲、阳陵泉；腰膝酸软，夜尿多，阳痿早泄，可配气海、命门、腰阳关。

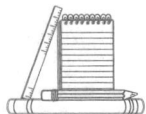

2. 热敏灸

选穴：双侧天枢、双侧足三里、双侧涌泉、关元，共计7穴。

操作：患者取仰卧位，医者手持点燃的艾条，在距离施灸腧穴部位的皮肤表面2～3cm处先行回旋灸30秒温热局部气血，继以雀啄灸30秒加强敏化，循经往返灸30秒激发经气，后再施以温和灸发动感传，开通经络。当腧穴部位出现透热、扩热、传热、局部不热（或微热）远部热、表面不热（或微热）深部热或其他非热感等（如酸、胀、压、重等）感传时，此即所谓的热敏化。每穴灸至热敏灸感消失，5天为1个疗程，连续灸4个疗程。

（五）推拿康养

1. 头面颈项部推拿

（1）摩面：搓擦手掌至热后，用双手掌摩拭面部，以面部觉热为度。

（2）按揉水沟：以食指或中指按揉鼻下水沟穴，以酸胀为度。

（3）擦鼻：以两手中指指面或手掌小鱼际侧在鼻梁两侧摩擦，以局部发热为度。

（4）抹前额：以两手拇指分别从额中抹向两旁之太阳穴，约30次。

（5）夹耳拭擦：用双手食、中二指夹持两耳，做上下搓摩拭擦。

（6）鸣击天鼓：用两掌心分别紧按左右耳门，双手中指叩击脑后枕部。

（7）梳头：两手十指微屈，以十指端自前额向脑后梳至后发际。

（8）击头：双手十指分开，以指端叩击头部，动作连续不断。

（9）按揉风池：用双手中指端分别按揉左右风池穴。

（10）摩颈项：用双手掌摩擦颈项部，左右交替，擦至颈项发热为度。

2. 胸腹部推拿

（1）擦胸：双手摩擦至热后，以右手擦左胸部，左手擦右胸部。

（2）摩腹：以手掌按顺时针方向摩腹部，或左右双掌叠加，同时在腹部做顺时针或逆时针方向摩动，约5分钟。

（3）揉胃脘：用手掌大鱼际部或近掌根处按揉胃脘处。

（4）摩脐：用单手掌或双掌叠加于脐部摩动，5～10分钟。

（5）揉天枢：用双手大鱼际部或近掌根处分别按揉脐旁2寸的天枢穴，约5分钟。

（6）摩丹田：用手掌摩脐下小腹部。

3. 肩腰背部推拿

（1）捶腰背：双手握拳，用拳之虎口捶击腰背部，上下捶击5遍。

（2）摩脊旁：双手握拳，用拳之虎口沿脊柱旁上下摩擦至局部发热，约30次。

（3）揉腰眼：手握拳，反至背后，用大拇指掌指关节突起处按揉第3腰椎旁开3～4寸之软肉处。

（4）摩精门：以双手掌置腰部两旁之软肉处，按之摩之。

（5）擦腰骶：用双手小鱼际上下摩擦腰骶部。

4. 上肢部推拿

（1）捏上肢：用五指与其余四指对称用力拿捏上肢肌肉，从上至下捏拿数遍。

（2）按揉肩周：用拇指或掌根按揉肩关节周围，反复多次，局部酸胀为度。

（3）击上肢：手握拳，用拳之尺侧捶击上肢，要自上而下依次击打。

（4）摇腕：双手食指交叉而握旋转摇动腕关节，双手同时摇动，约15遍。

（5）洗手：两手相互摩擦，使手掌、手背、手指搓摩至发热。

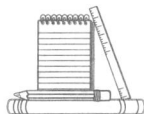

（6）摩上肢：用手掌摩擦上肢，以上肢发热为度。

5. 下肢部推拿

（1）摩下肢：以手掌沿下肢摩擦之。

（2）击打下肢：用双手掌根部叩击下肢两侧。

（3）按膝：双下肢伸直，用双手置于膝上按揉膝盖，并以拇指用力按揉膝关节周围。

（4）按揉足三里：坐而屈膝，双手置于膝下腿后，用拇指端按揉外膝眼下 3 寸的足三里，使之有酸胀感，约 30 次。

（5）按三阴交：一足搁于另一侧大腿上，用拇指按揉内踝上 3 寸胫骨内侧面后缘之三阴交穴。两侧交替进行。

（6）擦涌泉：姿势同上，用手掌近小鱼际侧擦足掌心前 1/3 与后 2/3 交界处之涌泉穴。

六、康养注意事项

1. 亚健康虽然还不是疾病，但已出现症状，应引起重视，要有"治未病"的康养思维。

2. 亚健康多为没有养成良好的生活方式与饮食习惯，不爱运动，喜欢熬夜，没有正确对待各种压力，因此医者在与患者沟通时要讲清楚亚健康发生的原因，让患者主动配合并做出生活方式的改变，否则保健调养的速度永远都赶不上劳损的速度。

复习思考题：

1. 如何进行亚健康状态的热敏灸养生康复技术？

2. 解决亚健康状态的康养机制是什么？

项目九　产后康复技术

【盆底康复】

一、概述

盆底范围虽不大，却承载着女性少腹部复杂的生理功能，盆底功能会直接影响女性排便次数、排便感受，严重会导致漏尿、漏便情况，出现排尿疼痛，引起少腹部、腰骶部持续疼痛，以及性交疼痛等。盆底功能需要被呵护，盆底健康需要被重视。

知识链接

据国际妇女健康联盟（IWHC）的一项调查表明，不管是否已经生育，25 岁以上的女性中每 5 个人就有 1 个人受尿失禁的困扰。其中，只有半数向医生询问过这个问题。尚未生育的女性也并未免受盆底问题的困扰。

二、盆底的组成

盆底包含器官、骨骼和肌肉。

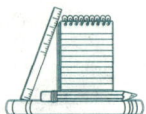

（一）器官

盆底器官主要有膀胱、大肠、小肠、生殖器等。

（二）骨骼

骨盆由左、右的髋骨，骶骨、尾骨以及相互间的骨连接组成。骨盆承载着人体内部器官，并负荷着整个身体向下的压力，这就需要骨盆具备有力量的肌肉才能更好地完成承载工作。

（三）肌肉

盆底肌主要包括盆底浅层肌肉和盆底深层肌肉。盆底浅层肌肉主要包括泌尿生殖膈、肛门括约肌、会阴深层浅肌、球海绵肌、坐骨海绵肌、筋膜层，其中最重要的肛门括约肌在维持骨盆形态中发挥了重要作用。

盆底深层肌肉包括肛提肌、耻骨直肠肌、耻尾肌、髂尾肌等，其中肛提肌是深层肌肉的主要结构，参与排尿、排便和维持阴道的紧缩度。这些肌肉共同维持骨盆的张力，保护结缔组织免受过度负荷。

三、盆底的功能

盆底肌在全身的肌肉中是比较特别的，具有承托、闭合、收缩、让出等多方面的功能。

（一）承托

盆底肌的作用好比安全带，能确保将腹腔脏器固定在原本的位置上，也因此具有控制力，即能够控制尿液、粪便和气体的能力。

（二）闭合

咳嗽、打喷嚏或大笑时，腹压上升，盆底肌会缓冲和吸收压力。

（三）收缩

受到性刺激时，盆底会让阴茎进入，阴道口可以自如地缩紧（活跃柔软的肌肉会使阴茎更加兴奋）。

（四）让出

在恰当的时候，盆底会自然打开进行排尿或排便。分娩时，盆底还会扩展延伸。

四、盆底功能自我检测

（一）日常生活中的自我感觉

1. 是否有时候会不自主地排尿、排气或者排便？

2. 如果有第一问所述情况，是什么情况下发生的？

3. 你有起夜上厕所的情况吗？如果有，频率多高？

4. 你是否有时会经历突然的尿急并马上开始不受控制地漏尿？

5. 你是否会预防性地上厕所？

6. 你是否特别注意不要多喝水？

7. 你的盆底是否会感到向下的压力？

8. 你有时是否感到缺乏身体核心的稳定性？

9. 你的盆底处是否感到过疼痛？

10. 你的背部是否感到过疼痛？

如果你有以上情况，说明应该重视盆底健康，进行盆底康复练习。

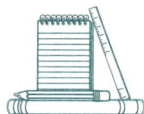

（二）盆底肌检查

到具有正规医疗资质的医院或机构，请专业人员检查。一般包括盆底肌肉功能检查和盆底超声检查。

五、盆底康复训练方法

（一）盆底桥式练习

仰卧位，双脚回收，小腿与地面垂直，双膝打开与骨盆同宽，双臂向下伸展，放松地放在体侧。呼吸均匀，呼气时，将会阴向内收缩，吸气时，再解除收缩。以上练习重复几次。在下一次呼气和收缩时，将第5腰椎向上"卷"起，并在这个位置上保持一段时间，下次或下下次呼气时，再一节节落回。如此反复练习。

训练量：保持盆底收缩，直到无法继续平稳地呼吸。

（二）"散步"练习

将双脚放在墙上，使髋部与双膝均呈直角。骨盆靠在一个紧实的练习垫上。

开始平缓地呼气时，缩紧阴道，同时将骨盆进一步向上抬高，接着落下、放松，然后试着逐次抬高骨盆。亦可以保持抬高的姿势，但在这期间可以放松盆底。盆底抬起的高度，以胸椎和颈舒适为准。最后轻轻将一侧脚跟压向墙壁，慢慢激活该侧盆底，接着换另一侧，以能够接受的程度，让盆底或快或慢地"散步"。

（三）气球练习

轻轻地向气球里吹气，直到它稍微鼓起。同时，盆底以同样的强度向上、向内收缩，然后再松开。重复这样的吹气动作，直到盆底自然而然地形成反作用力。

（四）凯格尔练习

仰卧屈膝，找到盆底肌，迅速收缩、放松盆底肌肉，每次持续10秒，连续做3组，每组间隔10秒。最后，紧缩盆底肌肉，维持30秒，做3组，每组间隔30秒。这一套练习应坚持1周甚至更长，每天练习。

六、产后女性日常养护

（一）科学的营养方案

均衡的膳食可以使我们拥有健康的肠道，同时避免便秘和腹泻。多吃粗粮，少吃肉类，降低脂肪的摄入量，少添加糖和盐，细嚼慢咽。

（二）正确的如厕动作

挺直的坐姿是最好的排尿姿势。排尿时不需要用力，在正常状态下让尿液自然流出。

（三）正确的坐姿与站姿

1. 坐姿　双脚与骨盆同宽，双膝和髋部成直角屈曲，骨盆置于中间，即在双侧坐骨力线交叉的最高点处（位置介于腰椎和骨盆之间），使两侧坐骨受力均匀，脊柱和头部向上拉长延伸，椎骨像堆积木一样逐个拔高。

2. 站姿　双脚均匀受力，双膝无挤压感，骨盆居中，腹部拉伸，肩膀放松，颈部没有皱褶。

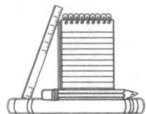

【产后腰痛】

一、概述

目前，现代医学尚未对产后腰痛进行系统的定义及明确的诊断。我们这里认为，产后腰痛是指女性分娩后，两侧肋缘以下、臀横纹以上及两侧腋中线之间的腰背部疼痛，合并或不合并下肢痛，腰骶部酸痛乏力，腰部活动受限，椎旁以及骶髂关节处压痛、叩击痛，少数会伴有肢体麻木、双膝酸软、足跟疼痛等症状。

二、病因病机

中医学认为，产后腰痛属于"产后痹"范畴，是指产褥期内排除特异性感染、急性创伤、肿瘤等原因后，出现腰臀部疼痛与不适，伴或不伴下肢疼痛的疾病。

《诸病源候论》曰："产则劳伤，肾气损动，胞络虚，未平复，而风冷客之，冷气乘腰者，则令腰痛也。"产后气血大伤，百脉空虚兼肝肾受损是产后腰痛发生的重要因素，风、寒、湿、热等外邪乘虚而入为其外因，只是有多少不同而已。

外邪是发病的重要助推因素，风寒湿之邪趁虚而入，经脉痹阻，"不通则痛"，或经脉失养，"不荣则痛"。从气血方面分析，素体气虚不足，或分娩时气血耗伤过度，或产后失血过多等，导致阴血不足，腰臀筋脉营养不及，故而酸楚麻木疼痛。产后瘀血，恶露去少，余血久而不尽也是产妇的常见征象，瘀血滞留关节经络，故气血运行受阻而致腰部疼痛。产后气血虚弱，卫表不固，哺乳劳顿，起居失于规律，风寒湿外邪侵入人体，客于腰膝、经络等，气血凝滞而痛。同时，生产时耗动肾气，肾气为诸气之本，加之精血亏虚，胞脉失养，则腰部不荣而痛。

现代医学认为，妊娠期间激素水平发生变化，骨盆周围的韧带松弛，骶髂关节功能紊乱；腹壁肌肉功能低下所致的脊柱背伸肌牵拉，引起脊柱前凸，腰椎生理弧度改变；剖宫产麻醉可能并发腰背痛；哺乳姿势不恰当，产后感染风寒，久坐、久站等因素均可导致产后腰痛的发生。

三、辨证分型

产后腰痛的主要证型为气虚血瘀，表现为腰部一侧或两侧疼痛剧烈，多为刺痛，痛有定处，活动受限，下肢疼痛无力，足膝无力，神疲乏力，舌质暗淡或有瘀斑，脉涩或沉迟无力。

四、康养技术

因产后需哺乳，宜首先采用非药物治疗为主，如针刺、推拿、艾灸、核心肌群训练等，必要时再配合中药内服外用。

（一）针刺

1. 取穴　肾俞、大肠俞、腰阳关、次髎、阿是穴、委中、承山等。

2. 针刺操作　患者取俯卧位，穴位局部皮肤常规消毒后，选用无菌毫针，垂直皮肤快速进针，得气后留针 30 分钟。

（二）推拿

1. 手法　滚法、掌根按揉法、拇指弹拨法、点法、擦法、扳法。

2. 部位及取穴　腰臀部及肾俞、大肠俞、次髎、环跳、承山、委中等。

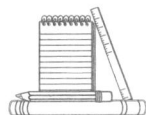

3. 操作步骤

（1）患者取俯卧位，施术者立于患侧，采用擦法、掌根按揉法、拇指弹拨法在两侧膀胱经及腰骶部施术，以有温热感为度，使局部肌肉得以充分放松；在脊柱两侧仔细寻找压痛点并施力按压，力量以患者能忍受、不感到太痛苦为宜，按压 10～20 次即可。

（2）用拇指点按环跳、承山、委中、肾俞、大肠俞等穴，时间约 5 分钟，以局部酸胀为度。

（3）做腰部后伸、斜扳法及屈膝屈髋摇腰法，以小鱼际擦法直擦腰部、横擦腰骶部为收式。

（三）艾灸

艾灸肾俞、大肠俞、次髎、腰阳关、腰部夹脊、关元、气海等，每次约 30 分钟，每天或隔天 1 次。

（四）核心肌群训练

1. 腹式呼吸训练　患者取仰卧位，双腿自然弯曲，一只手放于胸部，另一只手放于腹部肚脐处；鼻子吸气，缩唇呼气，吸气时使肚子向上鼓起，到最大限度时保持 3～5 秒，呼气时肚子下沉。循序渐进，在腹部放置 1kg 的沙袋进行抗组训练，共训练 10 分钟，激活膈肌。

2. 四点支撑训练

（1）手膝四点支撑：患者双手及双膝四点支撑，做腹式呼吸，动作保持 15 秒，共 3 组。

（2）四点支撑伸膝伸髋：患者双手及双膝四点支撑，一侧伸膝、伸髋、踝背屈曲配合吸气，脚不高于臀部，再屈膝、屈髋配合呼气，5 次 / 组，根据动作完成质量，每周增加一次重复次数，共 3 组。

（3）四点支撑对侧交替抬起：患者四点支撑伸膝、伸髋加入对侧上肢抬起，5 次 / 组，根据动作完成质量，每周增加一次重复次数，共 3 组。

3. 臀桥训练

（1）臀桥训练：患者取仰卧位，双手放于身体两侧，双腿屈曲与髋同宽，脚跟踩地，腰部发力，将臀部抬起至大腿与身体呈一条直线，在最高点保持 3～5 秒，臀部抬起时吸气，下落时呼气，5 次 / 组，根据动作完成质量，每周增加一次重复次数，共 3 组。

（2）臀桥交替跨步：在臀桥的基础上交替抬起、放下一只脚，5 次 / 组，根据动作完成质量，每周增加一次重复次数，共 3 组。训练动作依次进阶。

4. 飞燕训练　患者取俯卧位，双臂向下肢方向伸展，腰背部发力，双肩向后夹紧抬起，下肢伸直抬高，膝盖离地，头颈保持自然姿态，不要仰头，抬起时吸气，下落时呼气，在最高点保持 3～5 秒，5 次 / 组，根据动作完成质量，每周增加一次重复次数，共 3 组。

5. 平板支撑训练　患者取俯卧位，屈肘 90°，上臂与地面垂直，支撑点在脚尖和前臂，两脚尖的距离与肩同宽，将腹部抬离地面，保持躯干和臀部呈一条直线，双腿内侧肌群夹紧，腰腹部紧张，保持 30 秒，3 次 / 组，共 3 次。

6. 注意事项

（1）首次进行训练要注意训练量的控制，循序渐进。训练过程中有疲劳、酸胀感是正常现象，但避免引起刺痛、撕裂样痛等较剧烈的疼痛。

（2）训练强度变化基本原则为由稳定到非稳定，由静态到动态，由徒手到负重。

（3）当轻松完成项目所对应组数时可增加强度。

（4）腹式呼吸训练前排空膀胱。

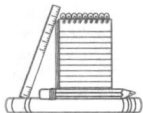

五、预防调护

1.发生腰痛后，应适当休息，积极治疗，减少腰部活动，避免弯腰、扭腰等动作，还应保护腰部，使用腰托。

2.避免坐卧湿地、夏季贪凉喜水，注意腰部防寒保暖。

3.平时注意加强腰背部肌肉功能的锻炼。

4.做到起居有常，注意坐、卧姿态，避免久坐久站，防止劳累过度、强力负重等。

【产后腹直肌分离】

一、概述

腹直肌分离是指两侧腹直肌内侧缘分开，之间的距离不断扩大。对于腹直肌分离目前没有统一的定义，普遍认为两侧腹直肌内侧缘间的垂直距离超过2cm就是腹直肌分离。

据研究数据统计，腹直肌分离的发生率大于60%；产后6～8周的女性，顺产者腹直肌分离的发生率为60.3%，剖宫产者腹直肌分离的发生率为70.8%，2次及以上剖宫产者腹直肌分离的发生率更高，为90.8%。

二、发生原因及相关知识

腹直肌分离在日常生活中比较常见，特别是产后的女性，由于妊娠期间子宫逐渐增大导致腹腔压力增加，加之在激素的作用下，下腹部肌肉筋膜等结构逐渐松弛，腹直肌分离更加常见。

腹壁肌肉分为3层，共4对，左右各一，分别是最深层的腹横肌，中间层的腹直肌和腹内斜肌，还有最外层的腹外斜肌。腹直肌（图17-3）是腹前壁的一对肌肉，呈束状，起于胸骨剑突和第5～7肋软骨前面，止于耻骨联合，左右腹直肌紧贴在一起。腹直肌具有保护腹腔内脏，参与呼吸与躯体运动，维持体态、躯干与骨盆的稳定、腹腔内压稳定等作用。

由于腹直肌具有维持腹腔内压稳定的作用，因此当两侧腹直肌分离（图17-4）时，腹壁张力下降，会出现身体屈曲无力、腹部不适、腰背部疼痛、脏器脱垂移位等一系列生理功能异常，也会引起体形的改变，如大肚腩。

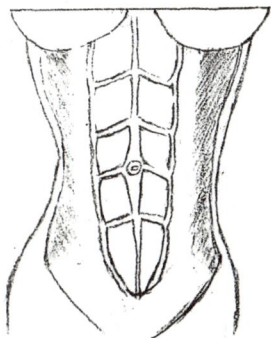

图17-3　正常的腹直肌　　　　　　图17-4　分离的腹直肌

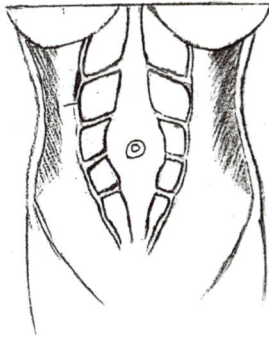

三、检查及诊断

临床检查：患者取仰卧位，双下肢屈曲，手臂放在身体两侧，医生将食指和中指垂直探入

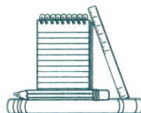

腹部，嘱患者头部及肩部稍稍抬起，检查两侧腹直肌之间的距离，包括脐周、脐下和脐上3个部位。两侧腹直肌之间的距离≥2cm就可以诊断：2～3cm为轻度，3～4cm为中度，>4cm为重度。

有研究认为超声检查更加准确，但是目前没有统一的诊断标准。有学者提出将超声检查作为诊断的金标准。超声检查方法：患者取仰卧位，在呼气末时测量脐中心、脐上2cm、脐下2cm腹白线处腹直肌之间的横向距离。

四、修复康养技术

部分女性的腹直肌分离可以自然消退，如果持续存在可以进行积极干预。

（一）电刺激治疗

1. 治疗的作用　电刺激治疗可以提高腹部肌肉的兴奋性，通过持续的被动收缩，唤醒因分娩而受损的腹部肌肉，达到改善腹直肌分离的目的。

2. 治疗的时间及强度　从产后42天开始，3次/周，30分钟/次，10次为1个疗程。刺激强度为患者感受到舒适的轻微收缩感，肌肉出现轻微的震颤。

（二）推拿

1. 推拿的作用　推拿可以促进腹部血液流动，为肌肉提供更多的营养，改善神经传导，促进新陈代谢和组织修复，还可以放松紧张的腹直肌，减少肌肉痉挛和疼痛。推拿手法可以帮助分离的腹直肌逐渐恢复到正常位置，提高腹部肌肉的力量和耐力，提高核心稳定性。

2. 操作流程　双手腹部涂抹按摩油→揉腹肌→提拉带脉→推腹直肌→拨腹直肌→揉法放松→点中脘、天枢、气海、关元等腧穴→揉法放松→拿捏、对挤腹直肌→振腹法→叩拍结束。每次20分钟左右，每周2次，10次为1个疗程。手法力度以患者能接受为度。

（三）针刺

1. 取穴　以局部取穴为主。脐上部分：中脘、梁门、关门。脐中部分：滑肉门、天枢。脐下部分：气海、关元、大巨、水道、归来。辨证加减：气血不足加足三里、脾俞、胃俞，肝气郁结加内关、太冲，痰浊阻滞加丰隆。

2. 操作　患者取俯卧位，穴位局部皮肤常规消毒后，选用无菌针灸针，垂直皮肤快速进针，得气后留针30分钟。每周2次，10次为1个疗程。

（四）自我训练技术

1. 腹式呼吸　用鼻子吸气，用嘴呼气。吸气时最大限度地向外鼓肚子，胸部保持不动，维持3～5秒；呼气时，腹部慢慢回落归位，胸部保持不动。细心体会腹部的一起一落，建议每天做5～10分钟，每分钟6～8次，以患者不感觉到疲倦为宜。

2. 抬头训练　屈膝仰卧，双手交叉横跨中线，吐气时将头抬离地面，同时双手温和地将腹直肌推往中线，然后缓慢地降低头部并放松。

3. 臀桥练习　仰卧，双腿弯曲，双手平放在身体两侧。将臀部抬至空中，使膝盖、上身、头部呈一条直线，保持几秒钟后慢慢回落。

五、注意事项

1. 有腹直肌分离者不可进行任何腹部肌肉的锻炼，如仰卧起坐、卷腹等，不可搬抬重物，以免造成腹直肌进一步分离。

2. 顺产者，当产后恶露排干净，无子宫脱垂现象，盆腔、腹腔无积液炎症时就可以进行腹直

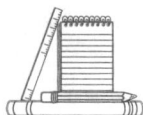

肌分离的修复，一般在产后 20 天以后。

3.剖腹产者需要等到伤口完全恢复，没有红肿、发痒、疼痛后才能进行腹直肌分离的修复。特别是在操作前，如果检测按压腹直肌出现刺痛则不能操作，可以先穿收腹带。

4.有子宫脱垂者，则需要子宫恢复到正常生理位置 1 个月后，在明确无子宫脱垂时才可以进行腹部操作。

复习思考题：

一、A1 型题

1.盆底的组成不包括（　　）。

　　A.器官　　　　　　B.骨骼　　　　　　C.外生殖器　　　　D.肌肉

2.（　　）不是盆底肌的功能。

　　A.承托　　　　　　B.发散　　　　　　C.闭合　　　　　　D.收缩

3.女性日常保养不宜（　　）。

　　A.多吃粗粮　　　B.多吃肉类　　　C.降低脂肪的摄入量　　　D.少添加糖和盐

二、简答题

1.产后腰痛的辨证分型及临床表现是什么？

2.产后腰痛中医康养技术推拿的操作流程是什么？

3.产后腹直肌分离的检查及诊断是什么？

4.产后腹直肌分离修复康养技术的腹式呼吸如何操作？

扫一扫，查阅
复习思考题
答案

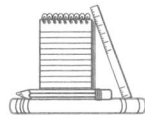

教材目录

注：凡标☆者为"十四五"职业教育国家规划教材。

序号	书 名	主 编		主编所在单位	
1	医古文	刘庆林	江 琼	湖南中医药高等专科学校	江西中医药高等专科学校
2	中医药历史文化基础	金 虹		四川中医药高等专科学校	
3	医学心理学	范国正		娄底职业技术学院	
4	中医适宜技术	肖跃红		南阳医学高等专科学校	
5	中医基础理论	陈建章	王敏勇	江西中医药高等专科学校	邢台医学院
6	中医诊断学	王农银	徐宜兵	遵义医药高等专科学校	江西中医药高等专科学校
7	中药学	李春巧	林海燕	山东中医药高等专科学校	滨州医学院
8	方剂学	姬水英	张 尹	渭南职业技术学院	保山中医药高等专科学校
9	中医经典选读	许 海	姜 侠	毕节医学高等专科学校	滨州医学院
10	卫生法规	张琳琳	吕 慕	山东中医药高等专科学校	山东医学高等专科学校
11	人体解剖学	杨 岚	赵 永	成都中医药大学	毕节医学高等专科学校
12	生理学	李开明	李新爱	保山中医药高等专科学校	济南护理职业学院
13	病理学	鲜于丽	李小山	湖北中医药高等专科学校	重庆三峡医药高等专科学校
14	药理学	李全斌	卫 昊	湖北中医药高等专科学校	陕西中医药大学
15	诊断学基础	杨 峥	姜旭光	保山中医药高等专科学校	山东中医药高等专科学校
16	中医内科学	王 飞	刘 菁	成都中医药大学	山东中医药高等专科学校
17	西医内科学	张新鹏	施德泉	山东中医药高等专科学校	江西中医药高等专科学校
18	中医外科学☆	谭 工	徐迎涛	重庆三峡医药高等专科学校	山东中医药高等专科学校
19	中医妇科学	周惠芳		南京中医药大学	
20	中医儿科学	孟陆亮	李 昌	渭南职业技术学院	南阳医学高等专科学校
21	西医外科学	王龙梅	熊 炜	山东中医药高等专科学校	湖南中医药高等专科学校
22	针灸学☆	甄德江	张海峡	邢台医学院	渭南职业技术学院
23	推拿学☆	涂国卿	张建忠	江西中医药高等专科学校	重庆三峡医药高等专科学校
24	预防医学☆	杨柳清	唐亚丽	重庆三峡医药高等专科学校	广东江门中医药职业学院
25	经络与腧穴	苏绪林		重庆三峡医药高等专科学校	
26	刺法与灸法	王允娜	景 政	甘肃卫生职业学院	山东中医药高等专科学校
27	针灸治疗☆	王德敬	胡 蓉	山东中医药高等专科学校	湖南中医药高等专科学校
28	推拿手法	张光宇	吴 涛	重庆三峡医药高等专科学校	河南推拿职业学院
29	推拿治疗	唐宏亮	汤群珍	广西中医药大学	江西中医药高等专科学校

序号	书名	主编		主编所在单位	
30	小儿推拿	吕美珍	张晓哲	山东中医药高等专科学校	邢台医学院
31	中医学基础	李勇华	杨频	重庆三峡医药高等专科学校	甘肃卫生职业学院
32	方剂与中成药☆	王晓戎	张彪	安徽中医药高等专科学校	遵义医药高等专科学校
33	无机化学	叶国华		山东中医药高等专科学校	
34	中药化学技术	方应权	赵斌	重庆三峡医药高等专科学校	广东江门中医药职业学院
35	药用植物学☆	汪荣斌		安徽中医药高等专科学校	
36	中药炮制技术☆	张昌文	丁海军	湖北中医药高等专科学校	甘肃卫生职业学院
37	中药鉴定技术☆	沈力	李明	重庆三峡医药高等专科学校	济南护理职业学院
38	中药制剂技术	吴杰	刘玉玲	南阳医学高等专科学校	娄底职业技术学院
39	中药调剂技术	赵宝林	杨守娟	安徽中医药高等专科学校	山东中医药高等专科学校
40	药事管理与法规	查道成	黄娇	南阳医学高等专科学校	重庆三峡医药高等专科学校
41	临床医学概要	谭芳	向军	娄底职业技术学院	毕节医学高等专科学校
42	康复治疗基础	王磊		南京中医药大学	
43	康复评定技术	林成杰	岳亮	山东中医药高等专科学校	娄底职业技术学院
44	康复心理	彭咏梅		湖南中医药高等专科学校	
45	社区康复	陈丽娟		黑龙江中医药大学佳木斯学院	
46	中医养生康复技术	廖海清	艾瑛	成都中医药大学附属医院针灸学校	江西中医药高等专科学校
47	药物应用护理	马瑜红		南阳医学高等专科学校	
48	中医护理	米健国		广东江门中医药职业学院	
49	康复护理	李为华	王建	重庆三峡医药高等专科学校	山东中医药高等专科学校
50	传染病护理☆	汪芝碧	杨蓓蓓	重庆三峡医药高等专科学校	山东中医药高等专科学校
51	急危重症护理☆	邓辉		重庆三峡医药高等专科学校	
52	护理伦理学☆	孙萍	张宝石	重庆三峡医药高等专科学校	黔南民族医学高等专科学校
53	运动保健技术	潘华山		广东潮州卫生健康职业学院	
54	中医骨病	王卫国		山东中医药大学	
55	中医骨伤康复技术	王轩		山西卫生健康职业学院	
56	中医学基础	秦生发		广西中医学校	
57	中药学☆	杨静		成都中医药大学附属医院针灸学校	
58	推拿学☆	张美林		成都中医药大学附属医院针灸学校	